W0235754

BEAUTY FROM THE INSIDE OUT

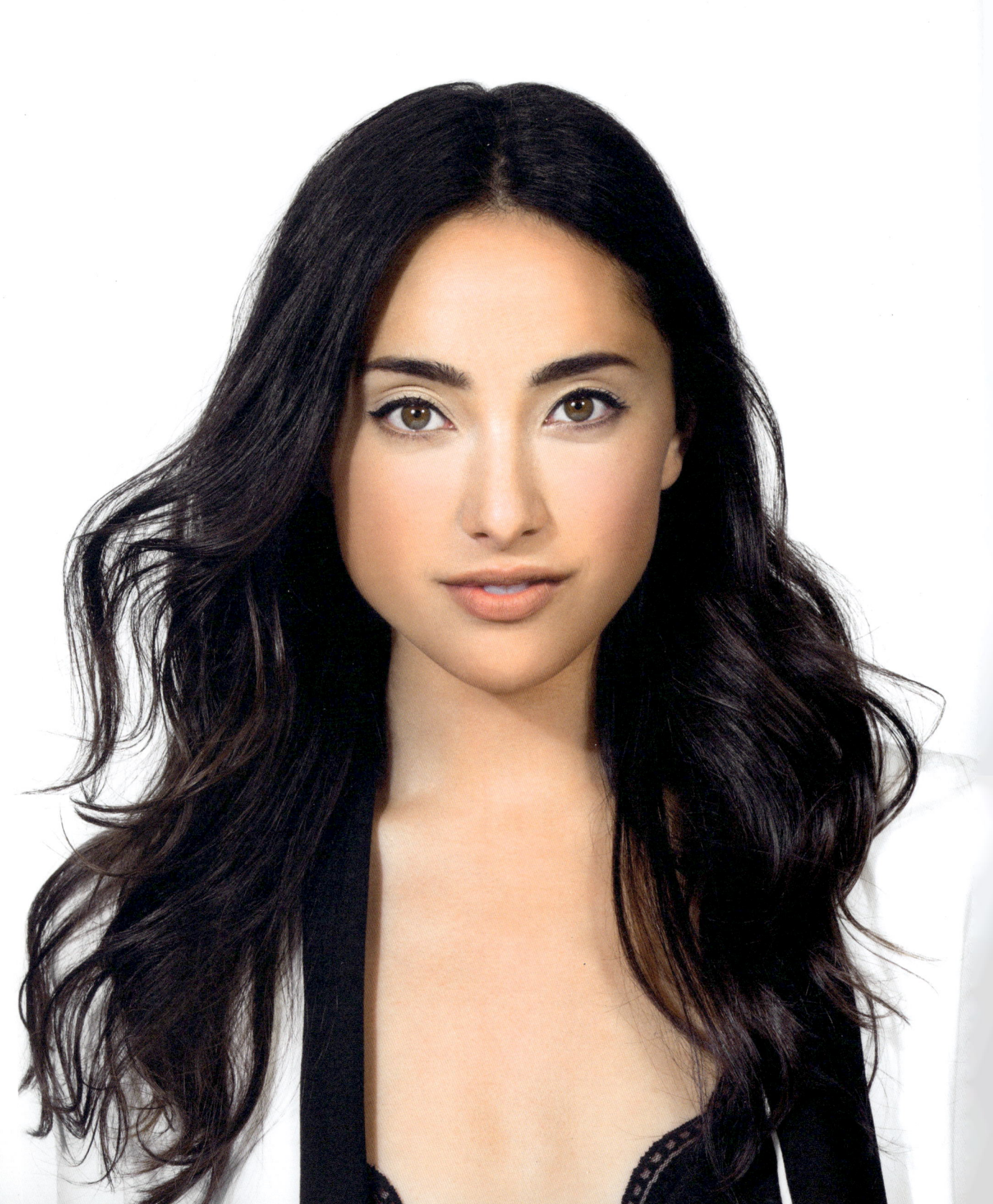

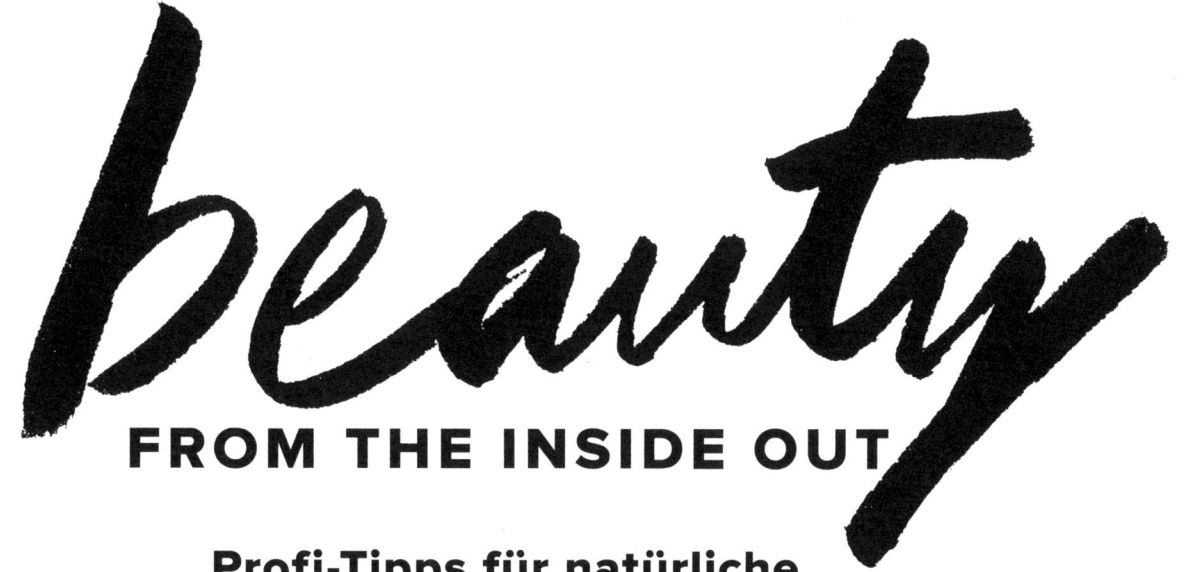

beauty

FROM THE INSIDE OUT

Profi-Tipps für natürliche Schönheit von innen

MAKEUP · GESUNDHEIT · SELBSTVERTRAUEN

BOBBI BROWN

UND SARA BLISS

teNeues

First published in English by Chronicle Books LLC, San Francisco, California.

Copyright für die deutsche Ausgabe © 2017 teNeues Media GmbH & Co. KG, Kempen. Alle Rechte vorbehalten.

Manufactured in China

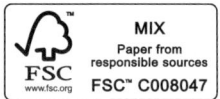

MIX
Paper from responsible sources
FSC® C008047

ISBN 978-3-8327-6928-4

Kein Teil dieses Werkes darf ohne schriftliche Einwilligung des Verlages in irgendeiner Form reproduziert werden.

Wir sind um größte Genauigkeit in allen Details bemüht, können jedoch eine Haftung für die Korrektheit nicht übernehmen. Die Geltendmachung von Mängelfolgeschäden ist ausgeschlossen.

Bibliografische Information der Deutschen Nationalbibliothek
Die Deutsche Nationalbibliothek verzeichnet diese Publikation in der Deutschen Nationalbibliografie; detaillierte bibliografische Daten sind im Internet über http://dnb.dnb.de abrufbar.

Gestaltung: Pamela Geismar
Satz: Tatjana Obermann, teNeues Media
Übersetzung: Karin Schuler, Wolfram Ströle und Gabriele Würdinger,
VerlagsService Dr. Ulrich Mihr
Korrektorat: Tillmann Courth
Projektkoordination: Inga Wortmann (Redaktion und Lektorat), Nele Jansen (Produktion), teNeues Media

teNeues Media GmbH & Co. KG
Am Selder 37, 47906 Kempen, Germany
Phone: +49-(0)2152-916-0
Fax: +49-(0)2152-916-111
e-mail: books@teneues.com

Press department: Andrea Rehn
Phone: +49-(0)2152-916-202
e-mail: arehn@teneues.com

www.teneues.com

Inhalt

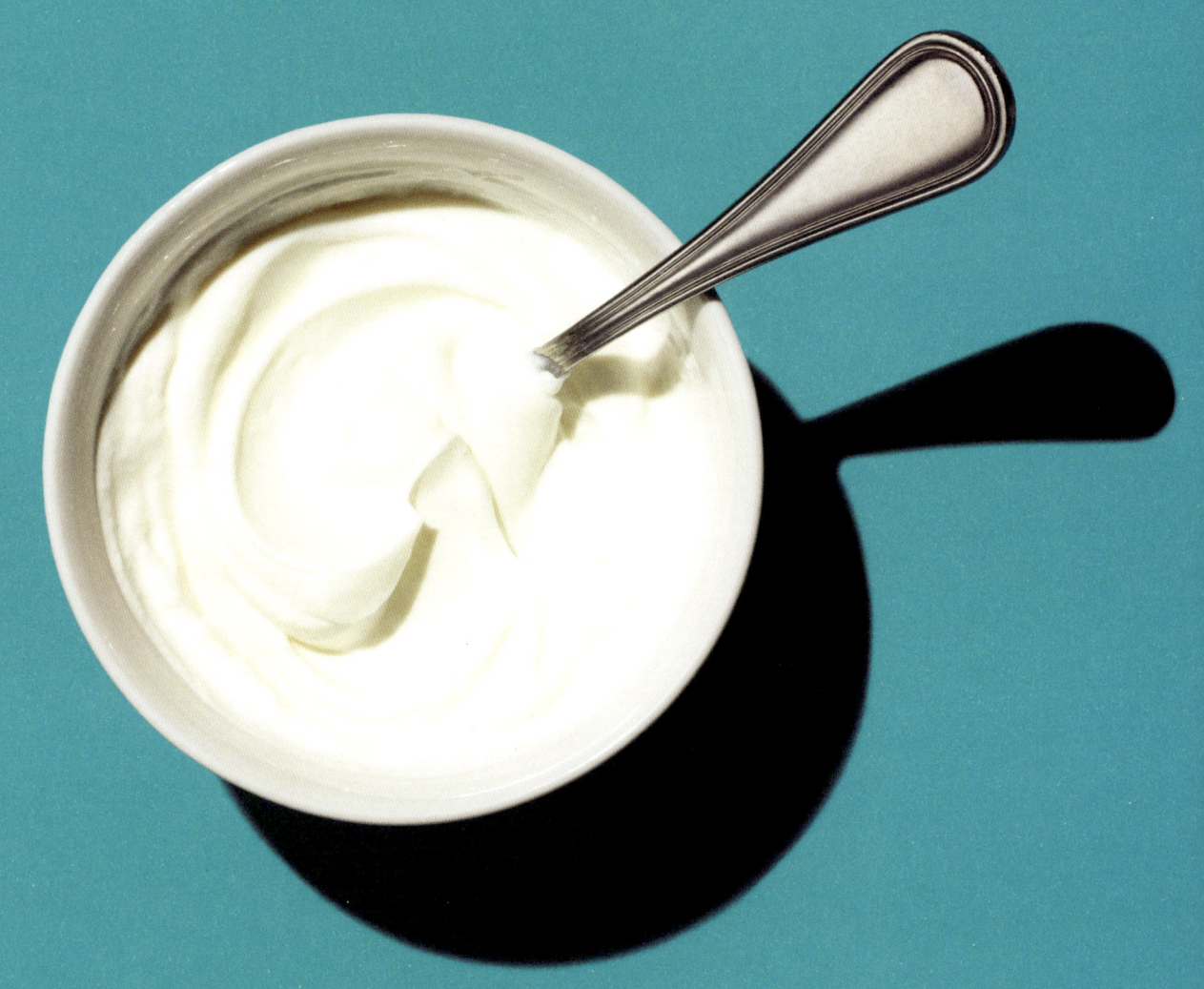

EINLEITUNG

Wahre Schönheit kommt von innen – davon bin ich fest überzeugt. In meinen Augen ist es ganz einfach: Gesundheit lässt sich am Gesicht ablesen. Wenn Sie für sich sorgen, indem Sie sich möglichst gesund ernähren, Unmengen Wasser trinken und sich jeden Tag bewegen, sieht man das. Sie sehen gut aus, es geht Ihnen gut und gleichzeitig fühlen Sie sich wohl und sicher in Ihrer Haut.

Aber ich weiß auch, dass das Leben oft anders aussieht. Stress, Reisen, lange Nächte und Hormonschwankungen können dazu führen, dass Sie nicht so gut aussehen oder sich nicht so gut fühlen, wie Sie es sich wünschen. Mir selbst passiert es auch immer wieder. In diesen Momenten können die richtige Hautpflege und Kosmetik Ihr Selbstbewusstsein retten. Bei meiner Vorstellung von äußerer Schönheit ging es mir immer schon vor allem um eine gesunde Haut und ein natürliches Strahlen.

Jeder nähert sich Gesundheit, Wellness und Schönheit auf anderen Wegen. Deshalb habe ich für dieses Buch auch auf die Hilfe meiner Freunde zurückgegriffen – um Inspirationen, Produkte und Tipps anzubieten, die Ihnen helfen, von innen heraus das Beste aus sich zu machen.

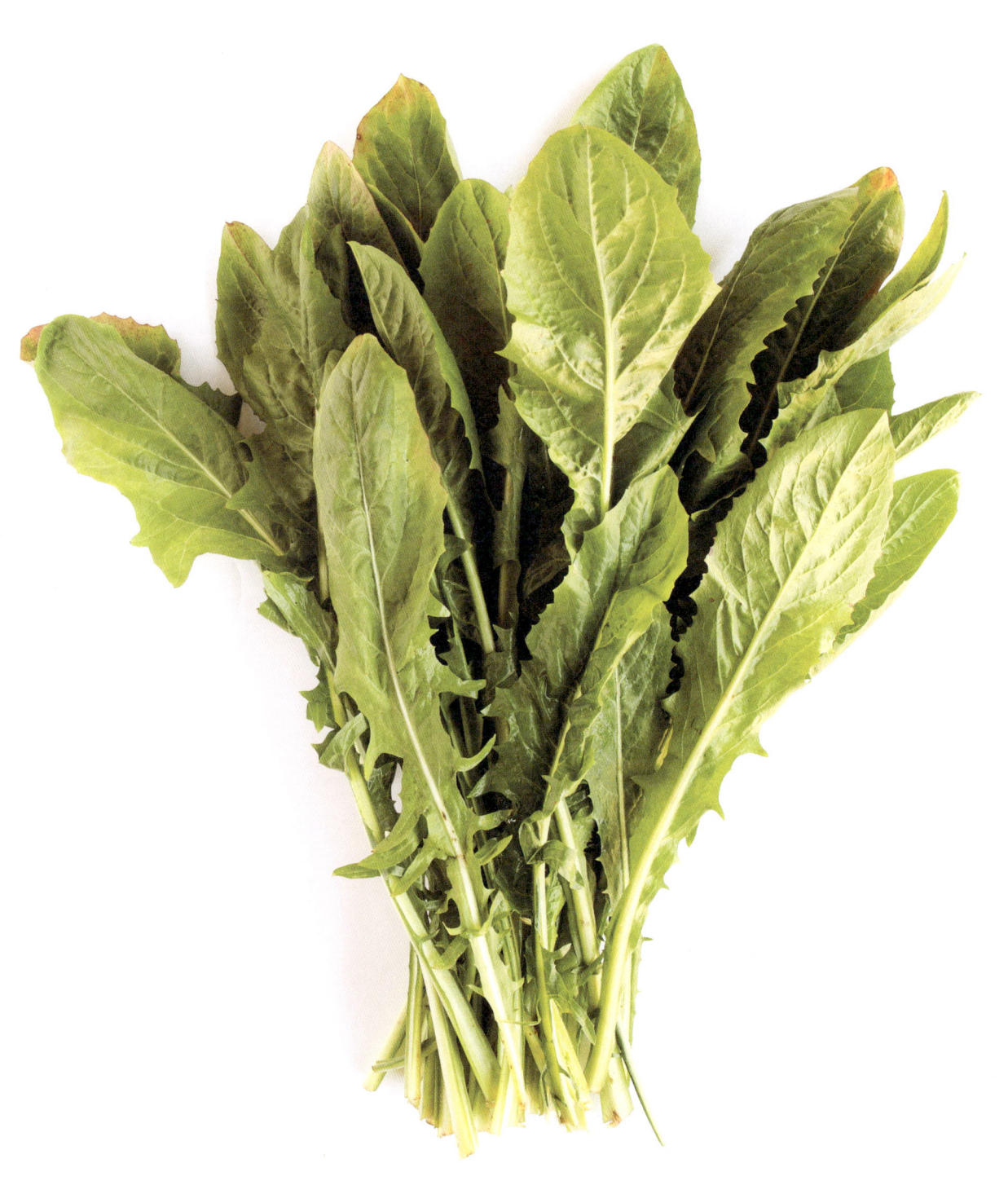

1

BEAUTY FOOD

Die Verbindung zwischen Schönheit und Ernährung war mir nicht immer so klar wie heute. In den 1980er- und 1990er-Jahren war ich eine Gesundheitsfanatikerin. Ich sammelte Bücher über alle möglichen Modediäten und war überzeugt davon, dass jedes mich zu Gesundheit und zum perfekten Körper führen könnte. Es gab die Beverly-Hills-Diät (Obst nur vormittags), Pritikin (kein Fett und viele Vollkornprodukte), Scarsdale (Steaks und Eier) und dann Atkins (zahlreiche fettlastige Nahrungsmittel wie Fleisch, Speck und Käse, aber kaum Obst und Gemüse). Mein Ziel war es, schnell Gewicht zu verlieren. Doch ich fühlte mich nicht gut dabei und meine Pfunde wurde ich durch ungesunde Nahrungsmittel auch nicht los.

Nach und nach verstand ich, dass ich mich wegen der Dinge, die ich aß, langsam und müde fühlte. Also hörte ich auf, Kekse, Brot und Nudeln zu essen, und fühlte mich sofort besser. Ich fing an, auf meinen Körper zu hören, und merkte, dass ich mich gut fühlte, wenn ich viel Wasser trank. Also zählte ich die Gläser und versuchte, wenigstens acht pro Tag zu trinken. Aß ich Obst, fühlte ich mich besser. Je frischer und einfacher zubereitet Obst und Gemüse waren, desto besser konnte ich sie verdauen. Daher begann ich, mein Gemüse gedämpft und mit gutem Olivenöl beträufelt zu essen. Bald schon hatte ich mehr Energie und konnte mich besser konzentrieren, meine Haut wirkte gesünder, meine Augen klarer. Offenbar hatte ich etwas richtig gemacht.

Ich warf die Diät-Bücher weg und fing an, über Gesundheit und Schönheit zu lesen, und entdeckte Ärzte, Chiropraktiker und Ernährungsberater, die sich mit ganzheitlicher Gesundheit beschäftigten. Seit damals habe ich meinen Lebensstil geändert und stärker darauf geachtet, welche Nahrungsmittel ich zu mir nehme. Wenn ich auswärts esse, finde ich Restaurants spannend, die ausschließlich lokale Produkte verwenden. Und zu Hause kann ich eine einfache, schnelle Mahlzeit aus nahrhaften Zutaten zubereiten, die gehaltvoll genug ist, um auch die Männer in meiner Familie satt zu bekommen. Gesunde Nahrung ist Lebensnahrung – und letztlich Beauty Food.

Eckpfeiler einer Ernährung, die auch der Schönheit zugutekommt, sind frisches Obst und Gemüse als „Treibstoff", gute Fette wie Omega-3-Fettsäuren für die Haut und die Gesundheit und fettarme Proteine, die Energie liefern. Wenn Sie sich ausgewogen mit diesen nährstoffreichen Lebensmittelgruppen ernähren, werden Sie sich besser fühlen und besser aussehen.

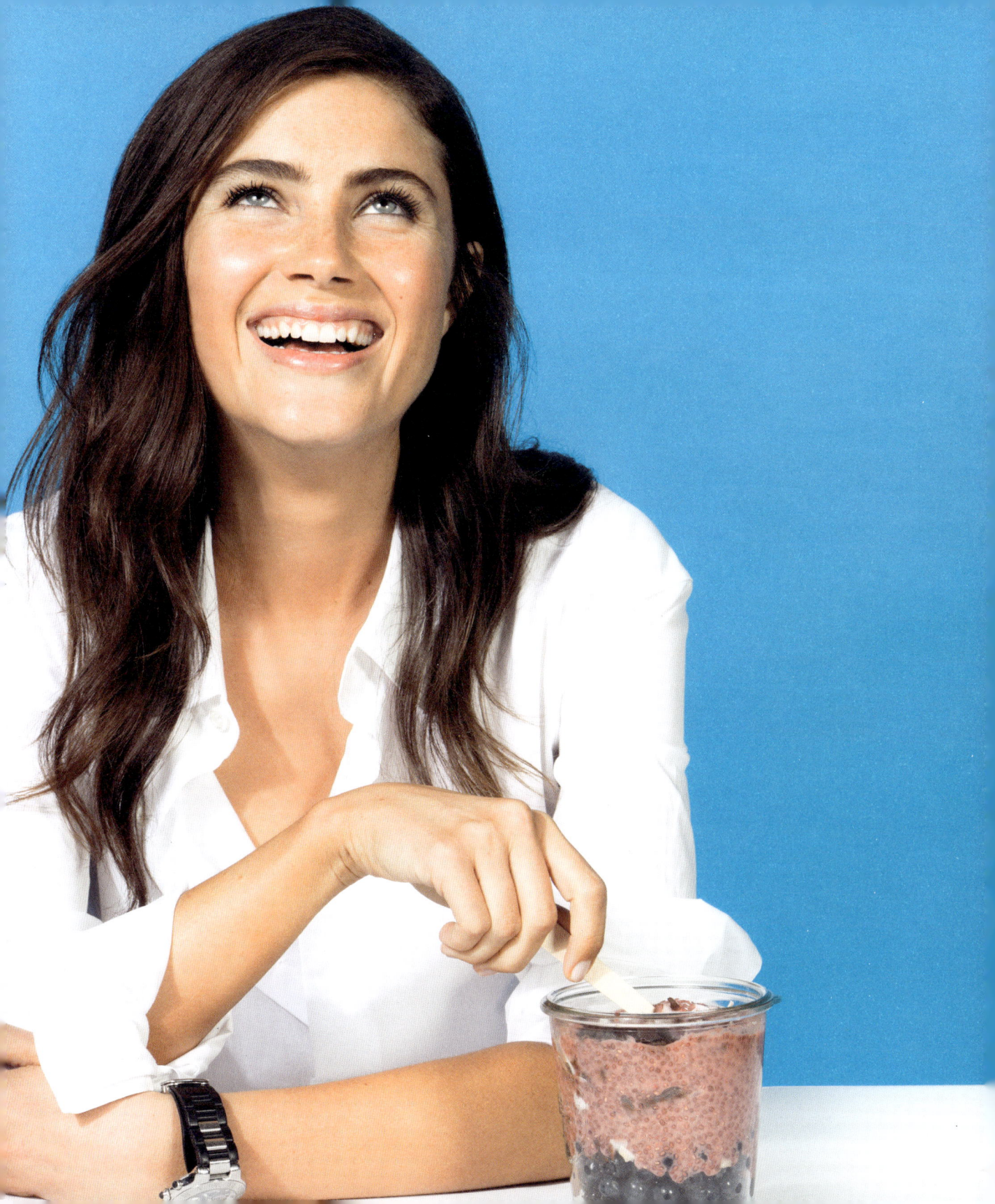

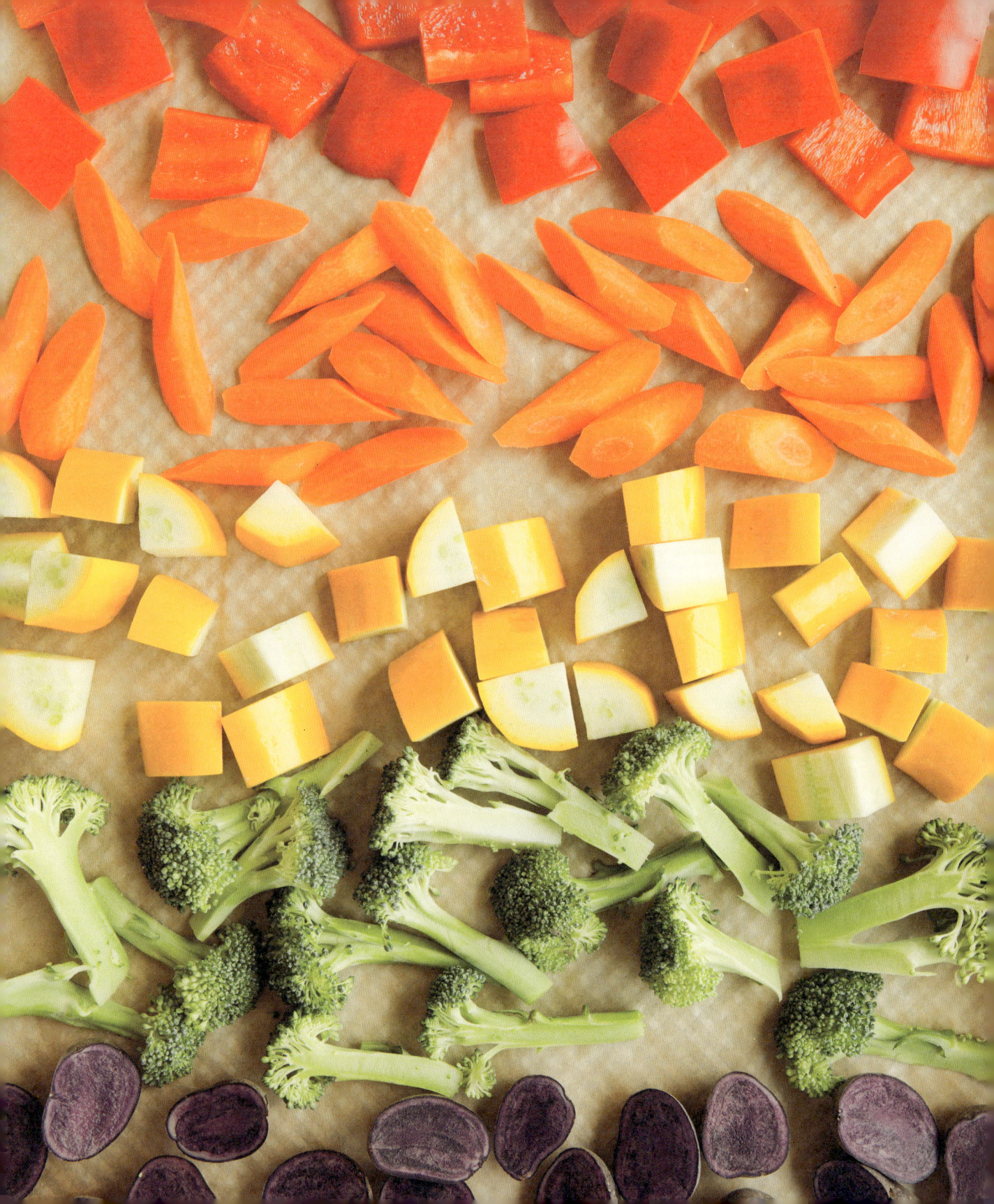

Beauty Superfoods

Die richtigen Nahrungsmittel können Ihnen nicht nur mehr Energie schenken, Krankheiten vorbeugen und Sie gesund halten, sie können auch dazu beitragen, dass Sie großartig aussehen. Wenn Sie Dinge essen, die viele Nährstoffe enthalten, werden Sie den Unterschied merken.

Der Ernährungswissenschaftler Dr. Charles Passler hat mir sehr viel über Lebensmittel und Gesundheit beigebracht. Ich bat ihn um eine Liste der absoluten Superfoods für die Schönheit. Darin finden Sie die Bausteine und Nährstoffe, die für eine gesunde Versorgung und den Schutz des Gewebes nötig sind. „Fette und Proteine braucht man für eine gesunde Entwicklung des Gewebes, vor allem, um Collagen zu bilden. Sogenannte Antioxidantien, wie etwa die Vitamine A, C, E sowie Zink und Selen, bieten Schutz gegen freie Radikale und Schädigungen durch zu viel Sonne", erklärt Dr. Passler. „Wichtig ist es auch, Nahrungsmittel zu wählen, die die Verdauung unterstützen. Ohne eine gute Aufschließung, Aufnahme und Ausscheidung der Abfallstoffe durch das Verdauungssystem kann Ihr Körper nicht die Versorgung leisten, die man für gesunde Augen, Haare, Nägel und Haut braucht."

Passler betont, dass Hydrierung, Schlaf und Bewegung wesentliche Teile des Puzzles sind. „Ohne eine gute Versorgung mit Wasser können Ihre Zellen nicht gesund und lebendig sein", erklärt er. „Schwitzen ist gut, um die Poren rein zu halten und um sicher zu sein, dass der Kreislauf auf Hochtouren läuft, sodass jede Zelle die notwendige Versorgung bekommt. Und vor allem im Schlaf laufen die Zellheilung und -reparatur sowie die Entgiftung. Ausreichender Schlaf ist daher ein unbedingtes Muss."

Dr. Passlers Superfoods für die Gesundheit:

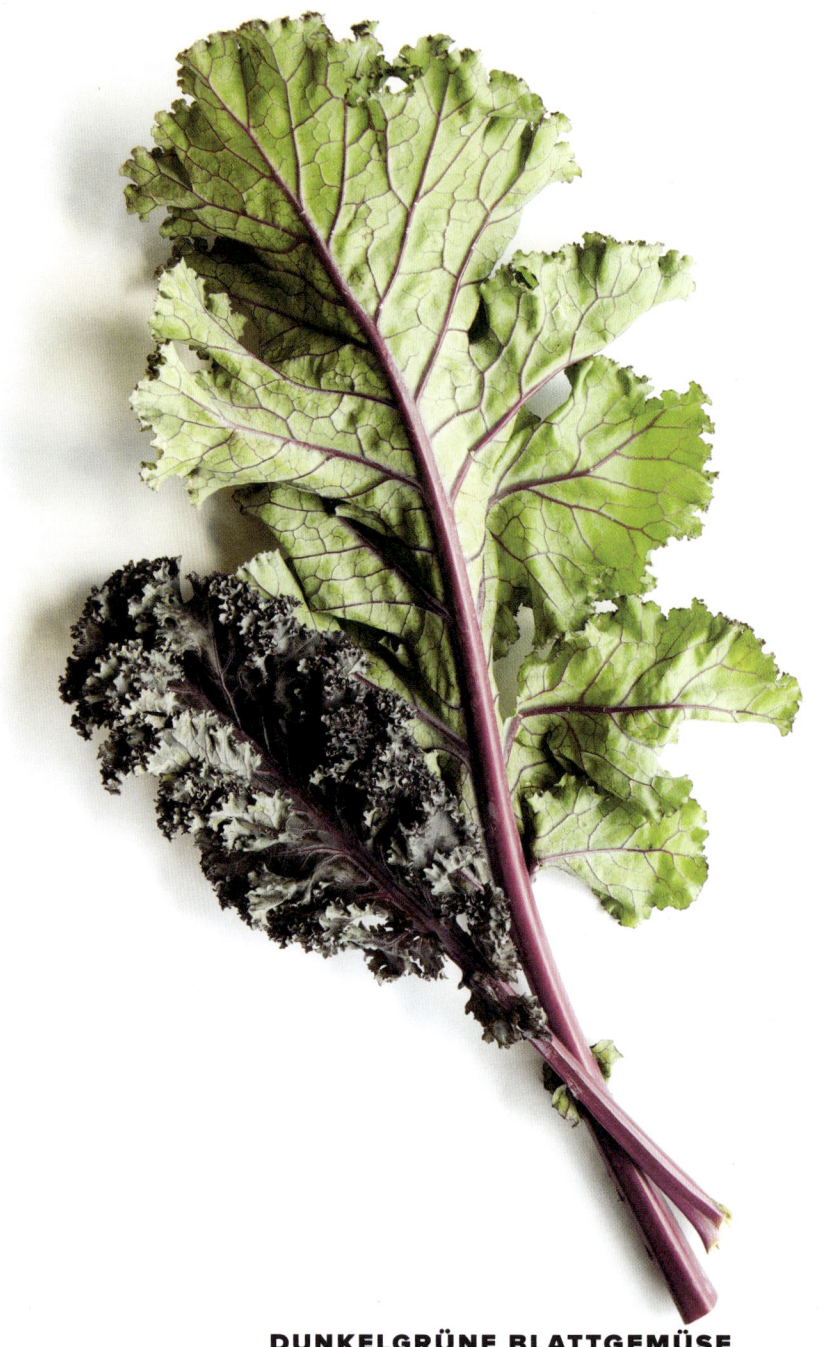

DUNKELGRÜNE BLATTGEMÜSE

Grünkohl, Alfalfa und Spinat sind wunderbar für die Haut.
Sie unterstützen und steigern die Produktion von Collagen und
stecken voller Antioxidantien.

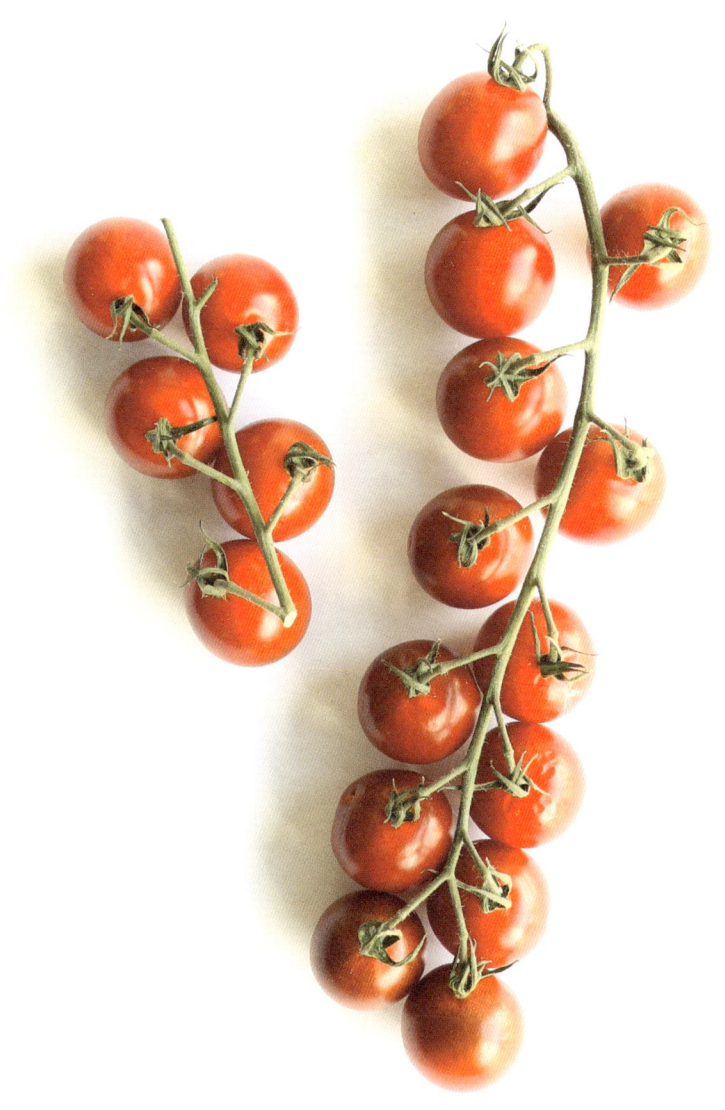

ROTE GEMÜSE

———

Tomaten, rote Paprika und Rote Bete helfen bei der Collagenbildung und enthalten Lycopin, das die Zellen vor Schäden durch
freie Radikale und Sonneneinstrahlung schützt. Sie sind also
so etwas wie eine natürliche Sonnencreme.

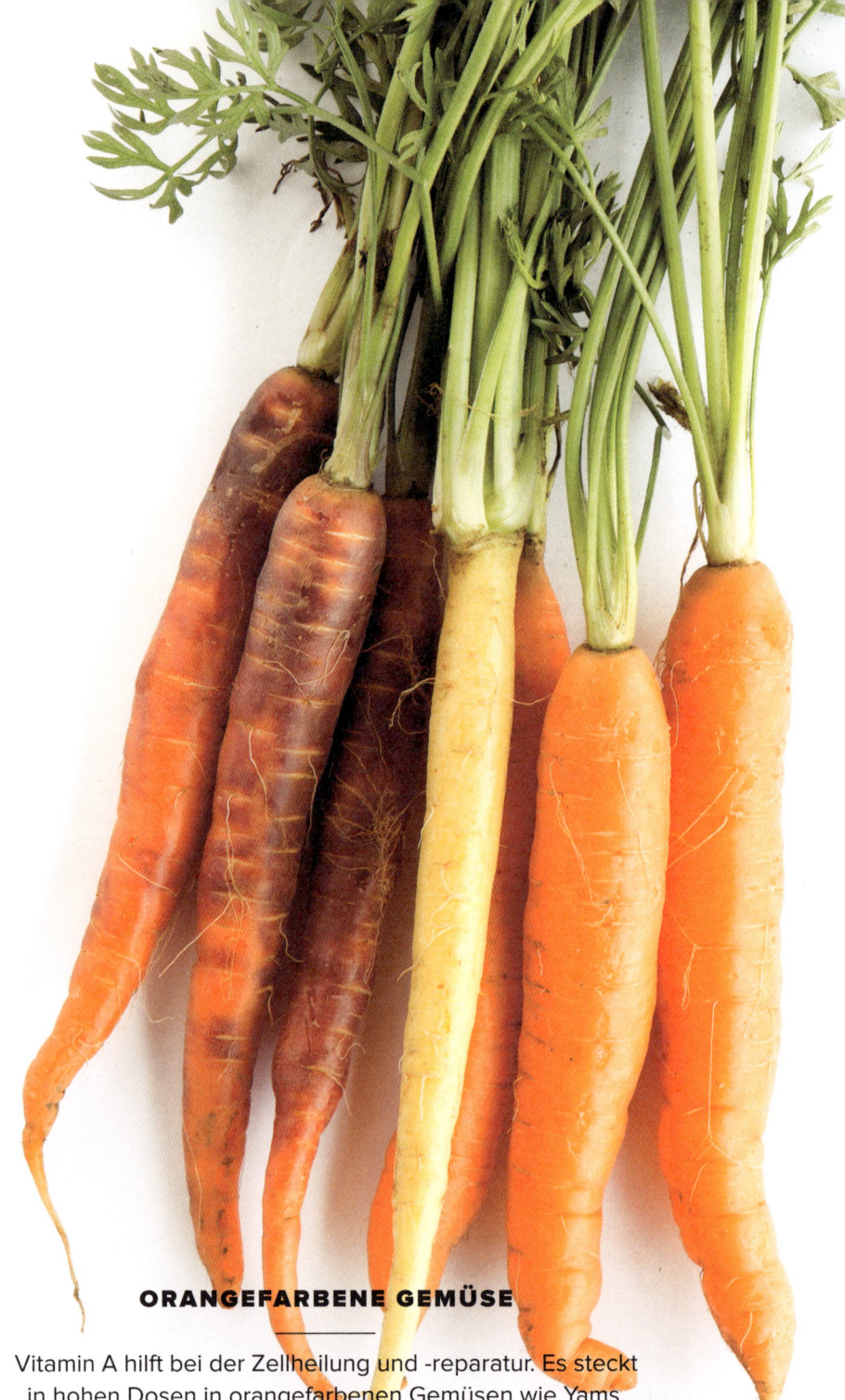

ORANGEFARBENE GEMÜSE

Vitamin A hilft bei der Zellheilung und -reparatur. Es steckt
in hohen Dosen in orangefarbenen Gemüsen wie Yams,
Süßkartoffeln und Karotten.

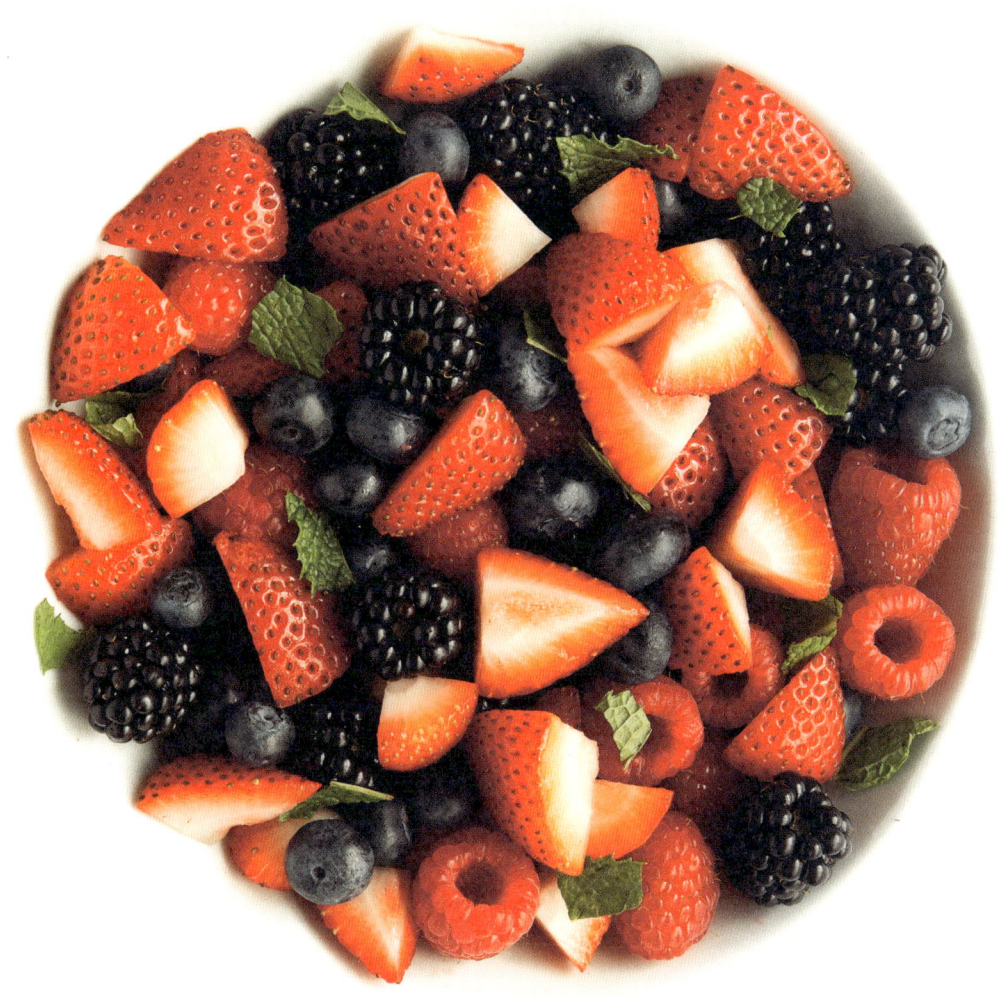

HEIDELBEEREN UND HIMBEEREN

Diese dunklen Beeren stecken voller Antioxidantien und
verbessern die Collagenproduktion.

ZITRUS- UND TROPENFRÜCHTE

Zitronen, Limetten, Grapefruits, Orangen, Mangos, Guaven
und Papayas enthalten hohe Dosen des starken Antioxidans
Vitamin C und schützen die Zellen gegen freie Radikale.
Auch bei der Collagenbildung spielen sie eine Rolle.

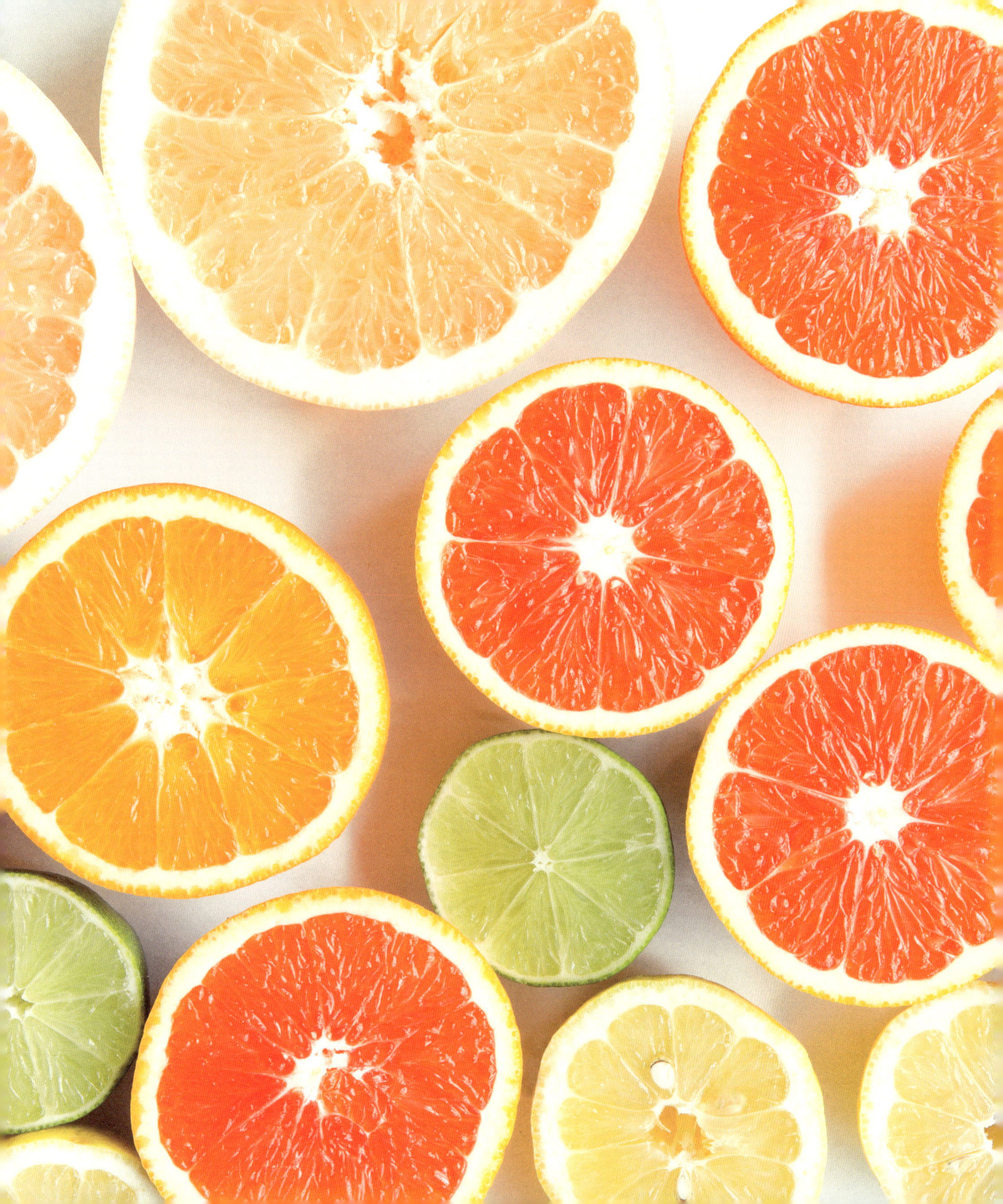

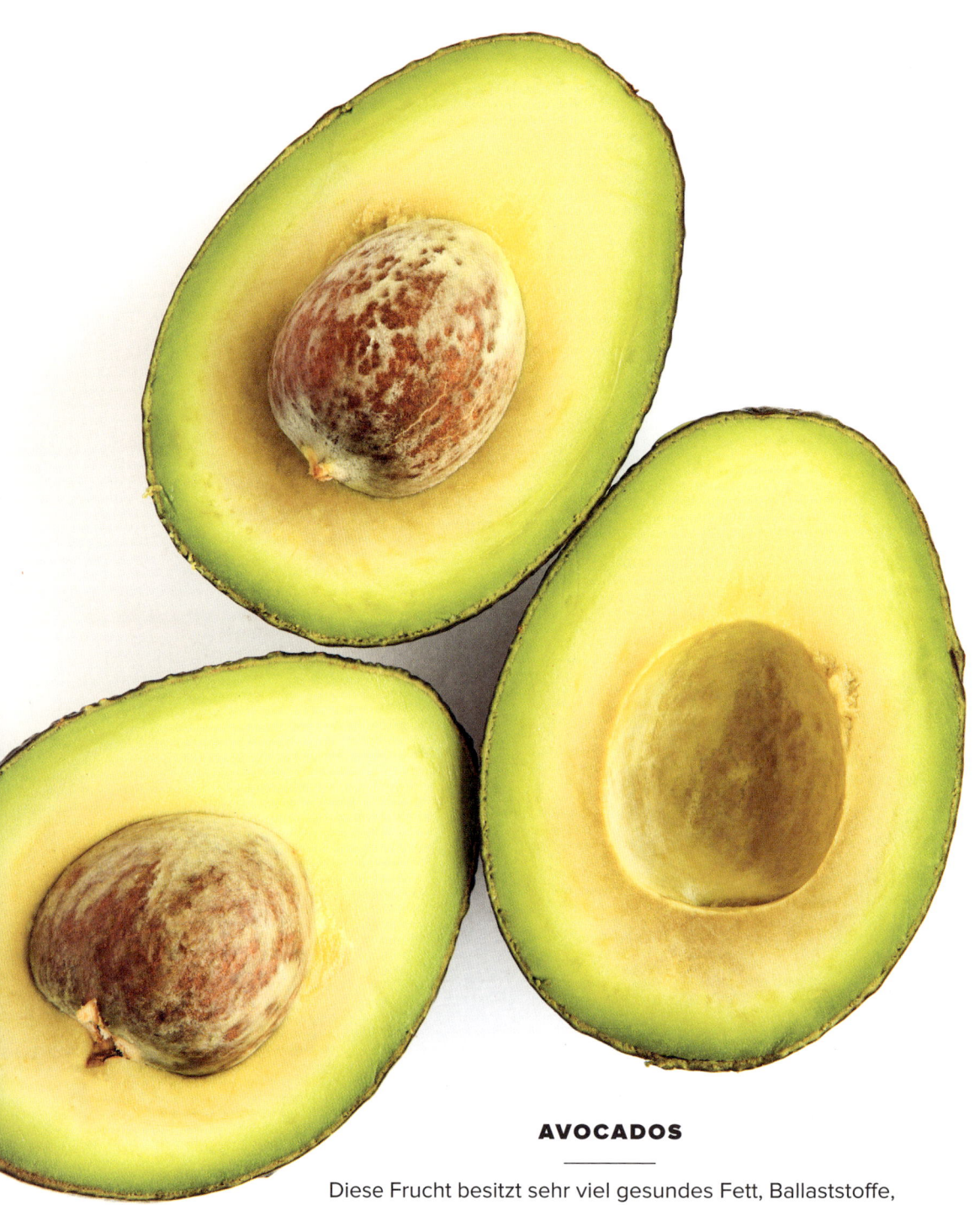

AVOCADOS

Diese Frucht besitzt sehr viel gesundes Fett, Ballaststoffe,
sekundäre Pflanzenstoffe und Antioxidantien. Die Antioxidantien haben eine Schutzwirkung, die Ballaststoffe sind gut für
eine gesunde Verdauung.

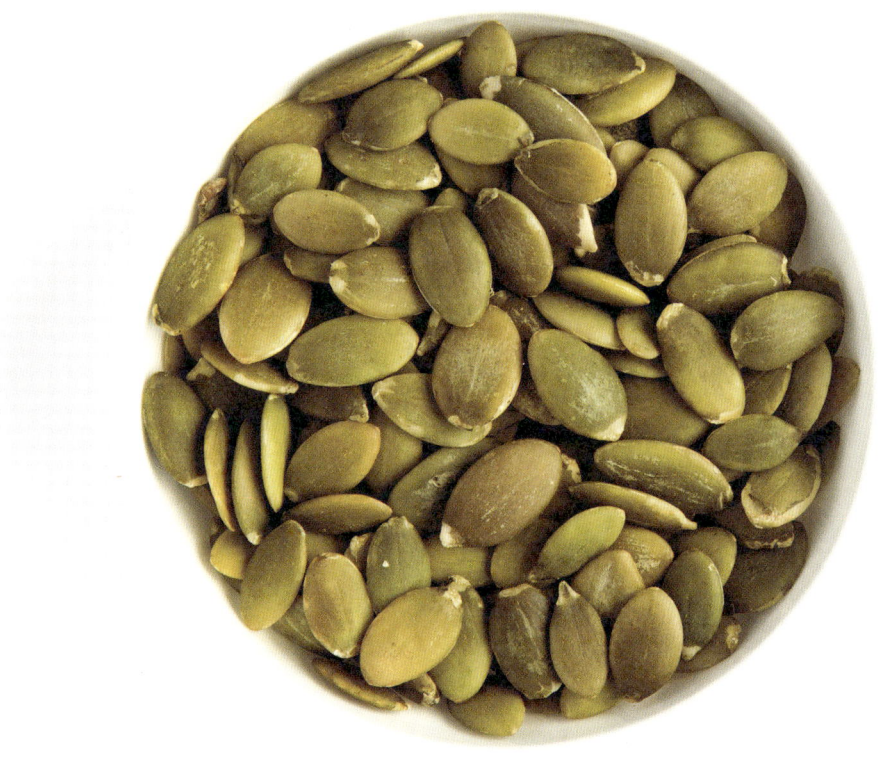

KÜRBISKERNE

In diesen Samen steckt viel Zink, das die Zellmembranen
schützt und hilft, Collagen zu erhalten und zu bilden.
Zink hilft auch gegen entzündliche Mitesser.

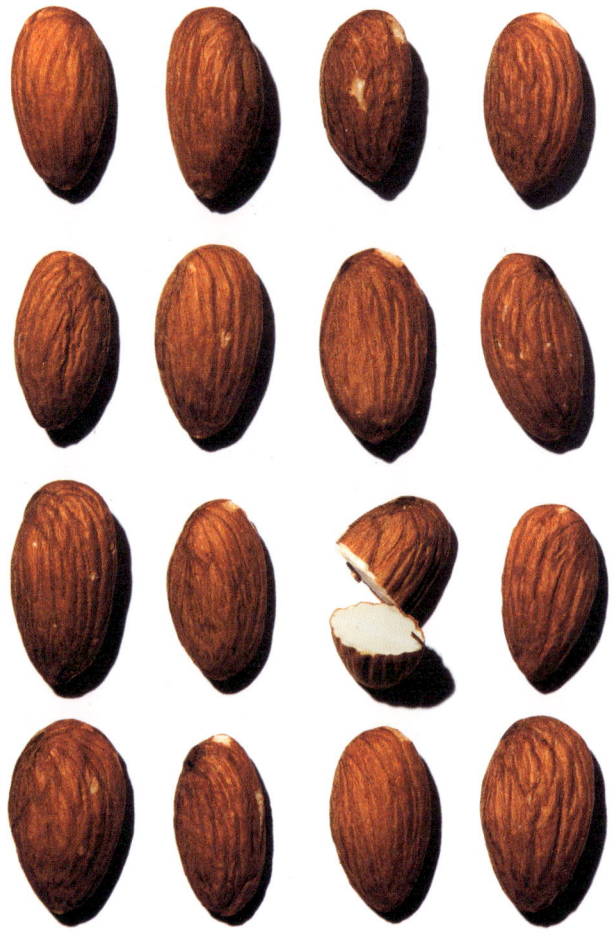

ROHE MANDELN

Diese Nüsse haben viel Vitamin E, und dieses Antioxidans
ist sehr wichtig für glatte, gesunde Haut. Außerdem sind sie
wunderbare Proteinquellen.

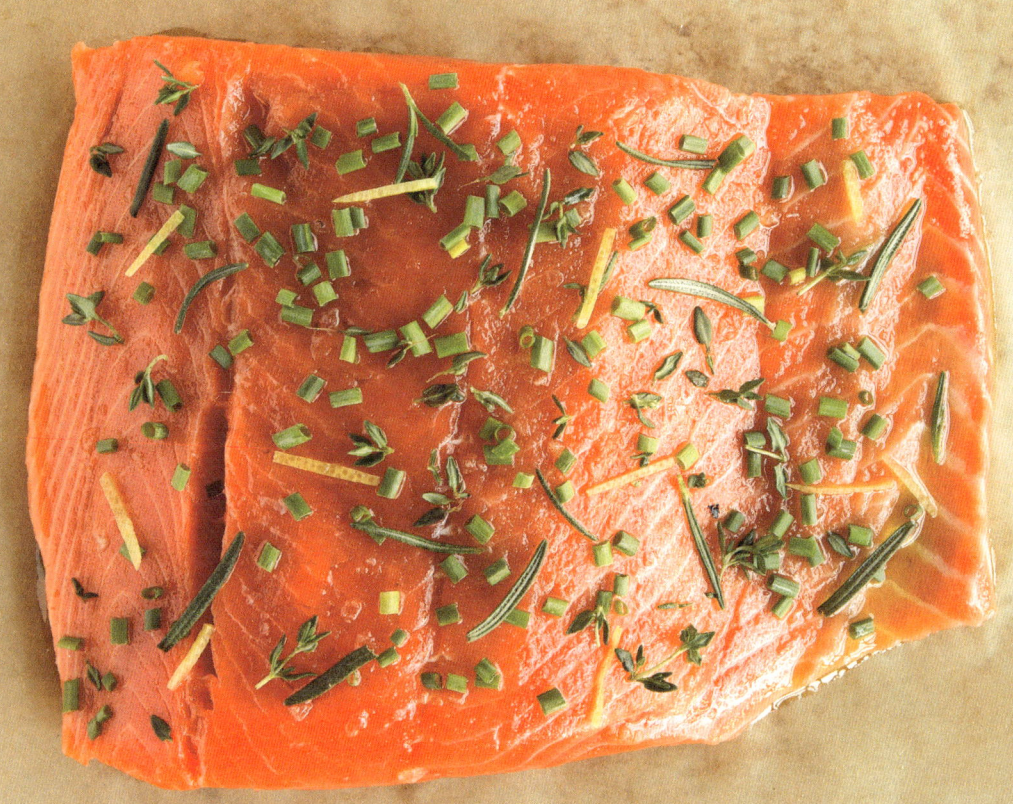

FISCHÖL

Wildlachs aus Alaska und Sardinen weisen sehr viele
Omega-3-Fettsäuren auf, die die Zellen stärken, indem sie die
schützenden fetthaltigen Membranen rund um die Hautzellen
versorgen. Für diejenigen, die keinen Fisch mögen, sind Lein- und
Chiasamen gute alternative Quellen für Omega-3-Fettsäuren.

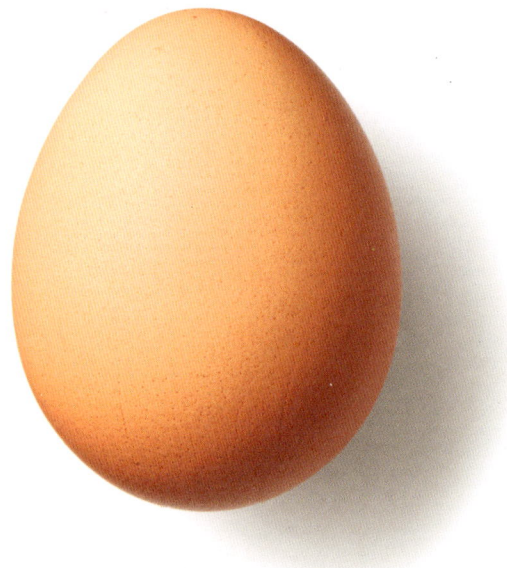

EIER

Eier stecken voller Proteine und Fette, die die Produktion von Collagen ankurbeln. Sie sind auch eine gute Vitamin-A-Quelle und helfen bei der Zellreparatur und -erneuerung. Gekochte Eier, vor allem das Eigelb, liefern fast die empfohlene Tagesdosis Biotin. Dieser Nährstoff ist eine wesentliche Voraussetzung für gesunde Haare und Nägel.

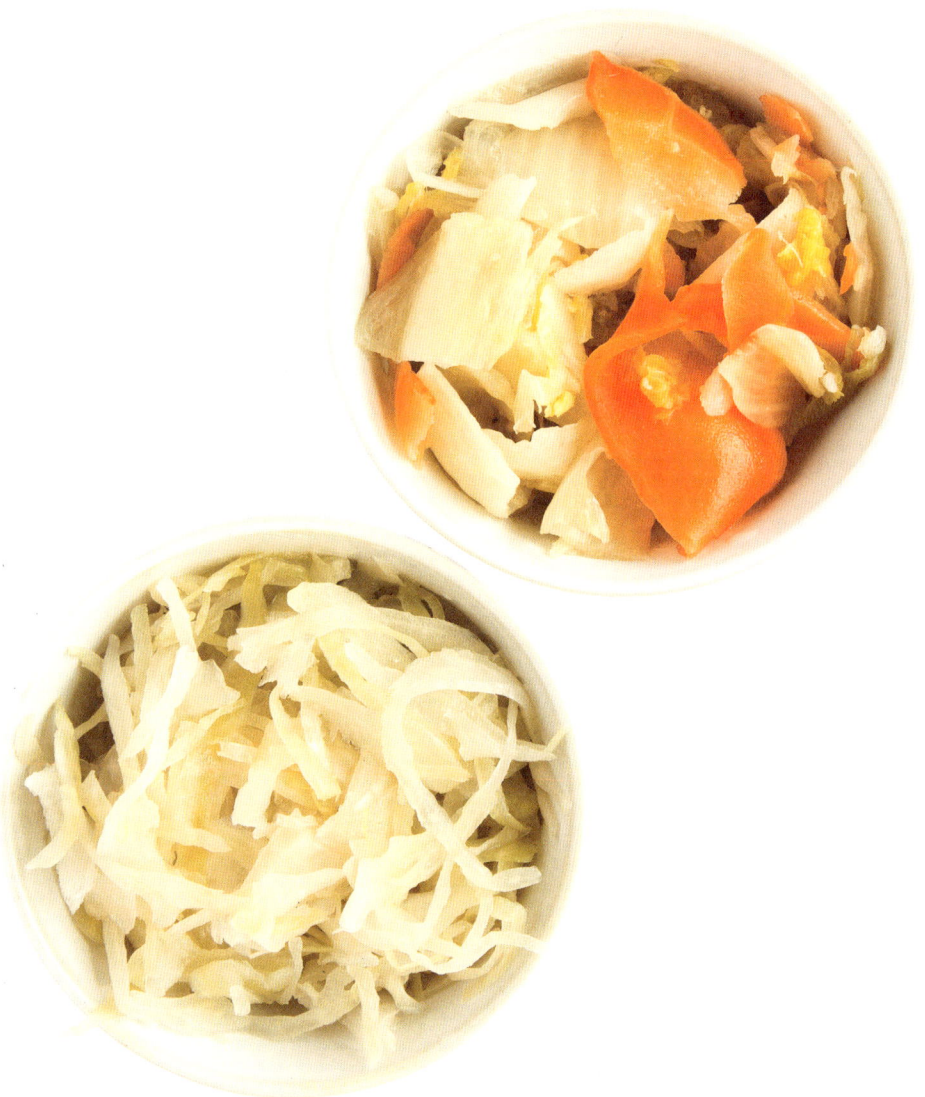

FERMENTIERTE NAHRUNGSMITTEL

Sauerkraut, Kimchi, Kombucha, Joghurt und Kefir sind fermentierte Nahrungsmittel voller lebender Bakterien, sogenannter Probiotika, die Ihr Verdauungssystem in Schwung bringen und so für eine verbesserte Nährstoffaufnahme und Entgiftung, weniger Entzündungsstoffe, ein besseres Immunsystem und hormonelles Gleichgewicht sorgen. Dies alles trägt zur Gesundheit von Augen, Haaren, Nägeln und Haut bei. Ein gesundes Verdauungssystem kann auch beim Abnehmen helfen. Achten Sie darauf, dass Sie nicht-pasteurisierte Produkte wählen, denn die Pasteurisierung zerstört die gesundheitsfördernde Wirkung lebender Bakterien.

KRÄFTIGE FARBEN = GESUNDES ESSEN

Ich liebe Farben, und deshalb zieht buntes Obst und Gemüse mich unwiderstehlich an. Das Tolle dabei ist, dass diese Lebensmittel um so gesünder sind, je intensiver sie leuchten. Nahrungsmittel voller Nährstoffe sind knallrot, dunkelpurpur und pink, tiefgrün, kräftig gelb und orange und richtig blau. Lassen Sie sich von der Farbe leiten, wenn Sie das nächste Mal auf dem Wochenmarkt oder im Lebensmittelgeschäft einkaufen. Und wenn Sie eine Mahlzeit zusammenstellen, denken Sie ebenso an die Farbvielfalt wie an die Vielfalt der Nahrungsmittel. Jede Farbgruppe liefert verschiedene Nährstoffe, deshalb ist die Mahlzeit umso ausgewogener, je bunter sie ist. Kreieren Sie Teller mit vielen Farben, Texturen und Geschmacksrichtungen.

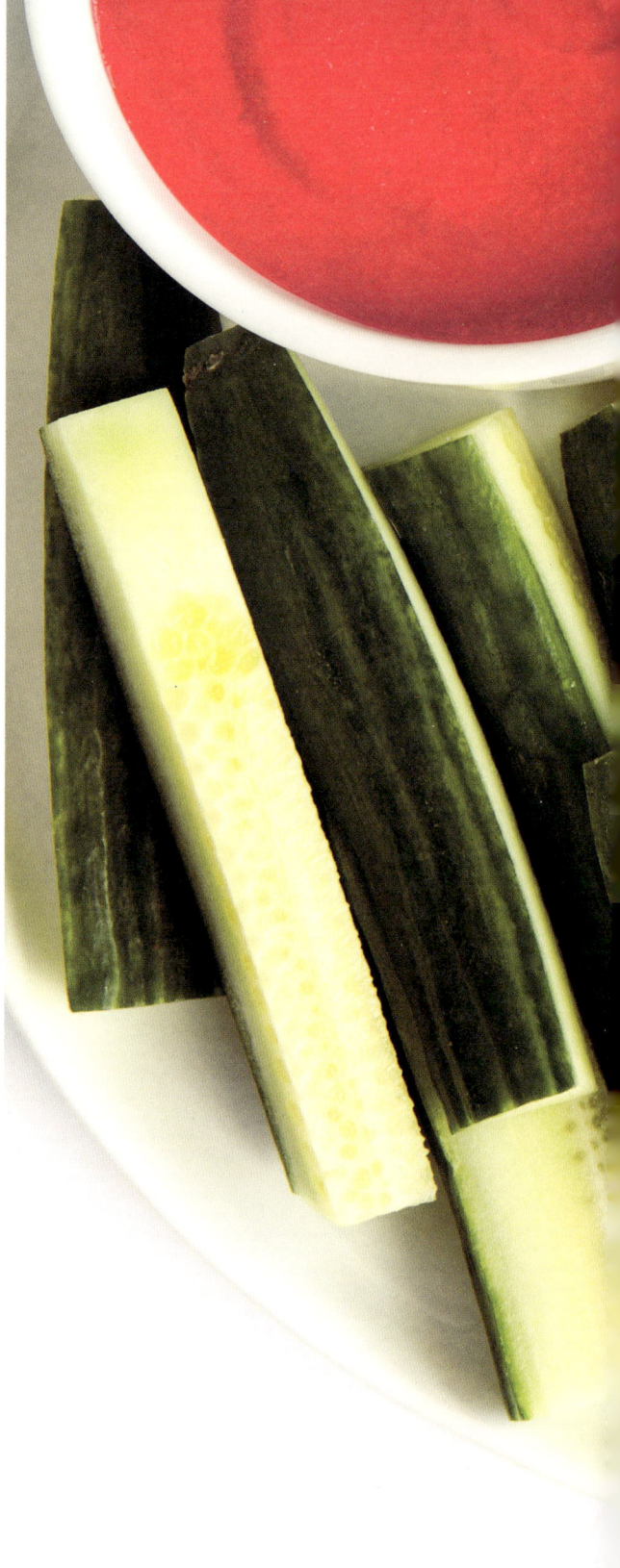

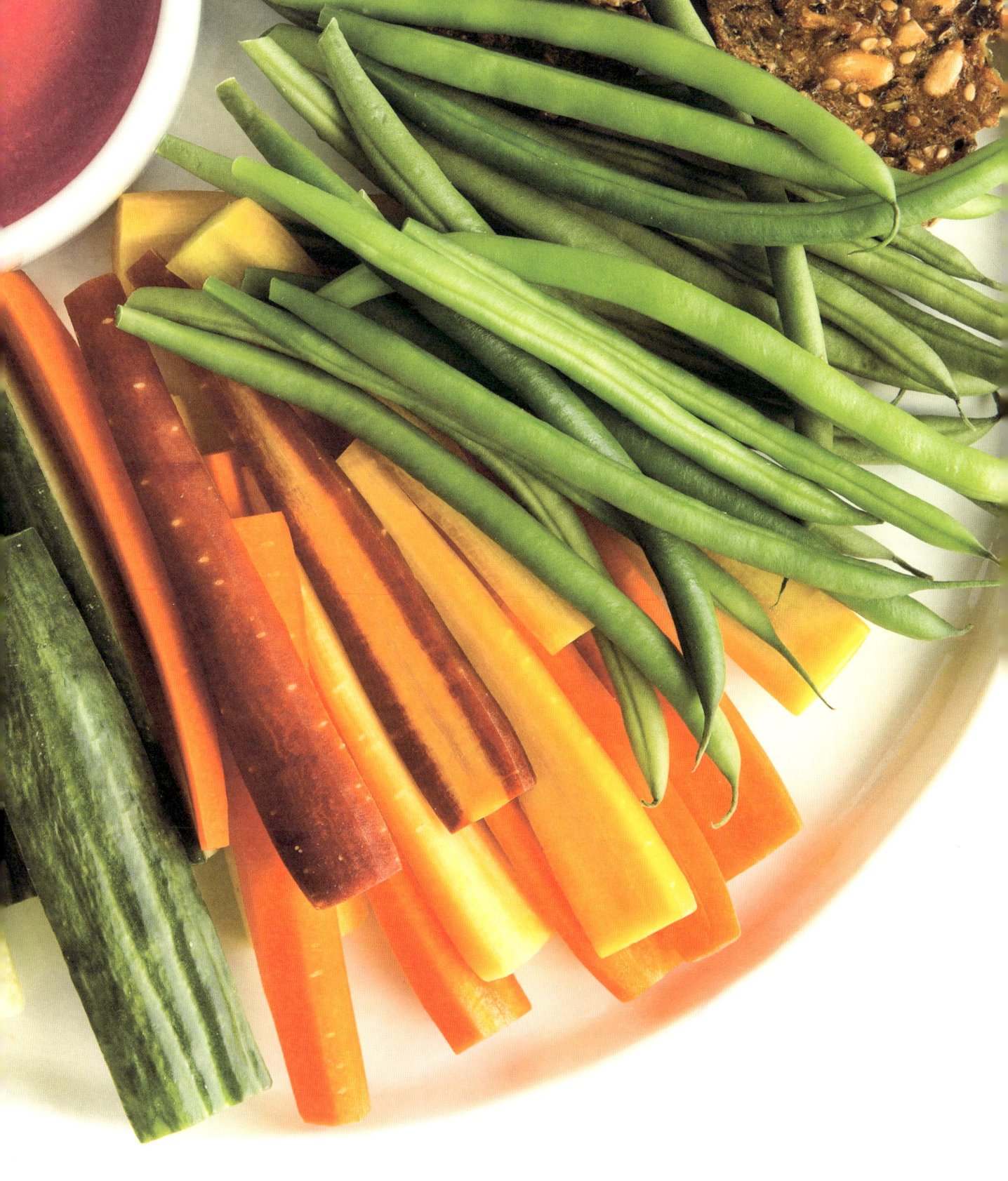

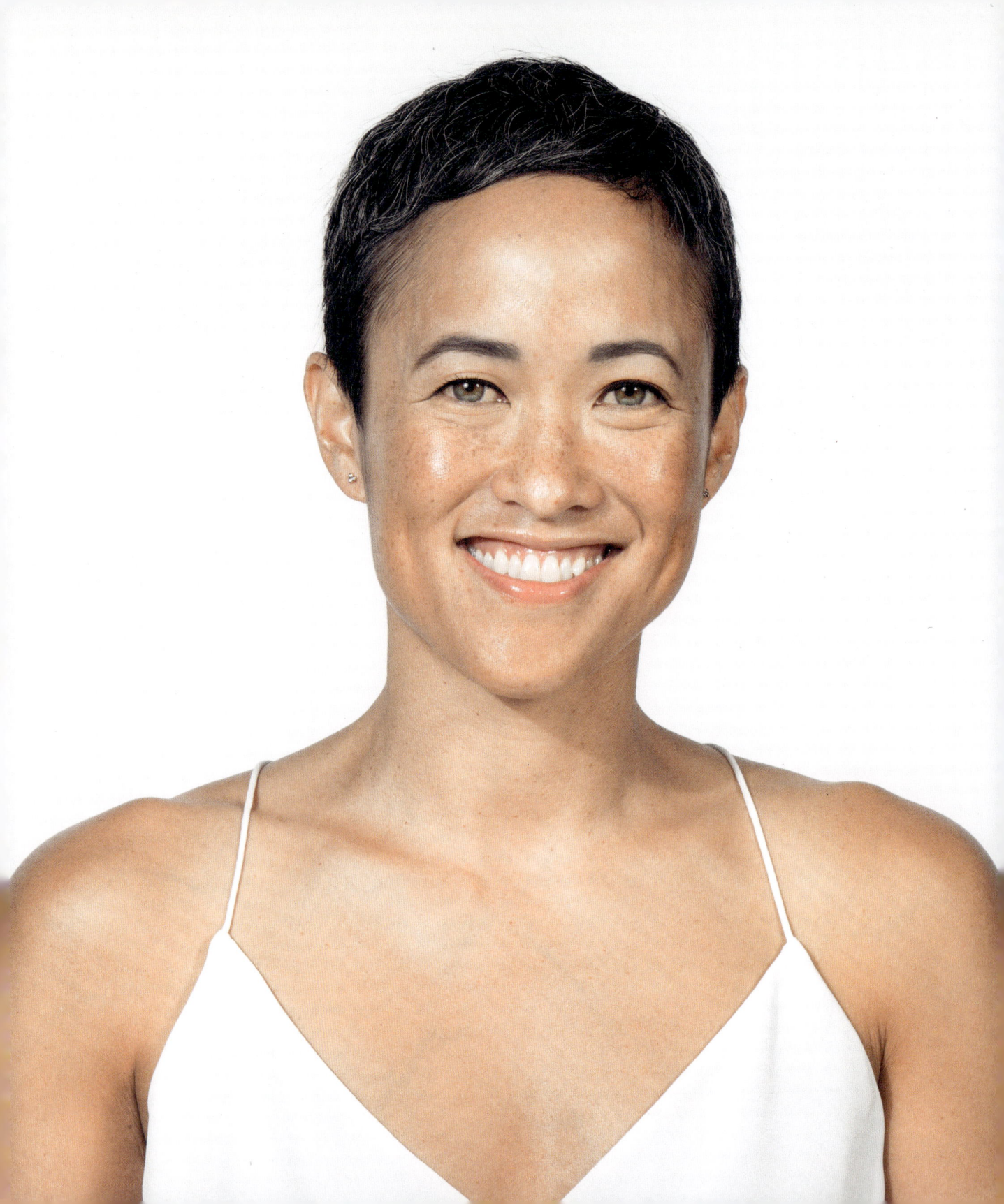

Meine wichtigsten Beauty Foods

Im Lauf der Jahre habe ich herausgefunden, welche Nahrungsmittel am besten geeignet sind, um die Energie zu steigern und die Haut zu verschönern. Ich achte sehr darauf, frische und saisonale Produkte zu essen, welche ich gern auf dem Bauernmarkt einkaufe oder aus meinem Hausgarten nehme. Dort baue ich Tomaten, Grünkohl, Gurken, Zucchini und Unmengen frischer Kräuter an.

APFELWEINESSIG: Diese Zutat hat fast jeder in der Küche. Er fördert die Gesundheit wie auch die Schönheit, indem er den Körper basischer macht und so gegen Blähungen hilft und für klare Haut sorgt. Nehmen Sie einen kleinen Löffel voll auf ein Glas Wasser.

BEEREN: Heidelbeeren, Brombeeren und Himbeeren sind voller Ballaststoffe und Antioxidantien. Sie sind süß genug, um den Hunger nach Zucker zu befriedigen, und mit Zimt bestreut zählen sie zu meinen Lieblingsdesserts.

LEINSAMEN, HANFSAMEN, CHIASAMEN: Diese drei Samenarten kommen bei mir in fast alle Gerichte, seien es nun Smoothies, Haferbrei oder Desserts. Sie sind alle voller Proteine, Ballaststoffe und Omega-3-Fettsäuren.

HYDRIERENDE NAHRUNGSMITTEL: Eine andere Möglichkeit, den Körper mit Wasser zu versorgen, sind Nahrungsmittel mit einem hohen Wasseranteil. Gurken beispielsweise haben den höchsten Wassergehalt in fester Nahrung, da sie zu 96 Prozent aus Wasser bestehen. Auch Tomaten, Wassermelonen und Rettiche enthalten mehr als 90 Prozent Wasser.

GRÜNE PULVER: Ein Löffel grünes Nährstoffpulver, aufgelöst in einem Glas Wasser, ist eine wunderbare Art, den Tag zu beginnen und den Körper zu entsäuern. Meine Lieblingspulver sind gerade Super Elixir Alkalising Greens von WelleCo und Daily Greens von AlkaMind. Sie geben mir diesen

Extraschuss Energie und bestehen aus Nahrungsmitteln und Nährstoffen, die ich sonst vielleicht nicht jeden Tag zu mir nehme, wie etwa Weizengras, Löwenzahnblätter, Chlorophyll, Chlorella-Algen und Sprossen.

ORGANISCHES MOLKENPULVER: Auf dieses Clean-Eating-Protein ist immer Verlass. Ich mixe es mit Wasser, Kokos- oder Mandelmilch oder ich mache einen fettarmen, proteinreichen heißen Kakao aus Schokoladenmolke, Kakao, Zimt und einer Prise gemahlenem roten Pfeffer für den besonderen Kick.

GEMÜSE: Meine Ernährung besteht vor allem aus Gemüse. Ich esse sehr viel Salat, rohes Gemüse als Snack und gedämpftes als Beilage. Morgens kommen tiefgefrorener Spinat und Grünkohl in meine Smoothies, und wenn ich nachmittags einen Durchhänger habe, trinke ich grünen Saft – das wirkt besser als Koffein.

WASSER: Wasser ist das Wichtigste für den Körper, das Gehirn und die Schönheit. Ihre Haut wirkt praller und frischer, wenn Sie genug getrunken haben. Außerdem spült Wasser Toxine aus und verbessert dadurch das Aussehen Ihrer Haut deutlich.

ZITRONEN: Zitronensaft in einem Glas Wasser reinigt, macht basisch und liefert eine das Immunsystem ankurbelnde Dosis Vitamin C. Die beste Wirkung erzielen Sie, wenn Sie vor dem Frühstück eine halbe Zitrone in ein Glas Wasser pressen.

PFEFFERMINZE: Großartig für Verdauung und Vitalität und sehr erfrischend in Wasser, auf Obst gestreut oder in Smoothies.

KOKOSÖL: Es ist nicht nur reich an guten, gesättigten Fettsäuren, sondern dämmt auch Entzündungen ein. Man kann es in einen Smoothie mixen, damit kochen oder jeden Tag einen Löffel davon trinken.

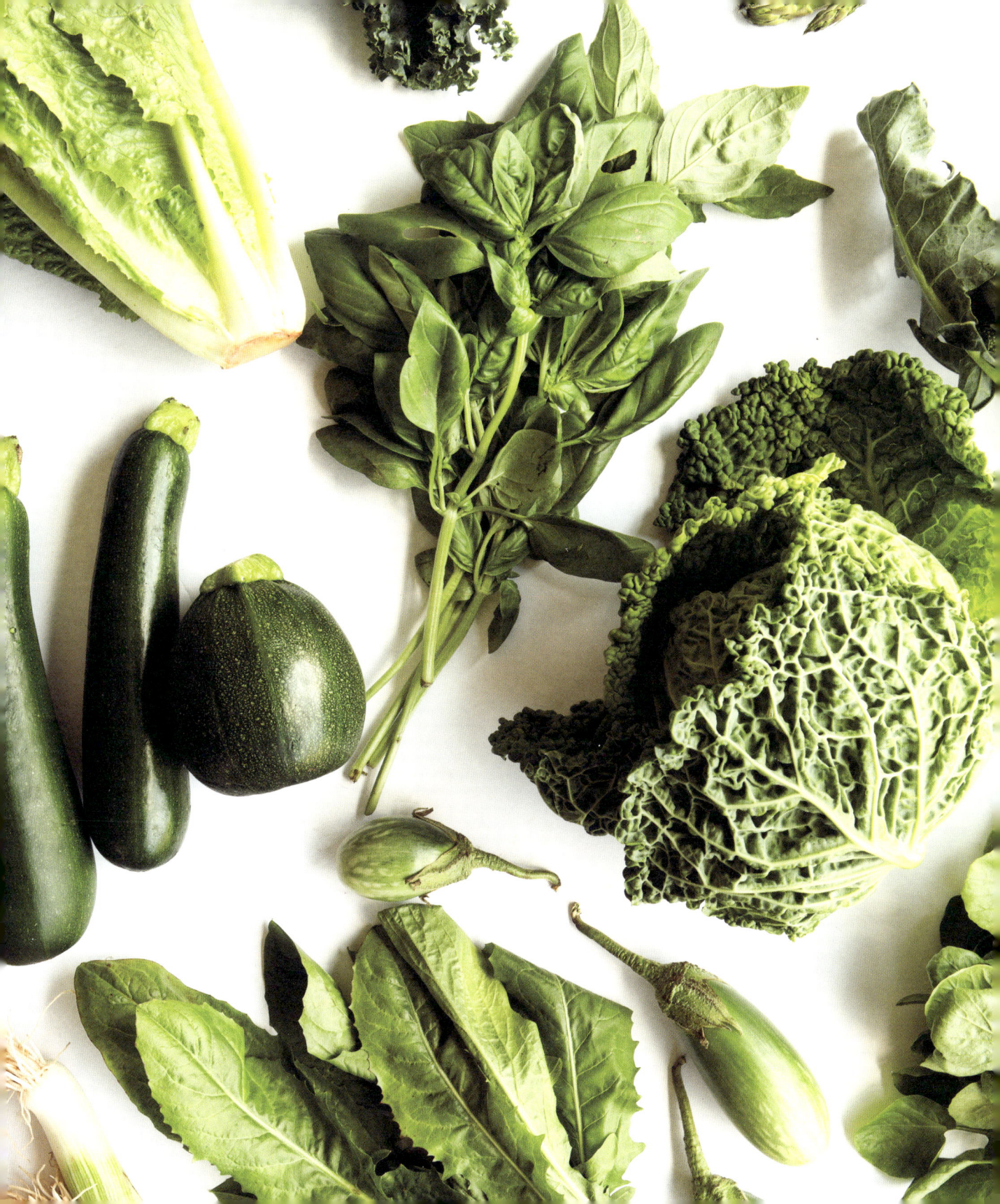

Essen Sie sich schön: Nährstofftabelle

Zu wissen, welche Lebensmittel welche Nährstoffe enthalten, hilft Ihnen, ausgewogene Mahlzeiten zusammenzustellen. Gleichzeitig können Sie bestimmte Schönheitsfehler ins Visier nehmen und eben jene Nährstoffe bevorzugen, die Sie gerade besonders brauchen. Um zu verstehen, welche wichtigen Vitamine und Mineralstoffe Ihrem Aussehen guttun können, habe ich die Gesundheitsberaterin Linda Arrandt und den Ernährungs- berater und Fachmann für basische Ernährung Daryl Gioffre um Tipps gebeten.

NÄHRSTOFF	WIE ER WIRKT	WAS SIE ESSEN SOLLTEN
CAROTINOIDE	Diese stark pigmentierten, Vitamin-A-reichen Nahrungs- mittel können die Farbe der Haut beeinflussen und lassen Sie von innen heraus natürlich und gesund strahlen.	Rote Paprika, Kürbis, Karotten, Aprikosen, Cantaloupe-Melonen, Süßkartoffeln, Brokkoli und grünes Blattgemüse.
LYCOPIN	Steigert den natürlichen Sonnen- schutzfaktor der Haut.	Tomaten, Wassermelone, Pink Grapefruit und rote Paprika.
KALIUM	Ein wichtiges Mineral zur Neu- tralisierung von Toxinen und Säuren. Auch gut gegen ver- quollene Augen.	Bananen, Mangold, Stielmangold, Süßkartoffeln, Avocados und gekochte Linsen.
VITAMIN A	Hilft bei Zellreparatur und -er- neuerung. Ein Muss für junge und strahlende Haut. Hervor- ragend auch für die Augen — die Sehkraft lässt jenseits der 40 nach.	Süßkartoffeln und Yams sind die beste Quelle, gefolgt von Karotten, Butternut-Kürbis, Grünkohl und Spinat.

NÄHRSTOFF	WIE ER WIRKT	WAS SIE ESSEN SOLLTEN
VITAMIN B2 (RIBOFLAVIN)	Kurbelt den Stoffwechsel an, reduziert Entzündungen und erhält die Sehkraft.	Lamm liefert 100 Prozent der täglich notwendigen Menge. Auch Mandeln, Avocados, Rote Bete und Pilze sind gute Quellen.
VITAMIN B7 (BIOTIN)	Unterstützt gesunde und feste Haare und Nägel.	Mandeln, Süßkartoffeln, Eigelb und Avocado. Wenn Sie unter Haarausfall leiden, können zusätzliche Biotingaben helfen.
VITAMIN B8 (FOLSÄURE)	Wichtig für das Haarwachstum und die Zellheilung.	Kichererbsen sind die beste Quelle, gefolgt von Linsen, Wachtelbohnen und Spargel.
VITAMIN C	Lässt die Haut strahlen, weil es die Collagenproduktion steigert.	Orangen, Grapefruits, Kiwis, Spinat, rote und grüne Paprika, Rosenkohl und Cantaloupe-Melonen.
VITAMIN E	Als ein Anti-Aging-Kraftpaket trägt Vitamin E zu jugendlicher, hydrierter, elastischer Haut bei und liefert gleichzeitig einen Feuchtigkeitsschub fürs Haar. Das Antioxidans hilft, Akne und Vernarbungen zu heilen.	Sonnenblumenkerne, Mandeln, Haselnüsse, Spinat, Spargel und Avocado.
VITAMIN K	Steigert die Knochendichte, reguliert die Blutgerinnung und stärkt die Blutgefäße.	Spinat, Löwenzahnblätter, Grünkohl, Brokkoli und Rosenkohl.
ZINK	Hilft gegen entzündliche Pickel, sorgt für reine Haut und kurbelt das Immunsystem an.	Linsen, Kürbiskerne und Kidneybohnen.

Nahrungsmittel, die Gift für die Schönheit sind

Manche Nahrungsmittel lassen Sie besser aussehen und sich besser fühlen – und viele andere tun das Gegenteil. „Wenn wir etwas mit Zucker oder Mehl essen, vor allem, wenn wir das täglich oder mehrmals am Tag tun, steigt unser Insulinspiegel, was zu Fettanlagerungen führt, unsere Testosteronproduktion ankurbelt oder Testosteron in Östrogen umwandelt, was wiederum zu Gewichtszunahme und Unausgewogenheiten wie PMS, Myomen und Endometriose führen kann", erklärt Dr. Robin Berzin von Parsley Health. „Man altert auch schneller, weil Oxidation zu einer Schädigung der DNA führt, also zur Schädigung der Zellwände und Zellproteine." Glücklicherweise kann eine vollwertige Ernährung die Uhr sogar zurückdrehen. „Wenn Sie viele Ballaststoffe, Pflanzen und all die sekundären Pflanzenstoffe zu sich nehmen, regen diese ihren Körper dazu an, eigene Antioxidantien zu bilden", sagt Dr. Berzin. „So reparieren Sie die Schäden, sehen bald jünger aus und fühlen sich auch so, weil Ihr Körper heilt." Diese Dinge sollten Sie vermeiden:

VERARBEITETE LEBENSMITTEL: In den meisten verarbeiteten Lebensmitteln stecken Unmengen von Konservierungs- und Farbstoffen, Emulgatoren und Chemikalien. „Sie alle sind Gift für den Körper und können unser Hormonsystem und den Fettstoffwechsel durcheinanderbringen. Fettsäuren sind wichtig für die Haut und verleihen ihr ein Strahlen", erklärt Berzin. „Wenn Sie verarbeitete Lebensmittel essen, überlasten Sie Ihren Körper, der versucht, die Chemikalien in diesen Lebensmitteln unschädlich zu machen. Sie sehen nicht so gut aus, fühlen sich nicht so gut, schlafen nicht so gut, und Ihre Verdauung ist auch nicht die beste." Verarbeitete Lebensmittel haben nicht so viele Vitamine und Mineralstoffe wie Vollwertkost. Wenn Sie sich mit künstlichen Lebensmitteln vollstopfen, verlieren Sie die Möglichkeit, Energie aus Nahrung zu beziehen, die Sie wirklich von innen her belebt.

SALZ: Die Auswirkungen von zu viel Salz zeigen sich praktisch sofort. Wenn Sie eine natriumreiche Mahlzeit essen, sehen Sie am nächsten Morgen vor allem um die Augen herum ganz verquollen aus. Und nicht nur Ihr Gesicht ist betroffen: Zu viel Salz kann die Wassereinlagerungen im Körper vergrößern. Fastfood, verarbeitete Lebensmittel und salzige Snacks sind die naheliegenden Übeltäter, passen Sie aber auch bei Dosensuppen, Salatdressings und Brot auf. Sie können ebenfalls große Mengen Salz enthalten.

LIMONADEN: Wenn Sie Zucker trinken, nehmen Sie leere Kalorien ohne jeden Nährwert zu sich. Limonaden stecken voller Chemikalien sowie Zucker oder Zuckeraustauschstoffen, die beide die Insulinausschüttung erhöhen. Um hydriert zu bleiben und Toxine auszuschwemmen, brauchen Sie nur Wasser. Wenn Sie die Finger von Limonaden lassen, werden Sie vielleicht auch merken, dass Ihre Haut reiner wird.

ZUCKER: Egal ob weißer Zucker oder Maissirup – Zucker richtet verheerende Schäden in Ihrem Körper an. Er macht süchtig und lässt Ihren Insulinspiegel steigen, was viele Probleme von plötzlichem Unterzucker bis zu Hormonschwankungen verursacht. Zucker ist mit einer ganzen Palette von Krankheiten in Verbindung gebracht worden, darunter Krebs, Diabetes und Fettsucht. Er bringt die Darmflora durcheinander und kann ein über-mäßiges Wachstum von Hefe und schlechten Bakterien hervorrufen. Außerdem schädigt er das Collagen und das Elastin und lässt dadurch die Haut schneller altern. Versuchen Sie Palmzucker als Alternative, er hat einen niedrigeren glykämischen Index. Die stärkste Wirkung aber spüren Sie, wenn Sie die Zuckermenge radikal reduzieren.

WEISSMEHL: Weißmehl, wie es in den meisten Broten und Backwaren zu finden ist, hat keinen Nährwert und lässt den Blutzucker steigen. Wenn Sie versuchen, gesünder oder basischer zu essen, beachten Sie, dass Weißmehl sehr sauer wirkt. Versuchen Sie stattdessen Hafer- oder Mandelmehl.

ÜBER ALKOHOL

Ich trinke gern einen Cocktail oder zwei, möchte aber gesund bleiben. Also fragte ich Lauren Slayton, Ernährungsberaterin und Gründerin der Foodtrainers mit Sitz in New York, wie man das richtige Maß findet.

DER BESTE ALKOHOL: Hochprozentiges (Tequila, Wodka, Whisky) mit Eiswürfeln oder Sodawasser ist besser als Wein, weil es weniger Zucker enthält.

WIE OFT: Ein Glas täglich für Frauen, zwei für Männer. Wenn Sie abnehmen wollen, besser vier oder weniger Gläser in der Woche für Frauen und sieben oder weniger für Männer.

WIE AUSGLEICHEN: Unsere Regel ist: eins zu eins. Trinken Sie ein Glas Wasser, bevor Sie einen Drink genießen.

GEGEN DEN KATER: Wenn Sie Alkohol trinken, entzieht dieser dem Körper wichtige Nährstoffe. Vitamine, Mineralien und Flüssigkeiten gehen verloren, also müssen Sie das alles wieder auffüllen. Wenn Sie sich am nächsten Tag besser fühlen und gut aussehen wollen, probieren Sie dieses Hausmittel gegen Kater: Trinken Sie nach einem feuchtfröhlichen Abend ein Glas Kokoswasser, nehmen Sie ein Vitamin-B-Komplex-Präparat und essen Sie ein paar Erdbeeren zur Vitamin-C-Versorgung. Am nächsten Tag rettet eine aus Knochen gekochte Brühe mit Ingwer Leben (und Schönheit) dank des Collagens für die Haut und einer Unmenge von Mineralstoffen.

Verzichten Sie nicht auf Fette

Nicht alle Fette sind schlecht für Sie. Tatsächlich können gesunde Fette, wie etwa in Nüssen, Fisch und vielen Ölsorten, Ihre Haut jünger und straffer aussehen lassen und den Körper nähren. Von der Ernährungsberaterin und Köchin Tricia Williams von Food Matters NYC, einem Unternehmen, das gesunde Mahlzeiten liefert und seine Kunden über nährstoffreiches Essen aufklärt, habe ich viel über Gesundheit und Ernährung gelernt. Ich bat Tricia, ihr Wissen über die besten Quellen guter Fette mit uns zu teilen:

Tierische Fette: Die Kochkunst traditioneller Kulturen spielt beim Trend zur gesunden Ernährung eine immer wichtigere Rolle. Das Kochen mit Schmalz (Hühnerfett) und Talg (Rinder- oder Hammelfett) ist gut für den Körper. Hühnerfett enthält viel Ölsäure, die die Haut nährt. Rindertalg hat einen hohen Gehalt von konjugierten Linolsäuren, die Untersuchungen zufolge das Risiko für Herzkrankheiten und Krebs sinken lassen. Er ist zudem reich an Vitamin A und E und ist eine großartige Quelle für Omega-3-Fettsäuren.

Kokosöl: Kokosöl ist unglaublich nährend für den Körper. Als mittelkettige Fettsäure übersteht es anders als Olivenöl große Hitze beim Kochen, ohne instabil zu werden. Dieses wohlschmeckende Öl wird vom Dünndarm schnell aufgenommen und liefert mehr Energie als jedes andere Fett. Es wirkt antiviral, antimikrobiell und stärkt das Immunsystem.

Omega-3-Fettsäuren: Sie sind der Schlüssel zur Schönheit von innen. Sie sind entzündungshemmend und bekämpfen Entzündungen unter der Hautoberfläche, geben der Haut Feuchtigkeit zurück und können helfen, den Alterungsprozess zu verlangsamen. Leckere Omega-3-Quellen sind Wildlachs, Avocados, Walnüsse und Chiasamen.

Fleisch (in Bio-Qualität): Bio-Fleisch ist eine gute Quelle für gesunde Fette. Williams sagt: „Gesund sind zum Beispiel Weidelamm, Büffel, Weiderind, Huhn und Ente. Das Fleisch muss nicht unbedingt mager sein. Fett in kleinen Mengen ist gut für Sie."

Nuss- und Kernöle: Diese Öle können Ihnen helfen, jünger auszusehen. Ich liebe Öle mit besonders viel Vitamin K und E, etwa Mandelöl, Macadamianussöl, Kürbiskernöl und Traubenkernöl.

Oliven und Olivenöl: Beide haben reichlich Vitamin A und E, die die Haut schützen. Sie helfen, das Bindegewebe zu stärken, lassen die Haut schöner aussehen und schützen gegen UV-Strahlen.

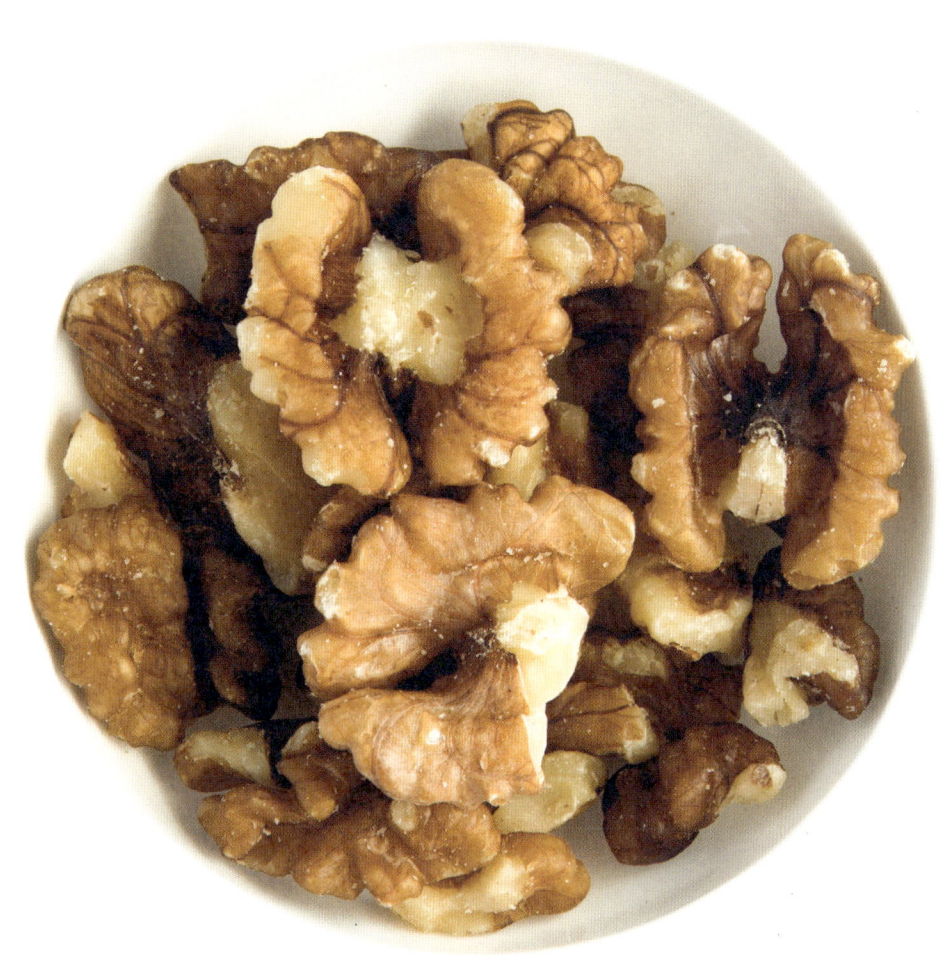

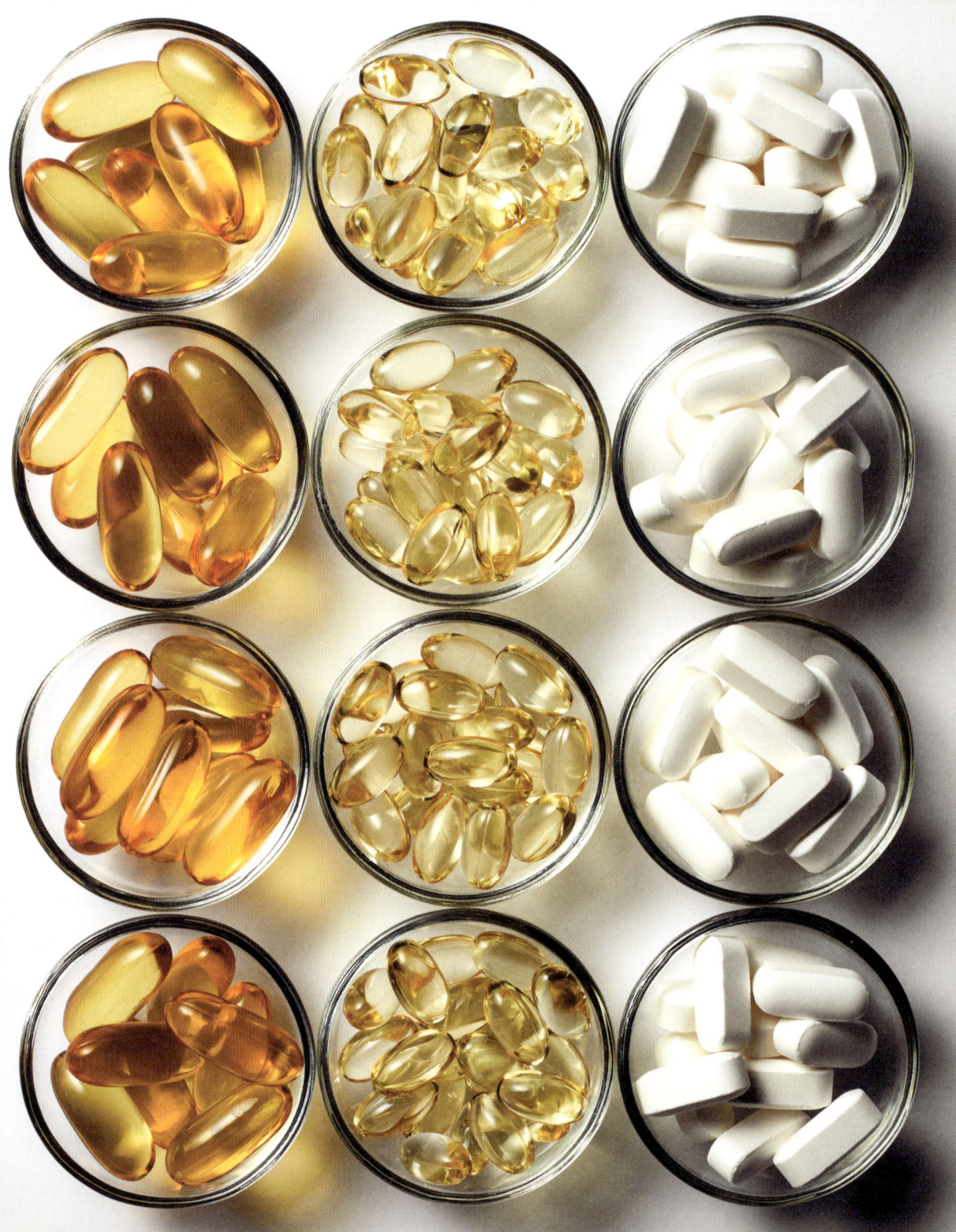

Nahrungs-ergänzungsmittel

Wenn Sie deutlich schönere Haut und kräftige Knochen, Haar, Nägel und Zähne bekommen wollen, beginnen Sie mit einer gesunden Ernährung. Nahrungsergänzungsmittel können helfen, aber erwarten Sie nicht, dass sie die ganze Arbeit machen oder schlechte Angewohnheiten ausgleichen. Wenn Sie sie mit einer gesunden Ernährung und einem gesunden Lebensstil verbinden, können Nahrungsergänzungsmittel Ihr allgemeines Wohlbefinden steigern und bei verschiedenen Schönheitsproblemen von Akne bis Haarausfall helfen.

Es gibt die verschiedensten Meinungen zu solchen Ergänzungsmitteln, manche Fachleute halten sie für unerlässlich, andere für unnötig und es ist verwirrend, alle Optionen zu prüfen. Ich versuche es nicht zu kompliziert zu machen. Grundsätzlich nehme ich Ergänzungsmittel für Nährstoffe, die man schwer allein aus der Nahrung beziehen kann (und bei denen die meisten Menschen deshalb einen Mangel haben). Ich nehme Fischöl, ein Probiotikum und Vitamin D3 ein. Die Omega-3-Fettsäuren im Fischöl und das Probiotikum verbessern die Darmgesundheit, was helfen kann, Hautprobleme zu lindern oder zu verhindern, die Elastizität der Haut zu steigern, das Haarwachstum zu fördern und vielleicht sogar die Faltenbildung zu reduzieren. Vitamin D3 ist hervorragend geeignet, die kognitiven Fähigkeiten zu stärken und Herzkrankheiten zu verhindern. Gegen Stress hilft ein Vitamin-B-Komplex, weil B-Vitamine, die die Energie steigern und die Stimmung und die Hirnfunktionen verbessern, nicht vom Körper gespeichert werden. Für einen besseren Schlaf sollten Sie Magnesium ausprobieren, das das Nervensystem ins Gleichgewicht bringt und Ihnen hilft, zu entspannen, und Melatonin, ein mit dem Schlaf verbundenes Hormon.

Bevor Sie aber mit einer täglichen Einnahme von Nahrungsergänzungsmitteln beginnnen, sprechen Sie mit Ihrem Arzt und informieren Sie sich genau. Auch wenn Sie schwanger sind oder Medikamente nehmen, werden Sie fachlichen Rat brauchen. Passen Sie die Einnahme von Ergänzungsmitteln Ihrer jeweiligen gesundheitlichen Situation an.

Darmgesundheit

Viele Ärzte und Ernährungsberater sehen eine direkte Verbindung zwischen einem gesunden Darm und dem allgemeinen Wohlbefinden. Man hat Darmkrankheiten mit allen möglichen Dingen in Verbindung gebracht, von Immunschwäche und kognitiver Dysfunktion bis hin zu Blähungen und Hautproblemen (immerhin ist die Haut unser größtes Organ).
„Wenn ein Patient ein Hautproblem hat, ist mir klar, dass die Ursache im Darm liegt", sagt der Fachmann für eine basische Ernährung und Chiropraktiker Daryl Gioffre. Darmprobleme treten häufiger auf, als man meint, Ursache sind Antibiotika, die nicht nur die schädlichen Bakterien abtöten, schlechte Ernährung und Pestizide. Glücklicherweise ist es nicht so schwer, den Darm und gleichzeitig die Haut mit einer Kombination aus Probiotika und Präbiotika wieder ins Lot zu bringen. Hier die Tipps von Daryl Gioffre:

PROBIOTIKA

Es stimmt: Man ist, was man isst. Und ich gehe noch einen Schritt weiter und sage: Man ist, was man aufnimmt. Sie können gute, gesunde Dinge essen, doch wenn Ihr Verdauungssystem übersäuert oder entzündet ist, kann Ihr Körper nicht alle Nährstoffe aufnehmen. Entzündungen, Pilzbefall und ein Wuchern schädlicher Bakterien sowie eine durchlässige Darmwand sind die Folge. Wenn Toxine und Säuren in Ihr Blut gelangen, wo sie nicht hingehören, tut Ihr Körper alles, um sie wieder loszuwerden, und ein Weg geht über die Haut. Das kann zu Akne, Schuppenflechte, Dermatitis, Ausschlag, schlaffer und faltiger Haut, Flecken und Pusteln führen. Bei Hautproblemen sollten Sie Ihren Darm mit Probiotika, Chlorophyll, Mineralstoffen und Omega-3-Fettsäuren behandeln und so heilen.

Pestizide, Herbizide, schlechte Ernährung, Medikamente, industrielle Landwirtschaft und Antibiotika zerstören die gesunden Bakterien im Körper, die einen enormen Einfluss auf das Wohlbefinden haben. Die meisten Menschen haben einfach nicht die gesunden Bakterien, die sie brauchen, deshalb ist ein Probiotikum so wichtig. Wenn Sie zweimal am Tag ein probiotisches Nahrungsergänzungsmittel einnehmen, verbessert sich die Arbeit des Verdauungstrakts schnell. Kapseln oder ein Saft sind die besten Quellen. Manche Ärzte empfehlen Joghurt und Kombucha, aber sie machen den Körper meiner Ansicht nach sauer und liefern nicht genug gesunde Bakterien.

Denken Sie immer daran, dass die Zahl der KbE (koloniebildende Einheiten) auf dem Etikett eines Probiotikums sich deutlich reduziert, wenn es geschluckt wird. In der Wärme und Feuchtigkeit des Körpers sterben viele probiotische Bakterien ab. Besorgen Sie sich am besten eine Marke mit 19 oder 20 Milliarden KbE. Geeignet sind vor allem Mittel mit lebenden Bakterien, die gekühlt werden müssen. Die wichtigsten Stämme sind Lactobacillus acidophilus DDS-1, Lactobacillus plantarum (der die Ernährung unserer Vorfahren vor Beginn des Ackerbaus prägte), Lactobacillus casei, Lactobacillus salivarius, Lactobacillus rhamnosus und Lactobacillus brevis. Es ist wichtig, das Probiotikum alle drei Monate zu wechseln, um sicherzugehen, dass Ihr Körper alle wichtigen Stämme bekommt. Der Verdauungstrakt reagiert positiv auf Vielfalt und Abwechslung.

PRÄBIOTIKA

Präbiotika sind besondere Pflanzenfasern, die der Körper nicht verdaut, die aber die guten Bakterien nähren. Gute Nahrungsquellen für Präbiotika sind basische grüne Gemüse wie Grünkohl, Spinat, Brunnenkresse und Löwenzahnblätter sowie Artischocken, Spargel, Knoblauch, Lauch, Zwiebeln, Yambohne und Chicoree.

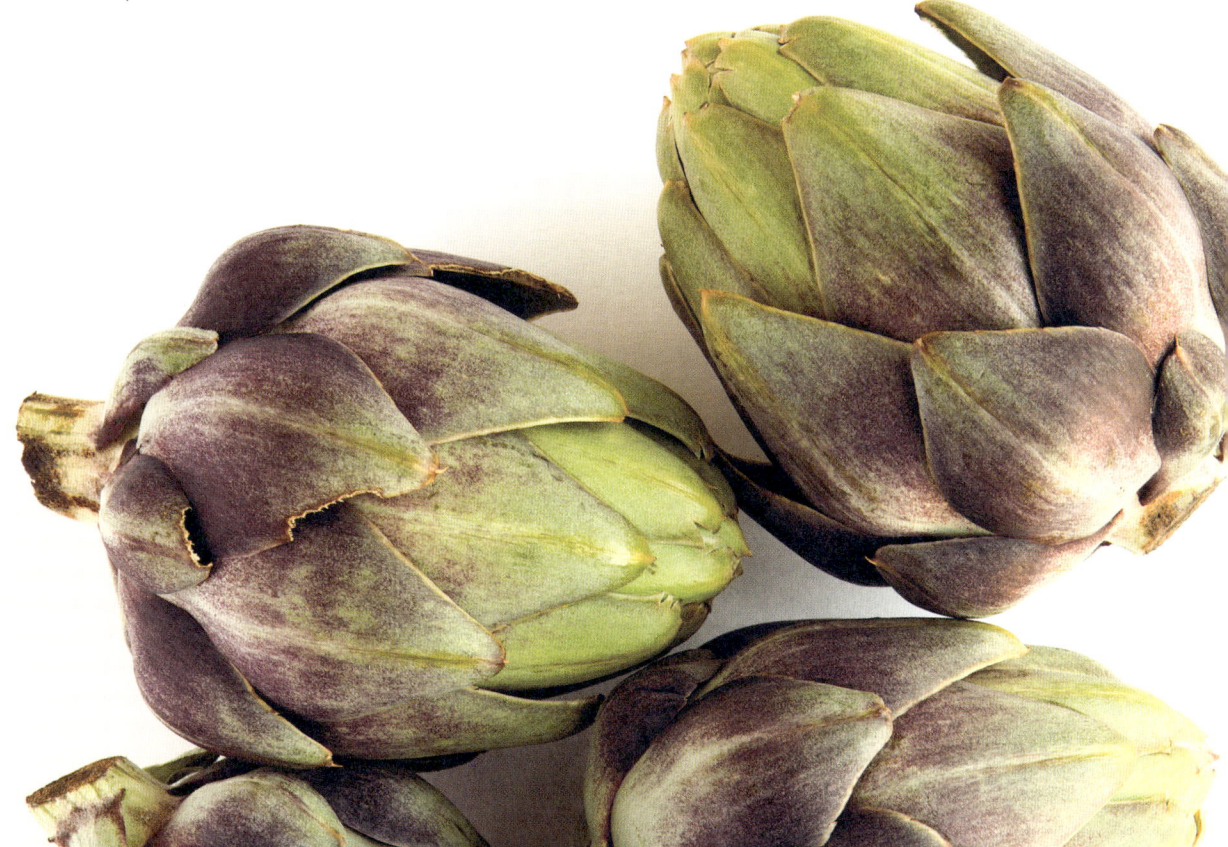

Verdauung und Stoffwechsel

Mit einer gesunden Verdauung und einem stabilen Stoffwechsel sehen Sie großartig aus und fühlen sich auch so. Doch viele Frauen verlangsamen ihren Stoffwechsel, ohne es zu wissen, durch Modediäten, Hungern und Fressattacken. „Ich sage Frauen immer, dass sie sich nicht schlankhungern können – auf lange Sicht bewirken sie das Gegenteil", erklärt Dr. Amy Shah, die in ihrer Praxis östliche und westliche Medizin miteinander verbindet. Um den Stoffwechsel zu regulieren und die natürlichen Hungersignale des Körpers auszugleichen, empfiehlt Shah drei Mahlzeiten pro Tag. „Stellen Sie sich Nahrung als Versorgung Ihres Körpers vor, nicht als etwas, das Sie meiden sollten", rät Shah. Um sanft Fett zu verlieren und Entzündungen zu reduzieren, ohne aber Mahlzeiten auszulassen, schlägt sie vor, einmal in der Woche nach 7 Uhr abends nichts mehr zu essen und regelmäßig Ingwer, Knoblauch und Kurkuma zu sich zu nehmen. Auch 6 bis 8 Stunden Schlaf sind wichtig. „Schlaf ist eine Allzweckwaffe des Körpers gegen die Zeichen des Alterns, gegen Entzündungen und für eine bessere Verdauung", erklärt Dr. Shah.

Vitamine für die Schönheit

Nahrungsergänzungsmittel bieten einen zusätzlichen nährenden Schub, der bei besonderen Problemen hilfreich sein kann. „Es ist schwer, über die Nahrung alle Nährstoffe in optimaler Zusammensetzung zu bekommen", erklärt Dr. Frank Lipman. Der Pionier der integrativen Medizin arbeitet mit Patienten zusammen, um zu verstehen, wie Nahrung, Ergänzungsmittel, Sport, alternative Therapien und Entspannung für eine optimale Gesundheit zusammenwirken. Er empfiehlt folgende Vitamine: (Konsultieren Sie bitte Ihren Arzt oder Ernährungsberater, um die Vitamine und Dosierungen zu bekommen, die auf Ihre speziellen Bedürfnisse zugeschnitten sind.)

VITAMIN / NAHRUNGS-ERGÄNZUNGSMITTEL	GESUNDE HAUT	GESUNDES HAAR	FESTE NÄGEL	AKNE	ALTERNDE HAUT	HAAR-AUSFALL
Biotin	●	●	●			●
Glutathion	●					
Eisen		●	●			●
Mangan	●					
Omega-3-Fettsäuren	●	●			●	●
Probiotika	●			●		
Kieselerde		●				●
Zink	●	●	●	●		●
Vitamin A	●			●		
B-Komplex-Vitamine		●	●			●
Vitamin C	●		●			●
Vitamin D	●	●				
Vitamin E	●					
Vitamin K	●					

Kräuter für die Schönheit

TIPPS VON ZWEI KRÄUTEREXPERTINNEN

Kräuter dienen schon seit Jahrhunderten der Schönheit. Die Kräuterexpertinnen Summer Ashley Singletary und Sarah Kate Benjamin von The Great Kosmic Kitchen sind Fachfrauen in der Kunst der Naturheilkunde. Sie mischen Kräuter in Smoothies, Tees und Pflegeprodukte, um sich ihre schönheits- und gesundheitsfördernde Wirkung zunutze zu machen. Hier sind sechs Kräuter, die Sie in Ihre Ernährung aufnehmen sollten.

GROSSE KLETTE
Arctium lappa
VERWENDETE PFLANZENTEILE:
Wurzel und Samen
WIRKUNG: Die Große Klette ist eine kühlende, alkalisierende Pflanze, reich an Eisen, Magnesium und Mangan. Sie wirkt auf die Leber und hilft bei Blutstagnation sowie bei Hautproblemen wie Ausschlägen, Schuppenflechte und Akne. Verwenden Sie die frischen Wurzeln in Suppen und Gemüsepfannen, legen Sie sie ein oder gießen Sie sie mit Apfelweinessig auf.

RINGELBLUME
Calendula officinalis
VERWENDETE PFLANZENTEILE: Blüten
WIRKUNG: Mit Ringelblumenblüten versetzte Öle finden in beruhigenden Salben und Cremes Verwendung oder können bei Dermatitis, Schuppenflechte oder Ausschlag direkt auf die Haut aufgebracht werden. Die Ringelblume fördert auch die Wundheilung. Verwenden Sie diese kräftig gelben Schönheiten ansonsten in Salaten, Kräuterbutter und Gesichtsdampfbädern oder setzen Sie Ihr eigenes Gesichtsöl mit Ringelblume für eine strahlendere, ebenmäßigere Haut an. Füllen Sie dazu ein Gefäß halb mit getrockneten Ringelblumenblüten und gießen Sie mit Mandel- oder Sesamöl auf. Schließen Sie das Gefäß luftdicht und stellen Sie es für vier bis sechs Wochen auf eine sonnige Fensterbank. Sieben Sie die Blütenblätter aus und verwenden Sie das Öl zur Hautpflege.

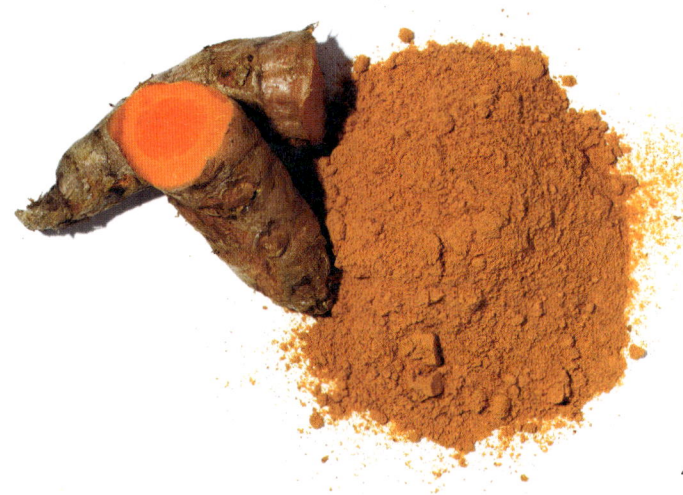

LÖWENZAHN

Taraxacum officinale

VERWENDETE PFLANZENTEILE:
Blätter und Wurzeln

WIRKUNG: Die ebenso bitteren wie
leckeren Blätter dieses bei Kräuterfans
besonders beliebten Krauts wirken auf
vielfältige Weise gesundheitsfördernd.
Die jungen, gezähnten Blätter sind reich an
Vitaminen und Mineralstoffen. Sie können
sie zu Ihrem Lieblingspesto geben, in den
Salat schneiden, kurz in Olivenöl oder But-
ter dünsten, über die Suppe streuen oder
einfach so mit Salz, Pfeffer, Zitrone und
Feta essen. Die Wurzeln werden oft wegen
ihrer Bitterstoffe gegessen, die die Leber
stimulieren und bei der Verdauung helfen.
Die getrockneten Wurzeln können Sie aber
auch zusammen mit Chicoréewurzeln und
Heilpilzen wie Reishi mit heißem Wasser
aufgießen. Das gibt einen Kaffeeersatz
auf Kräuterbasis, der die natürliche Entgiftung fördert.

NESSEL

Urtica dioica

VERWENDETE PFLANZENTEILE:
Blätter, Samen und Wurzeln

WIRKUNG: Die Nessel ist ein nährendes,
nervenstärkendes Kraut, das den ganzen
Körper versorgt. Sie ist reich an Vitaminen
und Mineralstoffen, darunter Kalzium, Magnesium, Eisen, Kalium, Phosphor, Mangan
und die Vitamine C und B. Nessel hilft bei
Ausschlägen und jahreszeitlichen Allergien
und ist gut für die Gelenke. Die frischen
Blätter kann man als Tee oder kleinge-
schnitten und gekocht in Frittatas, Suppen
oder Gemüsepfannen genießen.

ROTKLEE

Trifolium pratense

VERWENDETE PFLANZENTEILE: Blüten

WIRKUNG: Rotklee unterstützt die natürliche Entgiftung des Körpers und wirkt
hervorragend bei chronischen Atemwegs-
problemen oder entzündlichen Hautkrank-
heiten wie Ausschlägen und Schuppenflechte. Diese kleine purpurrote Wildblume
enthält viele Vitamine und Mineralstoffe, vor
allem Kalzium, Magnesium und Vitamin C.
Bei neueren Untersuchungen hat man
Isoflavone gefunden, Verbindungen, die im
Körper wie Östrogen wirken und Frauen
bei Hormonschwankungen und Wechsel-
jahrsbeschwerden helfen können. Probieren Sie einen Tee dieses wohlschmecken-
den Krauts oder wenden Sie den Aufguss
äußerlich beim Waschen oder als Gesichts-
dampfbad an.

KURKUMA

Curcuma longa

VERWENDETE PFLANZENTEILE Rhizom

WIRKUNG: Dieses bittere, adstringierend
wirkende Kraut hat eine lange Verwen-
dungsgeschichte in der ayurvedischen
Heilkunde bei Verdauungsbeschwerden,
Hautinfektionen und Entzündungen.
Es steigert die Speichelproduktion und hilft
so bei der Fettverdauung. Zur Stärkung
der Haut rühren Sie Kurkumapulver in eine
Tasse warme Milch oder Pflanzenmilch
(Goldene Milch). Eine Prise schwarzer Pfeffer aktiviert die heilenden Eigenschaften
der Kurkuma noch stärker.

Rezepte für die Schönheit

TIPPS EINER CLEAN-FOOD-KÖCHIN

Es ist eine Sache, gesünder zu essen, doch der Erfolg stellt sich letztlich erst über den Geschmack ein. Ich bin ein Foodie – aber mir geht es um gesunden Genuss, ich bin immer auf der Suche nach leckerem, aber „cleanem", also frischem und natürlichem Essen. Inspirieren lasse ich mich vor allem von Foodblogs und Instagram, wo ich auch Lily Kunin entdeckte, die Gründerin von *Clean Food Dirty City.* Lily, die nicht nur Köchin, sondern auch Ernährungs- und Gesundheitscoach ist, stellt tolle Rezepte zusammen, die leicht gelingen und einige unerwartete und leckere Lebensmittel kombinieren. Auch ihre Fotos sind umwerfend und werden Sie zur Arbeit in der Küche inspirieren. Ich hatte das Glück, bei ihr zu essen, und ich würde sie jederzeit bei mir einziehen lassen (wenn sie denn wollte). Hier sind ein paar tolle Beauty Food Rezepte von Lily.

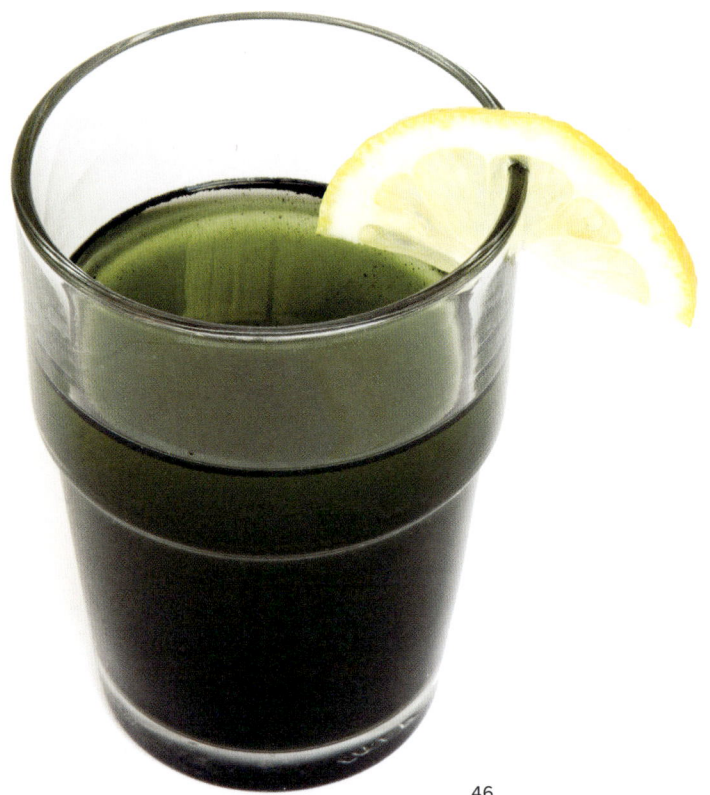

CHLORELLA-ALGEN-FRÜHSTÜCKSTRUNK

Die Chlorella-Alge ist reich an Chlorophyll und eines der großartigsten Superfoods dieses Planeten. Durch ihre vielen B-Vitamine und Proteine wirkt sie stark entgiftend. Trinken Sie dieses hydrierende, energetisierende Elixier jeden Morgen als Beauty-Booster, vor allem für eine strahlende Haut.

ZUTATEN FÜR 1 PERSON

240 ml reines Wasser
½ TL Chlorella
1 Spritzer Aloesaft
1 Spritzer Zitronensaft

ZUBEREITUNG

Rühren Sie alle Zutaten zusammen und genießen Sie das Getränk früh am Morgen.

AVOCADO-DIP MIT REGENBOGENGEMÜSE

Avocados wie auch Hanfherzen (geschälte Hanfsamen) sind reich an Omega-3-Fettsäuren, was diesen Snack oder Appetizer zu einem richtigen Kraftpaket macht. Wählen Sie frische, bunte Gemüsesorten; die Regenbogenfarben garantieren eine Vielfalt von Vitaminen und Mineralstoffen. Hanfherzen finden Sie im gut sortierten Lebensmittelhandel oder in Ihrem Reformhaus.

ZUTATEN FÜR 4 PERSONEN

1 Avocado, geschält und ohne Kern
1 kleine Zucchini, geschnitten
2 EL Hanfherzen
1 Knoblauchzehe (wenn gewünscht)
Saft von 1 Zitrone
30 ml Olivenöl
Meersalz und frisch gemahlener schwarzer Pfeffer
Saisonales Gemüse (z.B. rote Paprika, Karotten, Gurken und Rettiche) in Scheiben zum Anrichten

ZUBEREITUNG

Avocado, Zucchini, Hanfherzen, Knoblauch (wenn gewünscht), Zitrone und Olivenöl so lange in einer Küchenmaschine oder mit einem Standmixer verarbeiten, bis eine cremige Konsistenz entsteht. Würzen Sie mit Salz und Pfeffer und servieren Sie das Ganze mit dem aufgeschnittenen Gemüse.

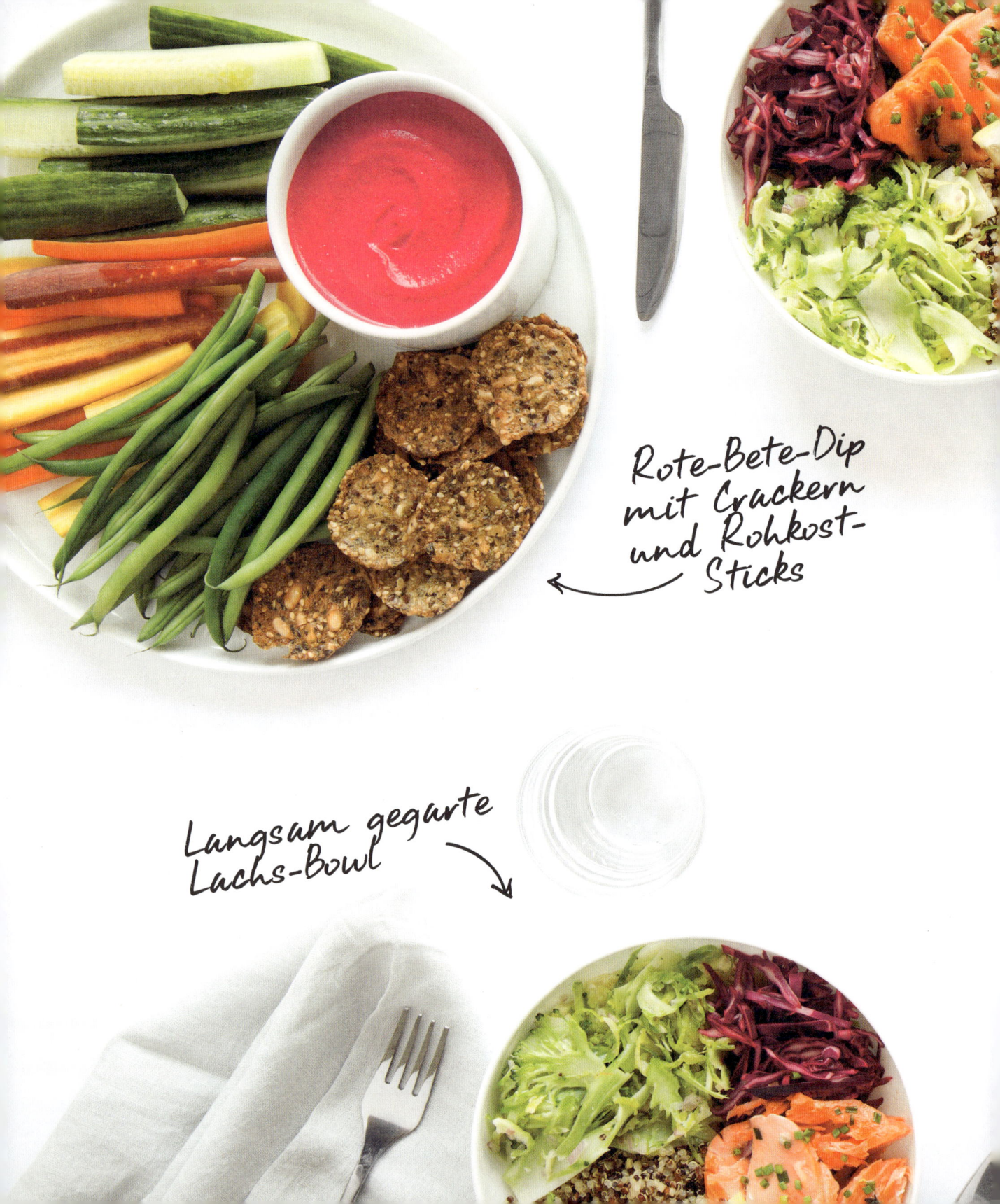

Rote-Bete-Dip mit Crackern und Rohkost-Sticks

Langsam gegarte Lachs-Bowl

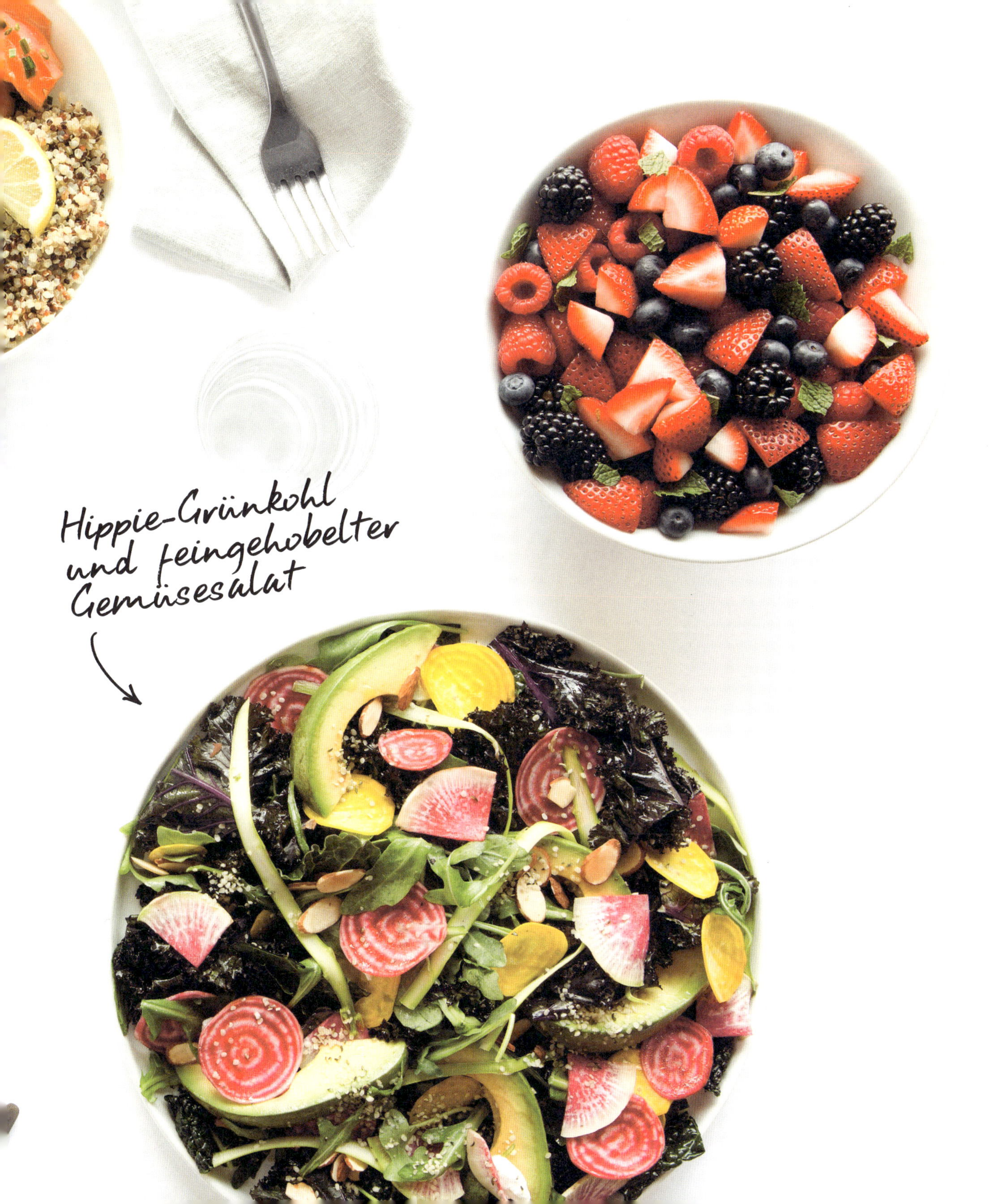

Hippie-Grünkohl
und feingehobelter
Gemüsesalat

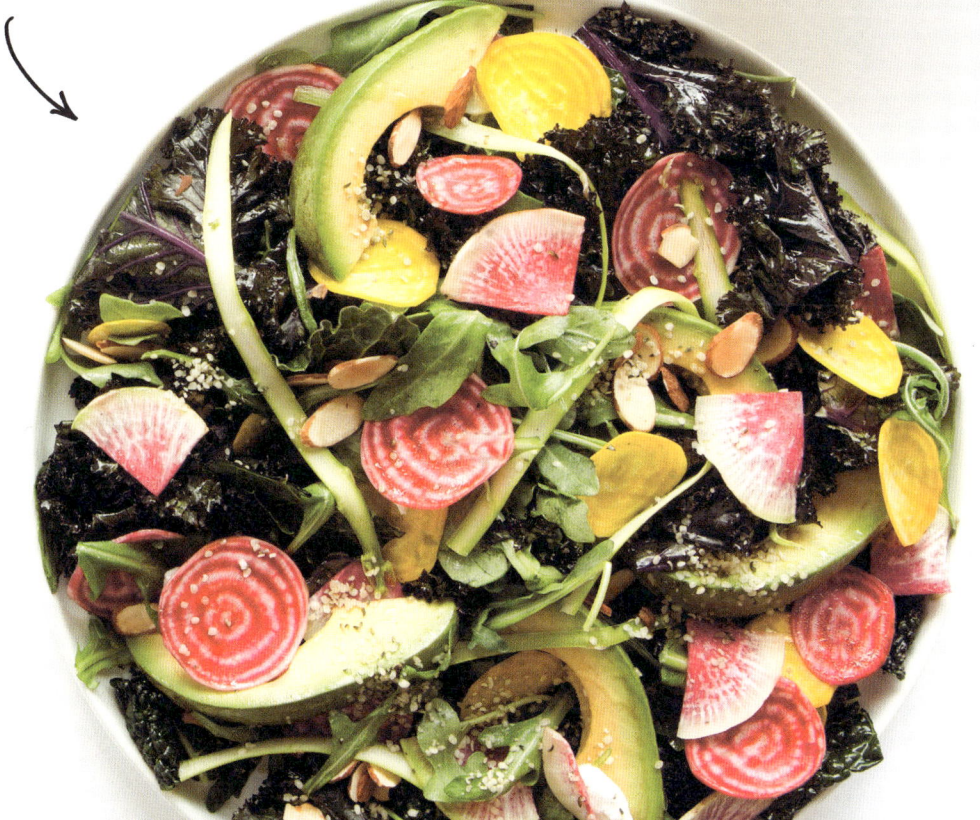

ROTE-BETE-DIP MIT CRACKERN UND ROHKOST-STICKS

Rote Bete ist unglaublich entgiftend und ergibt zusammen mit cremigem Tahini einen leckeren Dip für Partys oder auch als Topping für gebratenes Gemüse.

ZUTATEN FÜR 4 BIS 6 PERSONEN

2 kleine Rote Beten
250-g-Dose Cannellini-Bohnen (abgespült und abgetropft)
55 g Tahini
3 bis 4 EL frisch gepresster Zitronensaft
2 EL Olivenöl
Meersalz
Saisonales Gemüse (z.B. rote Paprika, Karotten, Gurken und Rettiche) in Scheiben zum Anrichten
Vollkorncracker zum Anrichten

ZUBEREITUNG

1 Heizen Sie den Ofen auf 190 °C vor. Putzen und waschen Sie die Rote Beten und wickeln Sie sie einzeln fest in Alufolie ein. Backen Sie sie auf dem Backblech 45 Minuten bis eine Stunde lang oder bis ein Messer leicht durch sie hindurchfährt. Lassen Sie sie vor dem Schälen abkühlen und hacken Sie sie dann grob.

2 Geben Sie Rote Beten, Bohnen, Tahini, 2 EL vom Zitronensaft und ein paar Prisen Salz in einen Standmixer oder eine Küchenmaschine. Zerkleinern Sie alles zu einer cremigen Masse, träufeln Sie das Olivenöl ein und würzen Sie alles mit Meersalz. Schmecken Sie dann mit Zitronensaft ab und servieren Sie den Dip mit aufgeschnittenem Gemüse der Saison und Vollkorncrackern.

HIPPIE-GRÜNKOHL UND FEINGEHOBELTER GEMÜSESALAT

Je bunter der Salat, desto besser! Es ist wirklich unglaublich, dass die Natur all diese verblüffenden Gemüse hervorgebracht hat. Und zufällig gehören sie auch noch zu den nährstoffreichsten Lebensmitteln überhaupt.

ZUTATEN FÜR 4 PERSONEN

2 EL frisch gepresster Zitronensaft
4 EL/60 ml Olivenöl
1 zerdrückte Knoblauchzehe
1 TL roher Honig
Meersalz und frisch gemahlener
   schwarzer Pfeffer
1 Kopf Grünkohl (z.B. Purple Kale) ohne
   Stengel und grob gehackt
20 g Rucola
4 Stangen Spargel, geschält
1 Ringelbete „Tonda di Chioggia",
   dünn geschnitten
1 Gelbe Bete, dünn geschnitten
1 Wassermelonen-Rettich,
   dünn geschnitten
1 Avocado, geschält, ohne Kern und in
   etwa 6-mm-Scheiben geschnitten
25 g gehobelte Mandeln, geröstet
Hanfherzen zum Bestreuen

ZUBEREITUNG

1 Vermischen Sie in einer kleinen Schüssel Zitronensaft, 2 EL Olivenöl, Knoblauch und Honig und würzen Sie mit Salz und Pfeffer. Stellen Sie die Schüssel beiseite.

2 Mischen Sie in einer mittelgroßen Schüssel den Grünkohl mit einer Prise Salz und tröpfeln Sie die restlichen 2 EL Olivenöl darüber, bis der Grünkohl leicht zusammenfällt und knallgrün wird. Geben Sie Rucola, Spargel, Bete, Rettich, Avocado und die Hälfte der Mandeln dazu. Entfernen Sie die Knoblauchzehe aus der Schüssel mit dem Dressing, gießen Sie das Dressing über die Gemüse und rühren Sie gut um. Würzen Sie mit Salz und Pfeffer und bestreuen Sie das Gemüse mit den Hanfherzen und dem Rest der Mandeln.

LANGSAM GEGARTE LACHS-BOWL

Wildlachs steckt voller gesunder Fette, die die Wasserbindung der Haut verbessern, und ist somit eines der besten Beauty Foods. Dieser Lachs ist ein vollwertiges Hauptgericht, schmeckt aber auch mit dem nährstoffreichen Rohkostsalat aus grünem Gemüse.

ZUTATEN FÜR 4 PERSONEN

455 g Wildlachs
Meersalz und frisch gemahlener
    schwarzer Pfeffer
Thymian, Rosmarin und Schnittlauch
    zum Bestreuen
Schale und Saft von 1 Zitrone
Olivenöl zum Beträufeln
60 g gehobelter Rotkohl
240 g gekochte Quinoa

Brokkoli-Rohkostsalat
1 Schalotte, fein gehackt
1 TL Dijon-Senf
1 TL roher Honig
2 EL frisch gepresster Zitronensaft
60 ml Olivenöl
Meersalz und frisch gemahlener
    schwarzer Pfeffer
120 g gehobelter Brokkoli
60 g gehobelter Rosenkohl

ZUBEREITUNG

1 Heizen Sie den Ofen auf 120 °C vor und legen Sie ein Backblech mit Backpapier aus. Legen Sie den Lachs mit der Haut nach unten aufs Backblech und geben Sie Salz, Thymian, Rosmarin und Schnittlauch sowie etwas abgeriebene Zitronenschale darüber. Beträufeln Sie das Ganze mit Olivenöl und schieben Sie das Blech für 25 bis 30 Minuten in den Backofen, bis der Fisch gar ist.

2 Während der Fisch gart, mischen Sie den Kohl mit Olivenöl und Zitronensaft, würzen mit Salz und Pfeffer und stellen ihn beiseite.

3 Geben Sie Schalotte, Senf, Honig, Zironensaft, Olivenöl und Salz und Pfeffer in eine mittelgroße Schüssel und rühren Sie das Ganze gut durch. Fügen Sie den Brokkoli und den Rosenkohl hinzu und achten Sie darauf, dass die Gemüse gut mit dem Dressing überzogen sind. Geben Sie wenn nötig mehr Olivenöl und Zitronensaft hinzu. Würzen Sie mit Salz und Pfeffer.

4 Heben Sie den Lachs vorsichtig vom Blech und servieren Sie ihn mit Kohl, Quinoa und Brokkolisalat.

GRÜNE SMOOTHIE BOWL

Diese Smoothie Bowl kombiniert die Kraft grüner Früchte und Gemüsesorten, um Ihre Haut zum Strahlen zu bringen. Die Brunnenkresse ist reich an sekundären Pflanzenstoffen und den Vitaminen K, C und A.

ZUTATEN FÜR 2 ODER 3 PERSONEN

1 Banane, tiefgefroren
1 Birne, gehackt
1 Apfel, gehackt
40 g Spinat
40 g Brunnenkresse
Ungesüßte Mandelmilch zum Mixen
1 Kiwi, gehackt, als Topping
Kürbiskerne als Topping
Gehackter grüner Apfel als Topping
Kokosflocken als Topping

ZUBEREITUNG

Geben Sie Banane, Birne, Apfel, Spinat und Brunnenkresse in einen Mixer und mixen Sie die Zutaten so lange, bis eine cremige Masse entsteht. Fügen Sie Mandelmilch hinzu, bis die gewünschte Konsistenz erreicht ist. Servieren Sie den Smoothie in einer Schüssel und geben Sie Kiwi, Kürbiskerne, gehackten Apfel und Kokosflocken als Topping darüber.

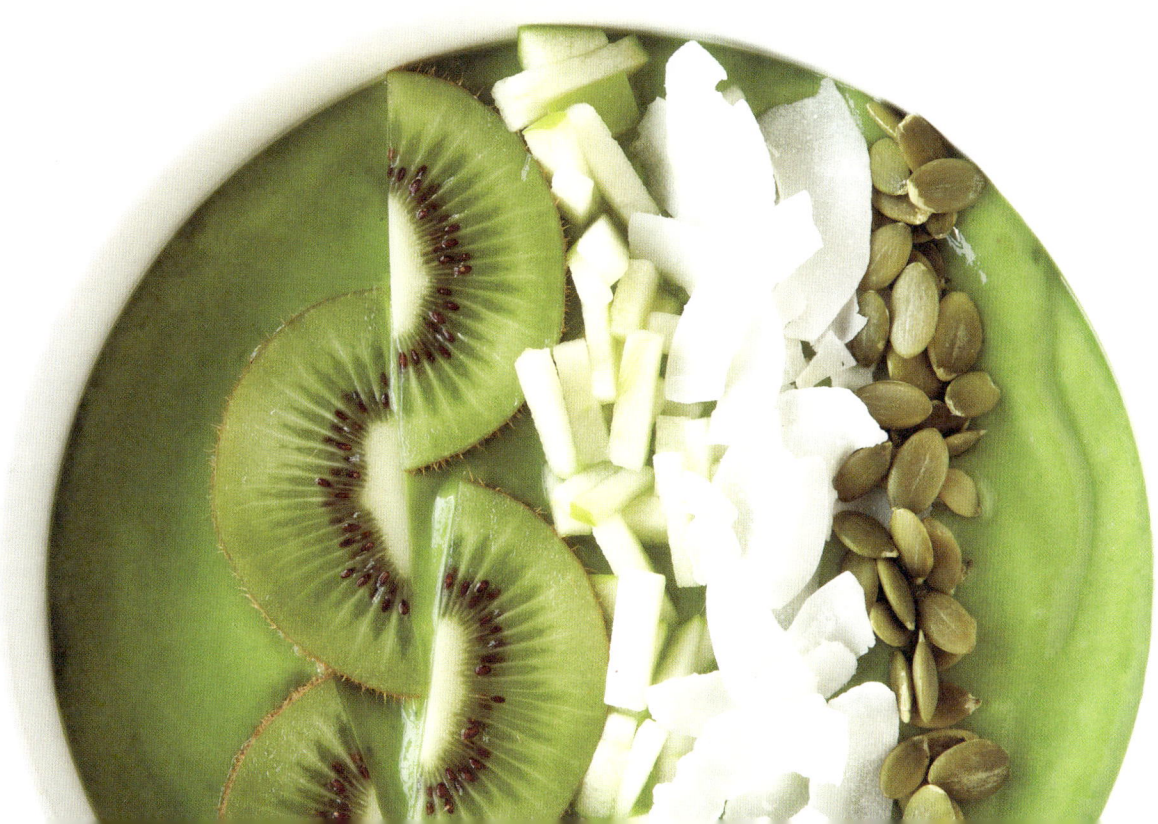

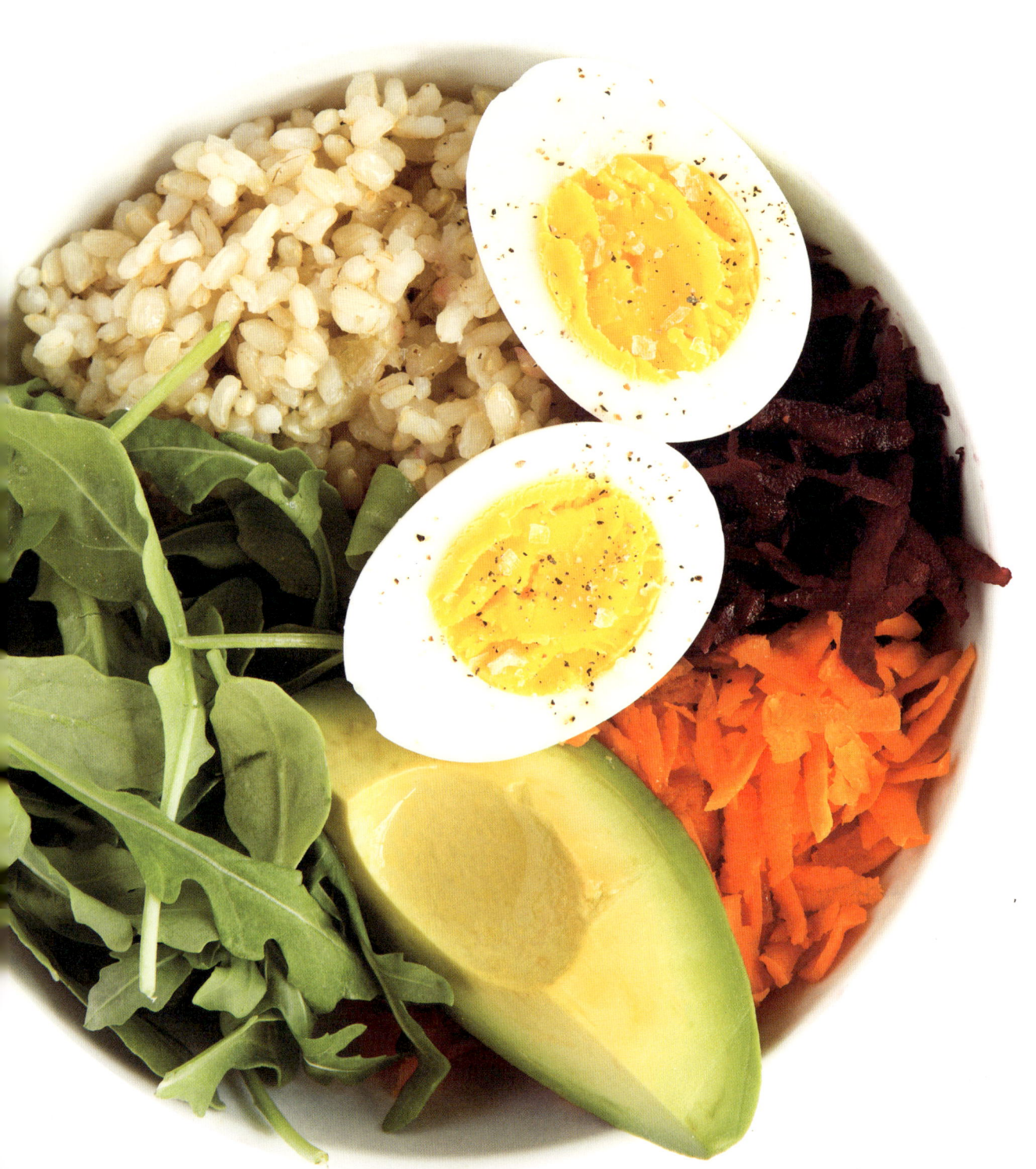

EASY MORNING BRUNCH BOWL

Beginnen Sie den Tag gleich mit einer gesunden Kombination aus braunem Reis, Rote Bete, Avocado, Rucola und Eiern in dieser leckeren Frühstücks Bowl. Bereiten Sie alles schon abends vor (außer den Eiern), um den Morgen zum Genuss zu machen.

ZUTATEN FÜR 2 PERSONEN

Miso-Ingwer-Dressing
3 EL Olivenöl
1 EL geröstetes Sesamöl
2 EL/30 ml Miso-Paste
Saft einer Limette
2,5 cm frischer Ingwer, gehackt
Meersalz und frisch gemahlener
  schwarzer Pfeffer

120 g gekochter brauner Reis
1 kleine Rote Bete, geraspelt
2 kleine Karotten, geraspelt
½ Avocado, geschält und ohne Kern
10 g Rucola
Olivenöl zum Beträufeln
Saft von ½ Zitone
Meersalz und frisch gemahlener
  schwarzer Pfeffer
2 Eier, weich- oder hartgekocht

ZUBEREITUNG

1 Geben Sie für das Dressing Olivenöl, Sesamöl, Miso-Paste, Limettensaft und Ingwer in eine Küchenmaschine und mixen Sie alles gut durch. Würzen Sie mit Salz und Pfeffer.

2 In einer mittelgroßen Schüssel mischen Sie braunen Reis, Rote Bete, Karotten, Avocado und Rucola. Träufeln Sie Olivenöl und Zitronensaft darüber und würzen Sie mit Salz und Pfeffer. Legen Sie die Eier darauf und beträufeln Sie alles mit dem Miso-Ingwer-Dressing. Würzen Sie noch einmal mit Salz und Pfeffer nach.

BASIC BEAUTY BOWL

Der ultimative Beauty Food Lunch kombiniert Protein, gesunde Fette und Gemüse zu einer perfekt ausgewogenen Mahlzeit. Wählen Sie die Gemüse nach der Jahreszeit und machen Sie so Ihr schnelles Mittagessen daraus.

ZUTATEN FÜR 2 PERSONEN

Tahini-Dressing
55 g Tahini
1 bis 2 EL frisch gepresster Zitronensaft
60 ml warmes Wasser
Meersalz und frisch gemahlener
   schwarzer Pfeffer

200 g gekochte Linsen
120 g gekochte Quinoa
120 g gewürfelte und gedämpfte
   Süßkartoffeln
40 g Kirschtomaten
4 Grünkohlblätter, in etwa
   6-mm-Stücke geschnitten
1 Wassermelonen-Rettich, in etwa
   4-mm-Scheiben geschnitten
½ Avocado, geschält, ohne Kern, in etwa
   4-mm-Scheiben geschnitten
Kürbiskerne als Topping
Hanfherzen als Topping
Zitronenschnitze als Topping

ZUBEREITUNG

1 Rühren Sie für das Dressing Tahini, Zitronensaft und Wasser in einer kleinen Schüssel zusammen. Würzen Sie mit Salz und Pfeffer.

2 Teilen Sie Linsen und Quinoa auf zwei mittelgroße Schüsseln auf und fügen Sie Süßkartoffeln, Tomaten, Grünkohl, Rettich und Avocado hinzu. Garnieren Sie die Schüsseln mit Tahini-Dressing, Kürbiskernen, Hanfherzen und je einem Zitronenschnitz.

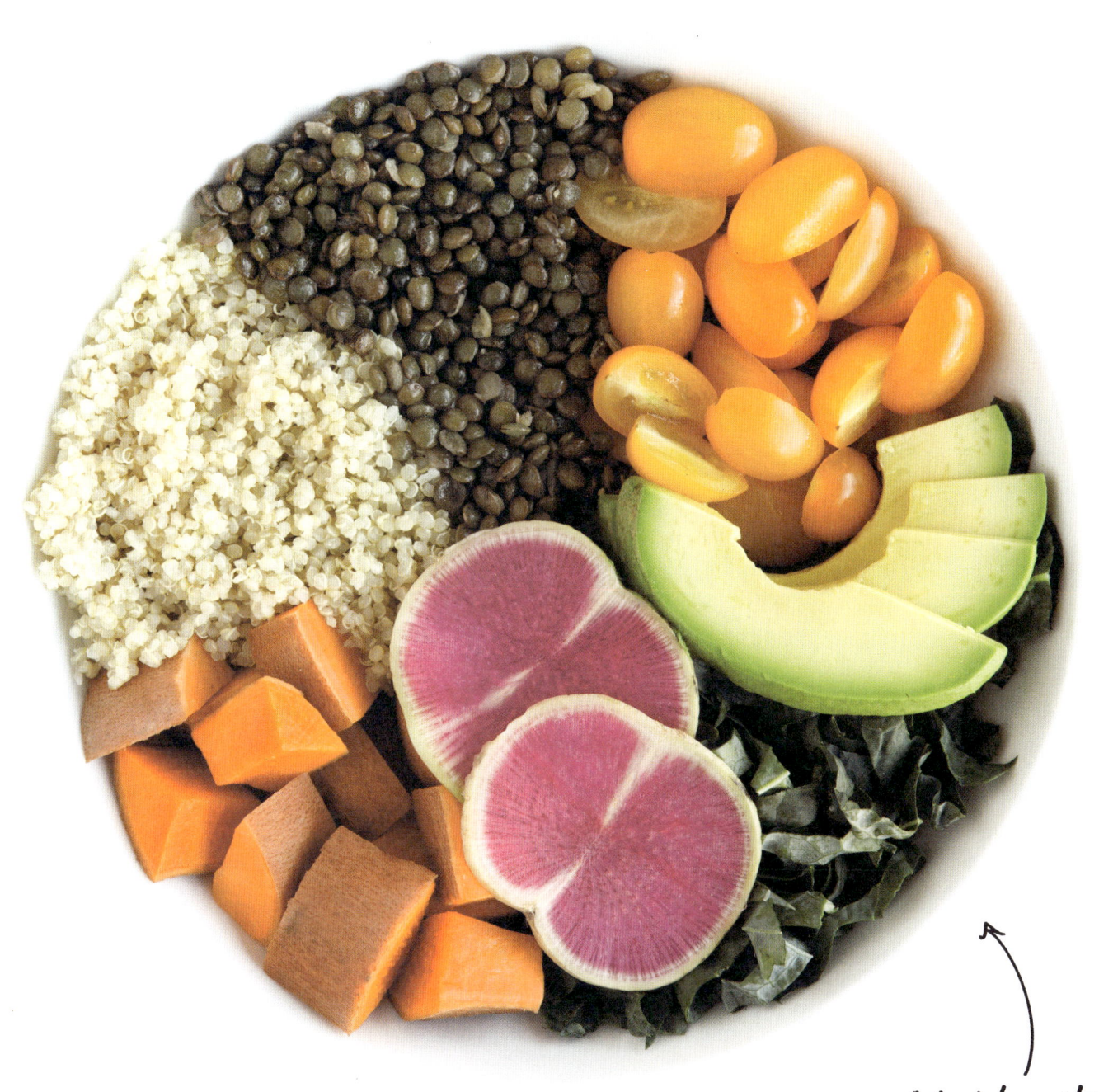

Die ultimative Mahlzeit
für strahlend schöne
Haut

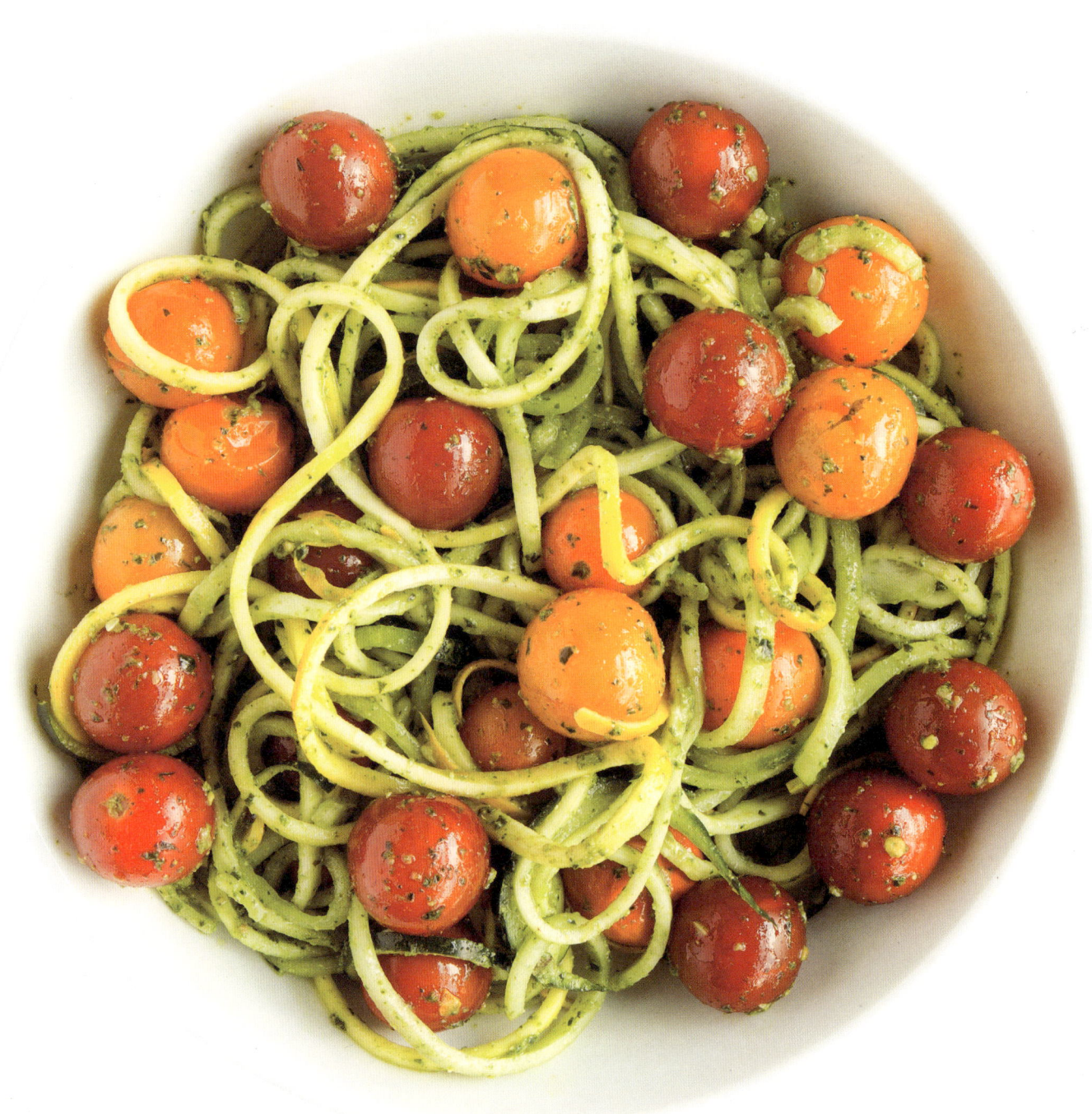

GRÜNES PESTO MIT ZUCCHININUDELN

Pesto ist eine wunderbare Möglichkeit, mehr Grünes in jede Mahlzeit zu schmuggeln. Aus Grünkohl und Basilikum gemacht und mit Zucchininudeln vermischt, verdoppelt dieses Pesto den gesunden Pflanzengehalt dieser vollwertigen, aber doch leichten Mahlzeit.

ZUTATEN FÜR 4 PERSONEN

Grünes Pesto
35 g Pistazien, geröstet
12 g Basilikumblätter
15 g gehackter Palmkohl
Saft von ½ Zitrone
½ TL Meersalz
60 ml Olivenöl

4 Zucchini, in Spiralen oder Julienne geschnitten
320 g gemischte gewürfelte Tomaten

ZUBEREITUNG

1 Mixen Sie für das Pesto Pistazien, Basilikum, Kohl, Zitronensaft und Salz in einer Küchenmaschine oder einem Standmixer. Tröpfeln Sie etwas mehr Olivenöl ein, als für die gewünschte Konsistenz nötig ist. Würzen Sie mit Salz und noch etwas Zitronensaft.

2 Heben Sie eine großzügige Menge Pesto und die Hälfte der Tomaten unter die Gemüsenudeln. Garnieren Sie die Mahlzeit vor dem Servieren mit den restlichen Tomaten.

HEIDELBEER·KOKOS·CHIA·PUDDING

Dieses gesunde Frühstück ergibt gleich noch einen perfekten Nachmittagssnack. Chiasamen sind gut für die Verdauung, enthalten viele Omega-3-Fettsäuren und sorgen dafür, dass Sie sich gesättigt und dynamisch fühlen.

ZUTATEN FÜR 2 PERSONEN

240 ml Mandelmilch
70 g Heidelbeeren
3 EL Chiasamen
1 Spritzer Vanilleextrakt
Zimt
Meersalz
Roher Honig (wenn gewünscht)
Heidelbeeren, Himbeeren, Erdbeeren
   oder Goji-Beeren
Kokosflocken zum Bestreuen

ZUBEREITUNG

Pürieren Sie in einem Mixer Mandelmilch und Heidelbeeren, bis alles cremig ist. Seihen Sie die Mischung durch ein Haarsieb oder Seihtuch in eine Schüssel und rühren Sie die Chiasamen ein. Geben Sie noch das Vanilleextrakt hinzu und würzen Sie mit Zimt, Meersalz und Honig (wenn gewünscht). Streuen Sie als Topping die Beeren ein und garnieren Sie mit den Kokosflocken.

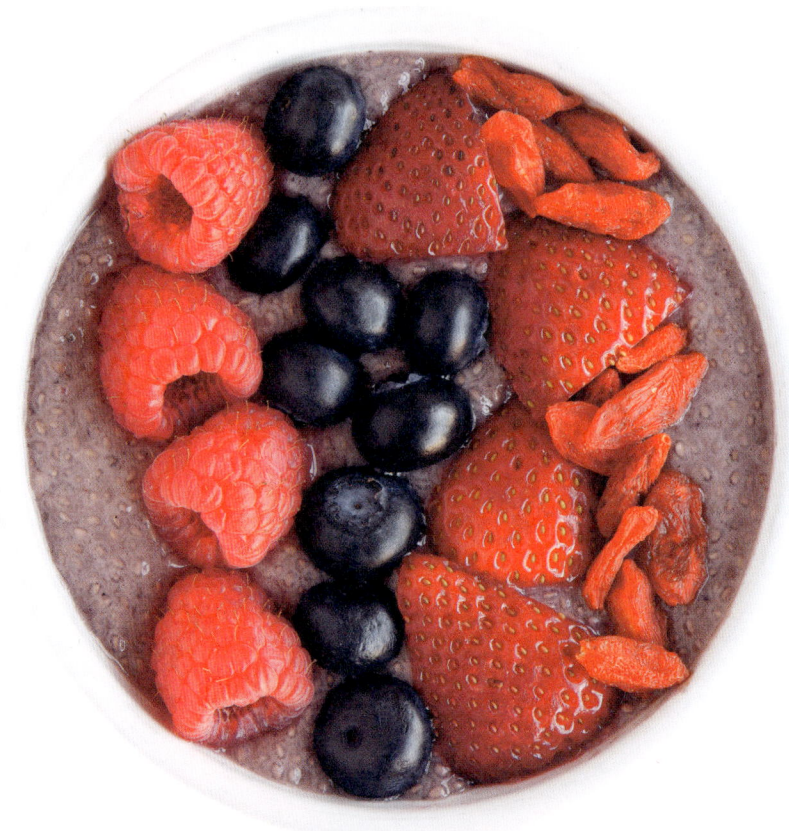

ZITRUS-KOKOSMILCH-JOGHURT MIT PISTAZIENSTÜCKEN

Die Grundlage dieses sättigenden Frühstücks oder Snacks ist Kokosmilchjoghurt, der gesunde Fette und darmheilende Probiotika enthält. Zitrusfrüchte hydrieren die Haut und sind wahre Vitamin-C-Bomben.

ZUTATEN FÜR 2 PERSONEN

240 g Kokosmilchjoghurt
2 EL gehackte geröstete Pistazien
Gemischte Zitrusfrüchte (Blutorangen, Navelorangen und Grapefruit), geschält und in Scheiben geschnitten

ZUBEREITUNG

Verteilen Sie den Kokosmilchjoghurt auf zwei Schüsseln und streuen Sie Zitrusfrüchte und Pistazien ein.

Ein Doppelschlag an hautliebendem Vitamin C und darmheilenden Probiotika

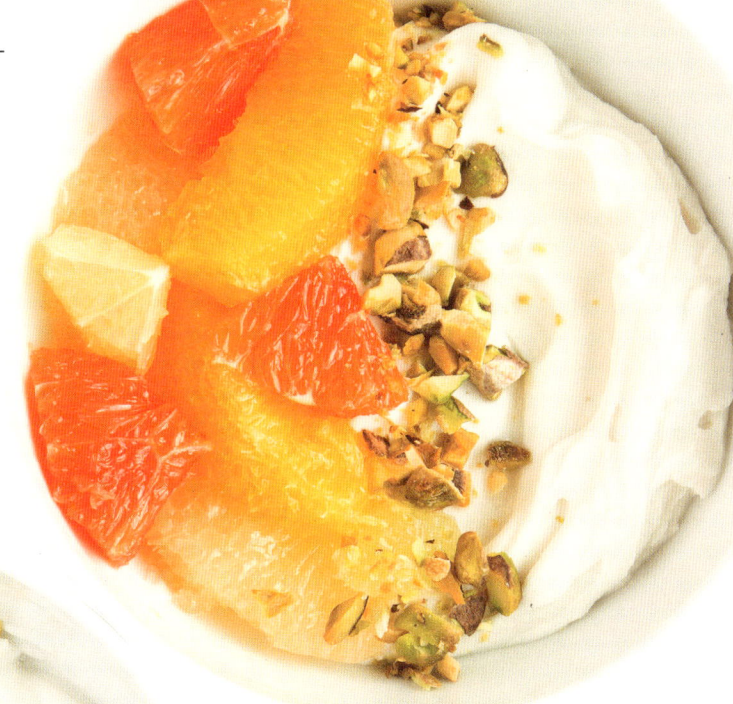

61

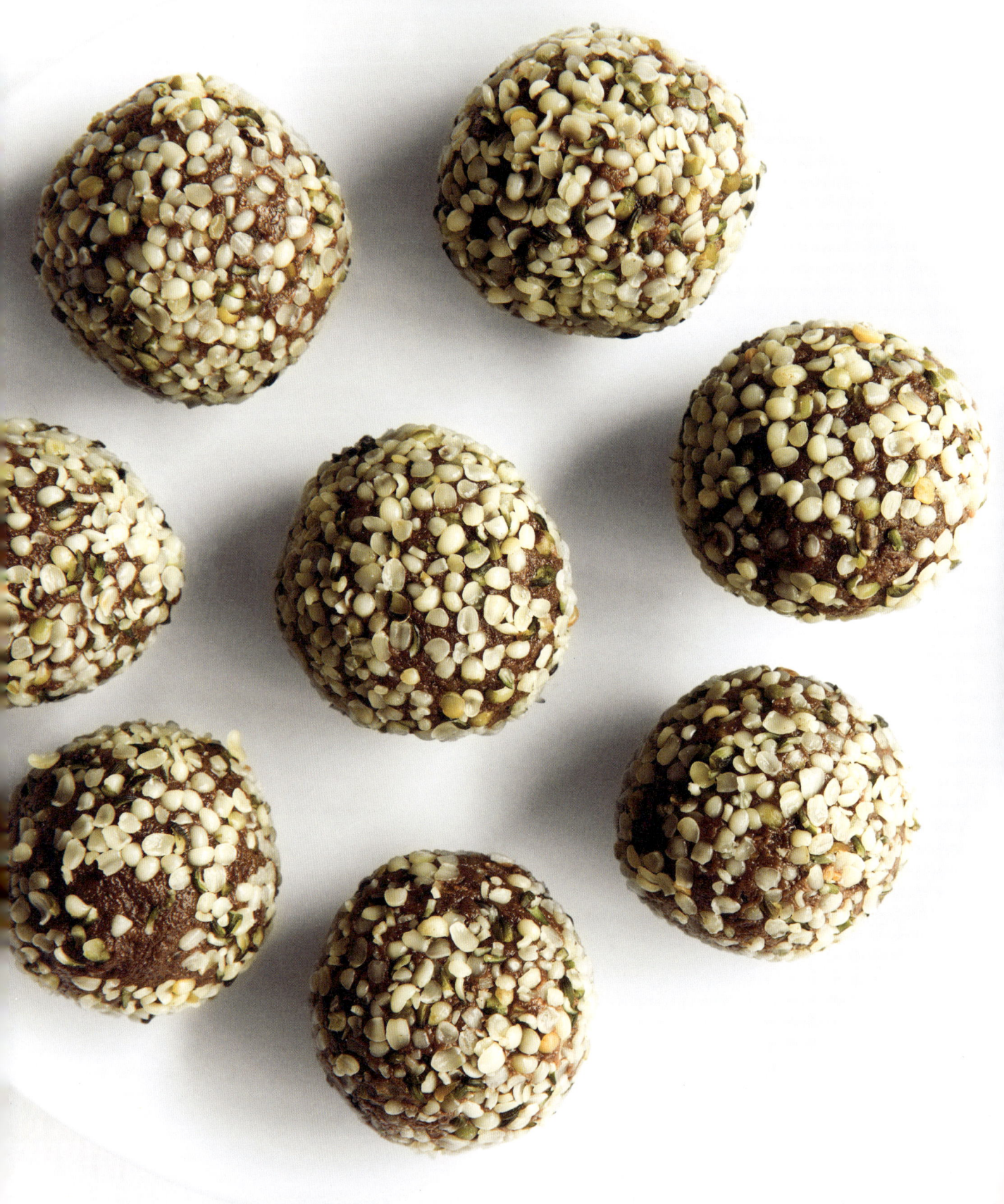

WALNUSS-KAKAO-SCHÖNHEITSHAPPEN

Dies ist eine gesunde Nascherei mit kräftigen Kakaonoten. Rösten Sie die Walnüsse unbedingt, denn das nimmt die Bitterkeit und gibt diesen Happen einen unwiderstehlichen, espresso-ähnlichen Geschmack.

ZUTATEN FÜR 12 BÄLLCHEN

120 g gehackte Walnüsse
150 g Medjool-Datteln, entsteint
20 g Rohkakaopulver
¼ TL Meersalz
¼ TL Vanilleextrakt
Hanfherzen als Topping

ZUBEREITUNG

1 Heizen Sie den Ofen auf 180 °C vor. Legen Sie die Walnüsse ausgebreitet in einer Schicht auf ein Backblech. Backen Sie sie 8 bis 10 Minuten, schauen Sie immer wieder nach, damit sie nicht zu dunkel werden.

2 Mixen Sie die gerösteten Walnüsse, Datteln, Kakaopulver, Salz und Vanilleextrakt in einer Küchenmaschine zu einer geschmeidigen Masse und geben Sie hin und wieder einen EL warmes Wasser hinzu, um die gewünschte Konsistenz zu erhalten. Schöpfen Sie die Mischung in eine mittelgroße Schüssel und stellen Sie sie für etwa 30 Minuten in die Gefriertruhe.

3 Formen Sie mit einem Teelöffel Teigbällchen, wälzen Sie sie in Hanfherzen und legen Sie sie bis zum Servieren wieder in die Gefriertruhe.

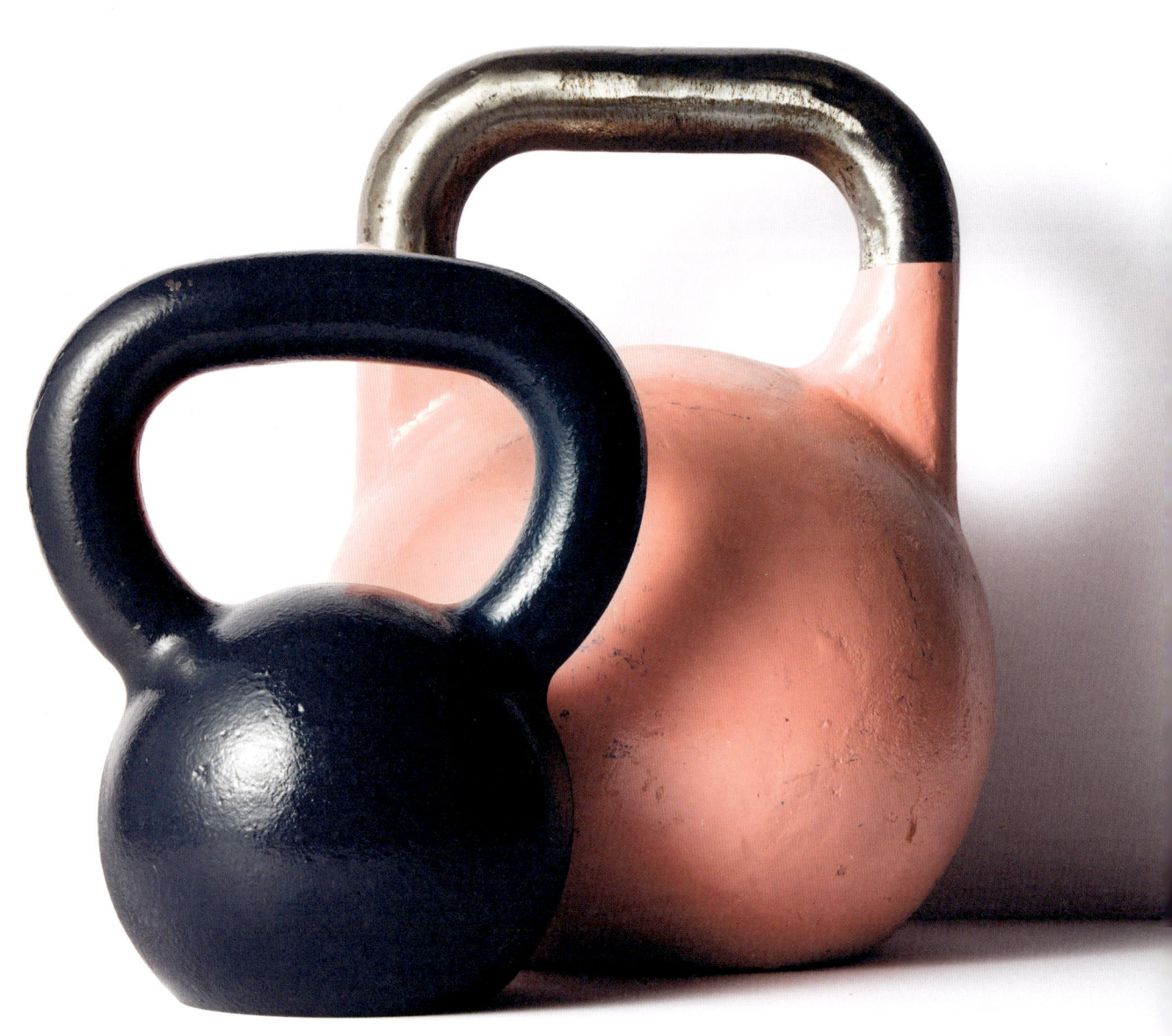

ZEIGEN SIE STÄRKE!

Stark ist schön. Die Welt liegt Ihnen zu Füßen. Wer einen Kilometer läuft, Gewichte hebt, eine anstrengende Körperstellung hält oder 10 000 und mehr Schritte geht, fühlt sich großartig. Eine solche Herausforderung zu meistern, macht unglaublich glücklich. Aber es geht um viel mehr als nur Endorphine, denn körperliche Anstrengung verändert Ihre Haltung, Ihr Selbstgefühl und auch Ihr Aussehen. Ihre Stimmung hebt sich, Stress wird abgebaut. Sie nehmen ab, bekommen einen stärker definierten Körper, sehen besser aus und fühlen sich besser. Sich sportlich zu betätigen, gibt Ihnen außerdem Selbstvertrauen. Je stärker Sie sind, desto mehr trauen Sie sich zu.

Stark ist besser als skinny

Ich habe mich schon immer für Sportler begeistert. Menschen mit dieser Verbindung aus Wille, Kraft und Kondition haben etwas unglaublich Inspirierendes.

Sportler haben meine Liebe und Bewunderung für einen fitten Körper geweckt, auch für meinen eigenen. Nach der Geburt meines ersten Sohnes (von insgesamt dreien) bildete mein Körper sich nicht so zurück, wie ich gehofft hatte. Ich machte alle möglichen Übungen, um Muskelspannung, Beweglichkeit und Kraft zu verbessern. Natürlich wollte ich auch abnehmen, aber das war nicht mein Hauptziel – ich wollte wieder in Form kommen. Ich möchte einfach so fit, gelenkig und stark wie möglich sein, denn dann fühle ich mich am besten.

Ein starker Körper kann ganz verschieden aussehen. Es gibt ihn nicht nur in dem superschlanken Look, den Sie auf dem Laufsteg sehen. Zu ihm gehören auch Muskeln und Kurven. Schlanksein ist nicht alles. Fit sein heißt, sich im eigenen Körper wohlzufühlen.

STRENGEN SIE SICH AN

Machen Sie Sport zu einem festen Teil Ihres Lebens. Sie werden es nicht bereuen, egal wie alt Sie sind. Tragen Sie den Termin in Ihren Kalender ein wie eine Besprechung. Für mich stellt sich nicht die Frage, was ich trainieren soll, sondern wann. Ich bringe jede Woche mehrere Workouts in meinem sich ständig ändernden Terminplan unter. Mindestens zweimal die Woche mache ich ein Kraft- und Ausdauertraining, mein Ziel sind dreimal. Wenn möglich, probiere ich gerne neue Sportarten aus. Ich kann mich für alles begeistern, von Yoga über Spinning bis zum Bootcamp. Ich liebe es, mich geistig und körperlich herauszufordern, mir alles abzuverlangen und mindestens eine halbe Stunde am Stück zu schwitzen. Tagsüber bin ich auch oft zu Fuß unterwegs, mein Ziel sind 12 000 Schritte pro Tag. Auch im Urlaub liebe ich es, Sport zu treiben. Mein Mann und ich ziehen dann bequeme Schuhe an und los geht´s. Wir erkunden die Stadt, essen regionale Küche und machen alles zu Fuß. Entscheidend ist, dass Sie dranbleiben. Sie können noch so hart trainieren, wenn Sie es nur selten tun, bewirken Sie damit nichts.

SORGEN SIE FÜR ABWECHSLUNG

Wenn Sie ständig dasselbe trainieren, gewöhnt Ihr Körper sich daran, die Wirkung lässt nach und es kann auch langweilig werden. Und wenn Sie sich langweilen, lässt womöglich die Motivation nach, mit dem Training weiterzumachen.

Für mich liegt die Lösung darin, immer wieder etwas Neues auszuprobieren. Das kann ein neuer Kurs sein, eine neue Strecke beim Joggen oder ein neuer Trainer. Es ist immer gut, etwas zu ändern, und vielleicht sind Sie ja von Ihrem neuen Workout begeistert.

Ziele und Trainingsprogramme zu ändern kann mehr bedeuten, als nur andere Muskeln zu trainieren. Neues auszuprobieren regt auch geistig an. Es reißt uns aus unserer alltäglichen Routine.

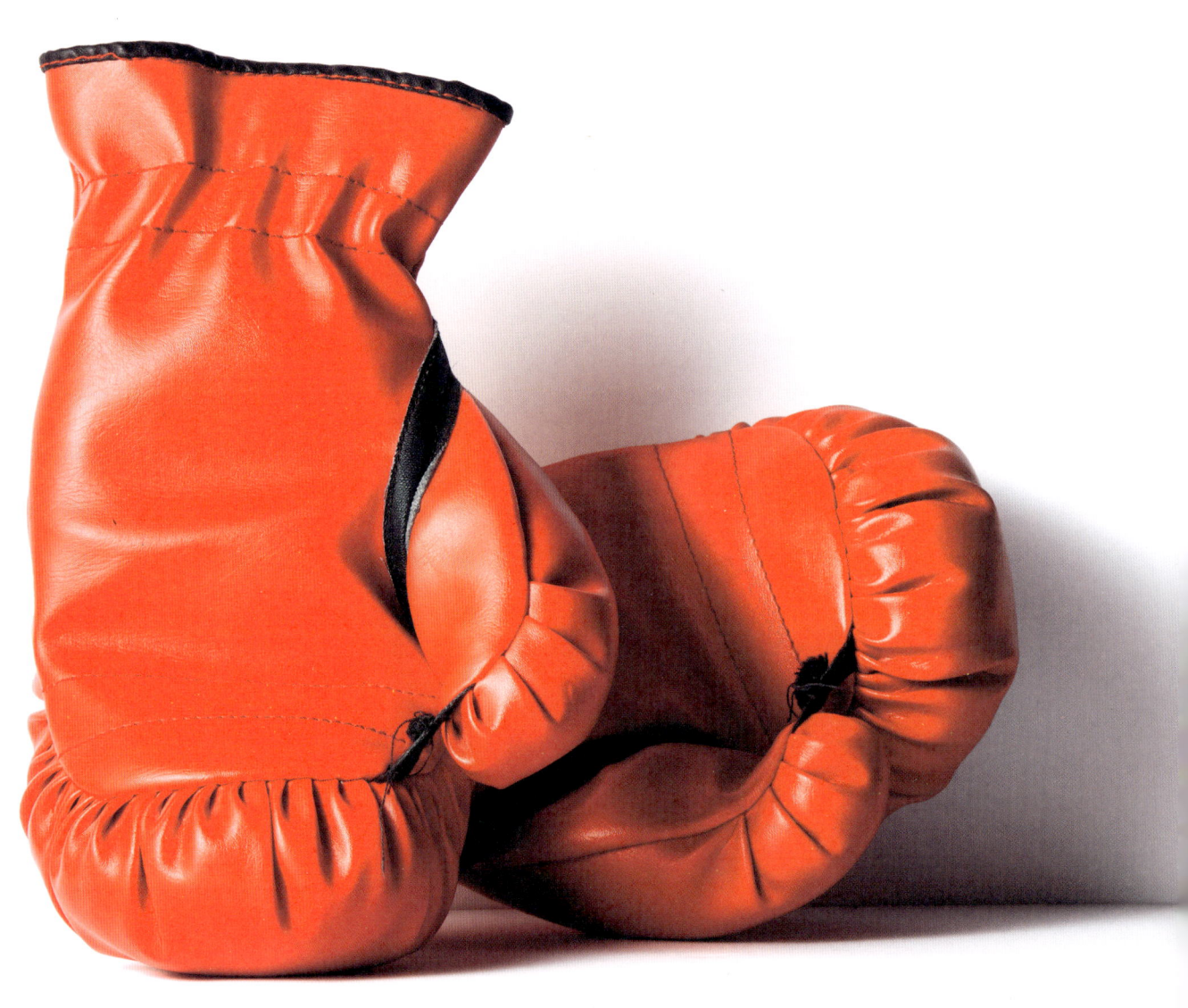

Workout Guide

Wenn Sie sich in Form bringen wollen, haben Sie dafür so viele Möglichkeiten wie noch nie, von Low-Impact-Training wie Spazierengehen und Barre-Workout bis zu Power-Workouts wie HIIT und zu interaktiven und geselligen Alternativen wie Spinning oder Hip-Hop. Langweilig wird Ihnen nicht werden. Hier sind meine Favoriten.

SPAZIERENGEHEN

EIGNUNG: „Es kann ohne Einschränkung jeder spazieren gehen", meint Trainer und Ernährungsberater Harley Pasternak. „Besondere Fähigkeiten oder Ausrüstung sind nicht erforderlich. Ob Mann oder Frau, alt oder jung, alle können davon profitieren."

WIRKUNG: Spazierengehen ist ein Low-Impact-Training für Herz und Kreislauf und allgemeine Fitness. Laut Pasternak sind 10 000 Schritte täglich gut für die Gesundheit, und wenn Sie über einen längeren Zeitraum täglich 12 000 Schritte oder mehr machen, können Sie dabei auch abnehmen.

BESONDERER ANREIZ: „Das Gute am Spazierengehen ist, dass Sie es in den Tagesablauf einbauen können und sich nicht extra dafür Zeit nehmen müssen", sagt Pasternak. „Sie können zu Fuß zum Mittagessen gehen oder beim Gehen telefonieren. Wenn Sie Zeit mit einem Freund verbringen wollen, machen Sie einen gemeinsamen Spaziergang. Ein Fitness-Tracker sorgt für Motivation. Für die Gesundheit sollten Sie an sieben Tagen die Woche 10 000 Schritte tun."

KOSTEN: Keine – nur bequeme Straßenschuhe, die ausreichend Halt geben.

LAUFEN

EIGNUNG: Für alle geeignet, die nach einem intensiven Cardio-Workout suchen, das sie möglichst überall, zu jeder Zeit und kostengünstig ausüben können.

WIRKUNG: Beim Laufen können Sie hervorragend Kalorien verbrennen, Fett abbauen und abnehmen. Trainiert werden die verschiedensten Körperteile: Beine, Po, Rumpf und Herz.

BESONDERER ANREIZ: „Laufen hat eine meditative, geistig-seelische Komponente, es verbindet Geist und Körper", sagt Fitnesstrainer David Kirsch. „Ich kenne keine andere Sportart, durch die im Körper eine vergleichbare chemische Reaktion und Euphorie freigesetzt würde wie beim Laufen."

KOSTEN: Gering. Im Grunde brauchen Sie nur ein gutes Paar Laufschuhe (die sind allerdings unverzichtbar, da abgetragene Schuhe zu Verletzungen führen können) und einen Sport-BH. Wenn Sie anfangen, längere Strecken zu laufen, können Sie außerdem in Kleidung aus besonderen Fasern investieren, die den Schweiß von der Haut abtransportieren. Außerdem brauchen Sie vielleicht je nach Klima jahreszeitlich verschiedene Kleidung. Wettkämpfe sind großartig für die Motivation und sie erfordern meist eine Teilnahmegebühr.

RADFAHREN

EIGNUNG: Radfahren ist ein Sport, den Menschen mit ganz verschiedener Fitness ausüben können, weil Sie Geschwindigkeit und Krafteinsatz selbst bestimmen und auch einfach gleiten können, wenn Sie ausruhen wollen. Radfahren ist bei allen Altersgruppen in vielen Ländern der Welt beliebt.

WIRKUNG: Radfahren trainiert Beine, Schenkel, Po, Kreuz und Rumpf.

BESONDERER ANREIZ: „Es tut dem Körper gut, der Psyche und den Muskeln", sagt Kirsch.

KOSTEN: Mäßig bis hoch, je nachdem, was Ihr Fahrrad kostet (das kann bei Rennrädern und Mountainbikes sehr unterschiedlich sein) und was Sie alles an Zusatzausstattung haben wollen. Außer dem Rad brauchen Sie eigentlich nur noch den Helm, aber wie bei allen Sportarten können Sie, je intensiver Sie trainieren, weitere Ausrüstung dazukaufen – von Handschuhen bis zu spezieller Fahrradkleidung mit Sitzpolster. Wie viel Sie nach Fahrrad und Helm noch investieren wollen, hängt von Ihnen ab.

HANTELTRAINING

ERKLÄRUNG: Wiederholt ausgeführte Bewegungen mit Gewichten wie Kurzhanteln, Langhanteln oder Kugelhanteln.

EIGNUNG: Für jeden, der sich mehr Muskelspannung und Kraft wünscht.

WIRKUNG: Je nachdem, wie viel Sie heben und wie oft Sie trainieren, können Sie mit Hanteln Muskelmasse aufbauen oder auch nur den Muskeltonus verbessern. Hanteltraining ist außerdem die perfekte Ergänzung zu einem Cardio-Workout, weil es die Muskeln auf andere Art trainiert.

BESONDERER ANREIZ: „Die Forschung zeigt, dass man mit einer Kombination aus Cardio- und Widerstandstraining statt nur Cardio-Training deutlich bessere und dauerhaftere Resultate erzielt", sagt Pasternak. „Gewichtstraining verbessert Knochendichte und Muskelmasse. Es wirkt sich außerdem positiv auf den Hormonspiegel aus, der mit dem Alter normalerweise sinkt."

KOSTEN: Gering bis mäßig. Kaufen Sie zwei Hantelpaare (5 und 10 Kilo sind ein gutes Anfangsgewicht) und zur Einführung ein Buch oder laden Sie eine App herunter. Wenn Sie mit einem Trainer arbeiten, ist das eine größere Investition, aber Sie bekommen dafür ein für Ihren Körpertyp und Ihre Fähigkeiten maßgeschneidertes Programm.

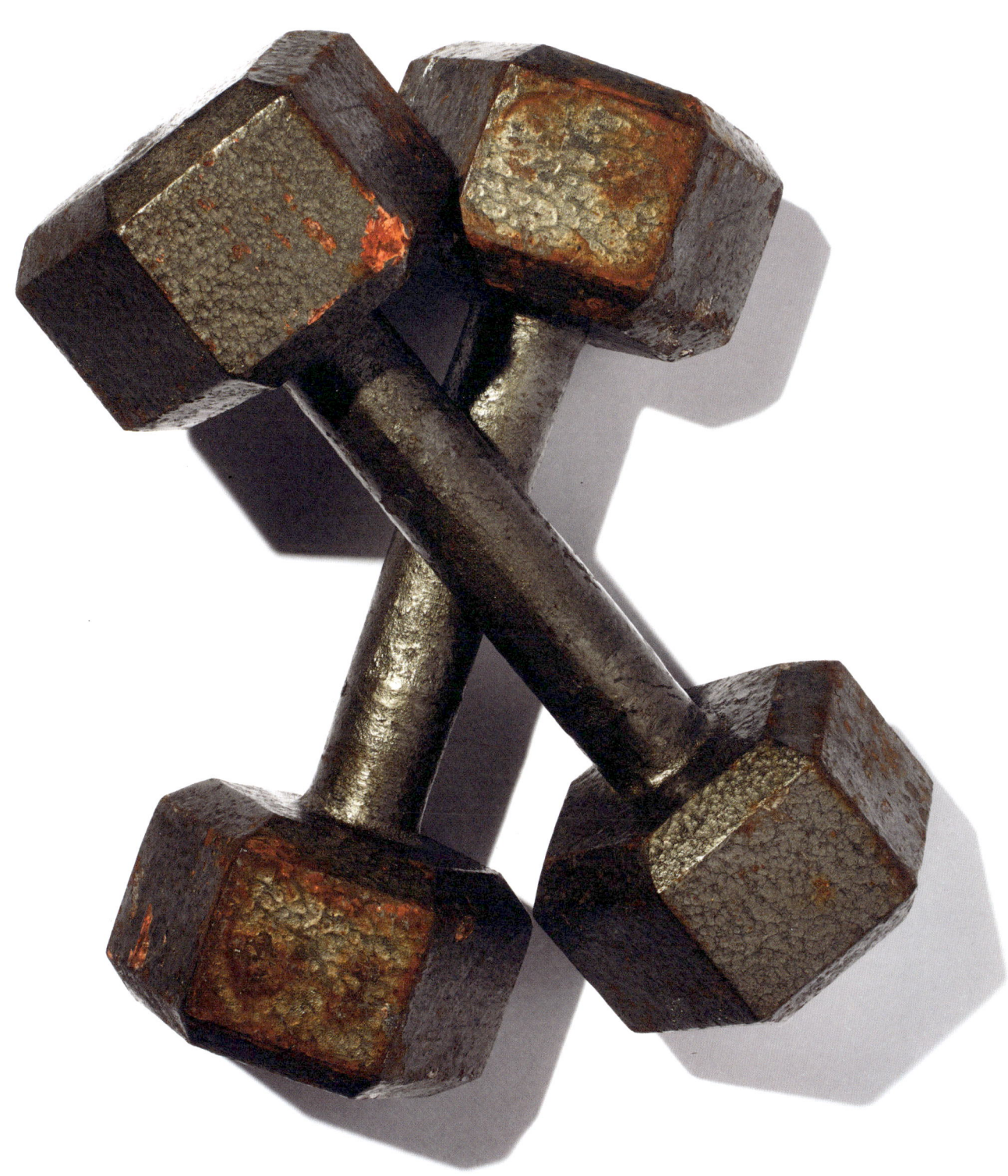

SUSPENSION TRAINING

ERKLÄRUNG: Wiederholt ausgeführte Widerstandsübungen unter Einsatz des Körpergewichts und des TRX-Gurtsystems, das an einer Wand oder Tür eingehakt werden kann.

EIGNUNG: Ideal für alle, die ihren Körper straffen wollen, ohne eine Menge Geld dafür auszugeben. Die Kraftübungen sind für jedes Alter geeignet.

WIRKUNG: Suspension Training verbessert Gleichgewicht und Beweglichkeit, stärkt den Rumpf und strafft die angesprochenen Muskeln. „Es ergänzt sehr gut andere Formen des Widerstandtrainings", urteilt Pasternak. „Die Gurte sind sehr viel kostengünstiger und platzsparender als ein ganzes Hantelset. Es handelt sich um ein vielseitiges System, mit dem Sie bestimmte Körperteile sehr gut trainieren können."

BESONDERER ANREIZ: „Alle sollten Suspension Training in ihr Workout aufnehmen", sagt Pasternak. „Es stärkt das Muskelgewebe und kurbelt den Stoffwechsel an."

KOSTEN: Gering bis mäßig. Als Ausrüstung brauchen Sie nur die Gurte. Gegen geringe Kosten können Sie eine App herunterladen oder ein Lehrbuch kaufen. Kurse oder Einzelunterricht sind teurer.

KAMPFSPORT

ERKLÄRUNG: Selbstverteidigungs- und Kampftechniken wie Karate, Judo und Taekwondo.

EIGNUNG: Es ist ideal für alle, die sich nicht nur in Form bringen, sondern zusätzlich Selbstverteidigung und Kampftechniken lernen wollen. Aber auch für alle, die gerne lernen und sich Ziele setzen, und das innerhalb einer Gruppe. Man muss allerdings einiges Engagement mitbringen, da es dauern kann, bis man vom Anfänger zum Fortgeschrittenen aufsteigt.

WIRKUNG: Vereinigt in sich eine Mischung aus Standfestigkeit, Gleichgewicht und High-Intensity-Bewegungen ohne nennenswerte Ausrüstung für ein ausgezeichnetes Ganzkörper-Workout.

BESONDERER ANREIZ: „Bei den Kampfkünsten bekommen Sie sehr viel mehr als nur ein Workout, denn Sie lernen ständig dazu und Respekt und Integrität spielen eine große Rolle", sagt Trainerin Ashley Wilking. „Sie bekommen körperliche und geistige Ziele, auf die Sie hinarbeiten."

KOSTEN: Mäßig. Sie müssen den Unterricht bezahlen und einen entsprechenden Anzug kaufen.

HIIT TRAINING

ERKLÄRUNG: HIIT steht für „Hochintensives Intervalltraining", bei dem auf kurze, hochintensive Workouts jeweils kurze Erholungsphasen folgen. Die Übungen sind eine Mischung aus Cardio-, Gewichts- und Widerstandstraining, ausgeführt mit hoher Geschwindigkeit und Anstrengung.

EIGNUNG: Ideal für Personen, die körperlich und geistig schon in guter Verfassung sind und in kurzer Zeit das bestmögliche Ergebnis erzielen wollen. Gute Alternative für alle, die wenig Zeit haben. Nicht für Anfänger geeignet.

WIRKUNG: HIIT bringt den ganzen Körper in Form. Es verbrennt in kürzester Zeit viele Kalorien und fährt den Stoffwechsel hoch.

BESONDERER ANREIZ: „HIIT erzielt fabelhafte Ergebnisse, weil man damit ein maßgeschneidertes Zirkeltraining zusammenstellen kann mit Übungen wie Liegestützsprüngen, Liegestützen, Strecksprüngen und Kniebeugen, gemischt mit kurzen, aber intensiven Cardio-Einheiten auf dem Laufband oder der Rudermaschine", erklärt Kirsch. „Wenn Sie diese hochintensiven Workouts regelmäßig machen, sehen Sie sehr schnell Resultate. Besonders Bräute lieben dieses Training."

KOSTEN: Mäßig bis hoch, je nachdem, wo man den Kurs macht.

CARDIO-TANZ

ERKLÄRUNG: Tanzkurse mit temporeichen Tänzen wie Hip-Hop und Zumba, ein erstaunliches Cardio-Training, das sich gar nicht wie Training anfühlt.

EIGNUNG: Für alle, die sich beim Training verausgaben und zugleich Spaß und Gesellschaft haben wollen. Tanzerfahrung ist hilfreich, aber keinesfalls Voraussetzung. Wirkung: Sie kommen ins Schwitzen, nehmen ab und verbrennen Kalorien.

BESONDERER ANREIZ: „Es geht mit sehr viel Temperament zur Sache und man hat beim Training auch noch Spaß", sagt Wilking. „Und die Musik kann gut und motivierend sein."

KOSTEN: Gering bis mäßig, je nachdem, ob man Unterricht nimmt oder DVDs verwendet. Bei vielen Fitnessstudios schließt die Mitgliedschaft Gratis-Zumba-Kurse ein.

Kraft aufbauen, sich stark fühlen, Spass haben — es gibt so viele Gründe für ein Workout.

PILATES

ERKLÄRUNG: Pilates begann als Krankengymnastik. Es konzentriert sich auf Übungen für die Körpermitte, die liegend an Geräten oder auf einer Matte ausgeführt werden. Im Unterschied zum Yoga, bei dem man bestimmte Stellungen hält, werden beim Pilates Bewegungen für bestimmte Muskeln wiederholt ausgeführt. Dabei soll vor allem die Körpermitte gestärkt werden.

EIGNUNG: Pilates ist eine gute Alternative, wenn Sie kein hochintensives Workout machen, aber trotzdem ihre Körpermitte stärken wollen. Bei Verletzungen oder in der Genesungsphase von Verletzungen kann Pilates eine gute Ergänzung zu einem Widerstandtraining sein. Wenn Sie abnehmen oder Ihren Körper straffen wollen, kombinieren Sie Pilates mit Cardio-Training.

WIRKUNG: Pilates dehnt und kräftigt. Es führt zu langen, schlanken Muskeln und verbessert die Körperhaltung.

BESONDERER ANREIZ: „Beim Pilates setzen Sie die Muskeln ein, von denen Sie bisher nichts gewusst haben", erklärt Wilking. „Es bekämpft auch schlechte Haltung. In einer Welt, in der man ständig auf einen Bildschirm hinunterblickt, ist es unglaublich wichtig, die Rückenmuskeln zu stärken, und genau das tut Pilates erfolgreich."

KOSTEN: Mäßig bis hoch. Die preisgünstigste Variante ist eine Pilates-App. Pilates-Mattenkurse sind die nächste Stufe, Kurse an speziellen Geräten sind am teuersten, weil sie Einzelbetreuung durch einen Lehrer erfordern.

SPINNING

ERKLÄRUNG: Indoor-Cycling in der Gruppe mit besonderer Konzentration auf hochintensivem Intervalltraining, gelegentlich in Kombination mit Hanteltraining.

EIGNUNG: Für alle, die nach einem Ganzkörpertraining suchen und gerne Rad fahren, aber die Motivation einer Gruppe brauchen, und für die, die nicht die für Outdoor-Biking erforderliche Ausrüstung anschaffen wollen. Tolle Variante eines hochintensiven Cardio-Workouts.

WIRKUNG: Mit diesem hochintensiven Cardio-Training können Sie gut Kalorien verbrennen und abnehmen. Das eigentliche Radfahren wendet sich vor allem an die untere Körperhälfte, in manchen Kursen wird daraus in Kombination mit Hanteltraining ein Ganzkörper-Workout.

BESONDERER ANREIZ: „Spinning ist ideal für alle, die maximales Cardio-Workout und maximale Kalorienverbrennung in kurzer Zeit anstreben, bei gleichzeitiger Konzentration auf Konditionstraining", sagt Wilking. „Bei geringerer Belastung der Gelenke und der Möglichkeit individueller Dosierung des Widerstands ist Spinning attraktiv für Anwender, die mit Fitnesstraining anfangen und sich fordern wollen, ohne Minderwertigkeitsgefühle zu bekommen."

KOSTEN: Mäßig bis hoch. Egal ob Sie sich ein Spinning-Bike für zu Hause kaufen oder Kurse bezahlen, Spinning kostet.

WIE SIE SICH MOTIVIEREN

Wer fit bleiben will, muss dran bleiben. So wichtig die gelegentliche Pause ist, noch wichtiger ist es, an den meisten Tagen zu trainieren. Hier sind drei Dinge, die mich motivieren:

FITNESS-TRACKER: Vor ein paar Jahren habe ich mir ein Fitnessband zugelegt, das ich seither trage. Vor allem, wenn Sie im Büro arbeiten und womöglich stundenlang sitzen, ist es wichtig, zu wissen, wie viel Sie sich täglich bewegen. Um zusätzliche Schritte unterzubringen, mache ich Pausen, in denen ich um den Block laufe, oder ich telefoniere im Gehen und nehme die Treppe statt den Aufzug. Jeder Schritt zählt.

APPS: Es gibt so viele Apps, um in Gang zu kommen – von Skyfit mit Hunderten ausführlicher Programme für Laufband, Crosstrainer, Joggen, Yoga und Spinning-Bike über Nike+ Running mit allen Informationen zu Tempo und Strecke. Besonders toll an Apps ist, dass sie billig oder kostenlos sind und Sie nicht zusätzlich Geld für Trainer, Mitgliedschaft im Fitnessstudio oder Kurse ausgeben müssen. Außerdem können Sie damit Ihre Fortschritte überprüfen, sich Ziele setzen und sogar mit Freunden um die Wette trainieren, was Ihrer Motivation nur gut tut.

FREUNDE: Um sechs Uhr morgens, wenn Sie eigentlich noch schlafen wollen, hilft es zu wissen, dass jemand auf Sie wartet, um einen Kurs zu besuchen oder zu joggen oder spazieren zu gehen. Mit Freunden zu trainieren macht nicht nur mehr Spaß, sondern hält Sie auch bei der Stange.

EINE PAUSE MACHEN

So gern ich mir Ziele setze, mich selbst antreibe und fit halte, ist es doch manchmal wichtig, den Pausenknopf zu drücken. Wenn Sie sich zu sehr fordern, wächst die Gefahr der Übermüdung und auch das Verletzungsrisiko. Hören Sie auf Ihren Körper. Manchmal ist ein Workout genau das Richtige, um wieder auf die Beine zu kommen, wenn man sich müde fühlt. Aber zu anderen Zeiten sollten Sie einfach Pause machen, damit Sie sich körperlich und geistig erholen und neue Kraft tanken können. Wenn Sie wie ich eine Person vom Typ A sind, also ein sehr aktiver, sich fordernder und ambitionierter Mensch sind, brauchen Sie vielleicht eine Weile, um zu verstehen, dass Pausen genauso wichtig sind wie Bewegung. Aber wer stark bleiben will, muss wissen, wann er aufhören sollte. Wenn Sie das Gefühl haben, dass Ihre Muskeln müde und ausgelaugt sind, oder wenn Sie nach einer anstrengenden Zeit erschöpft sind und dringend eine Extrastunde Schlaf brauchen, nehmen Sie Rücksicht darauf, was Körper und Geist Ihnen sagen.

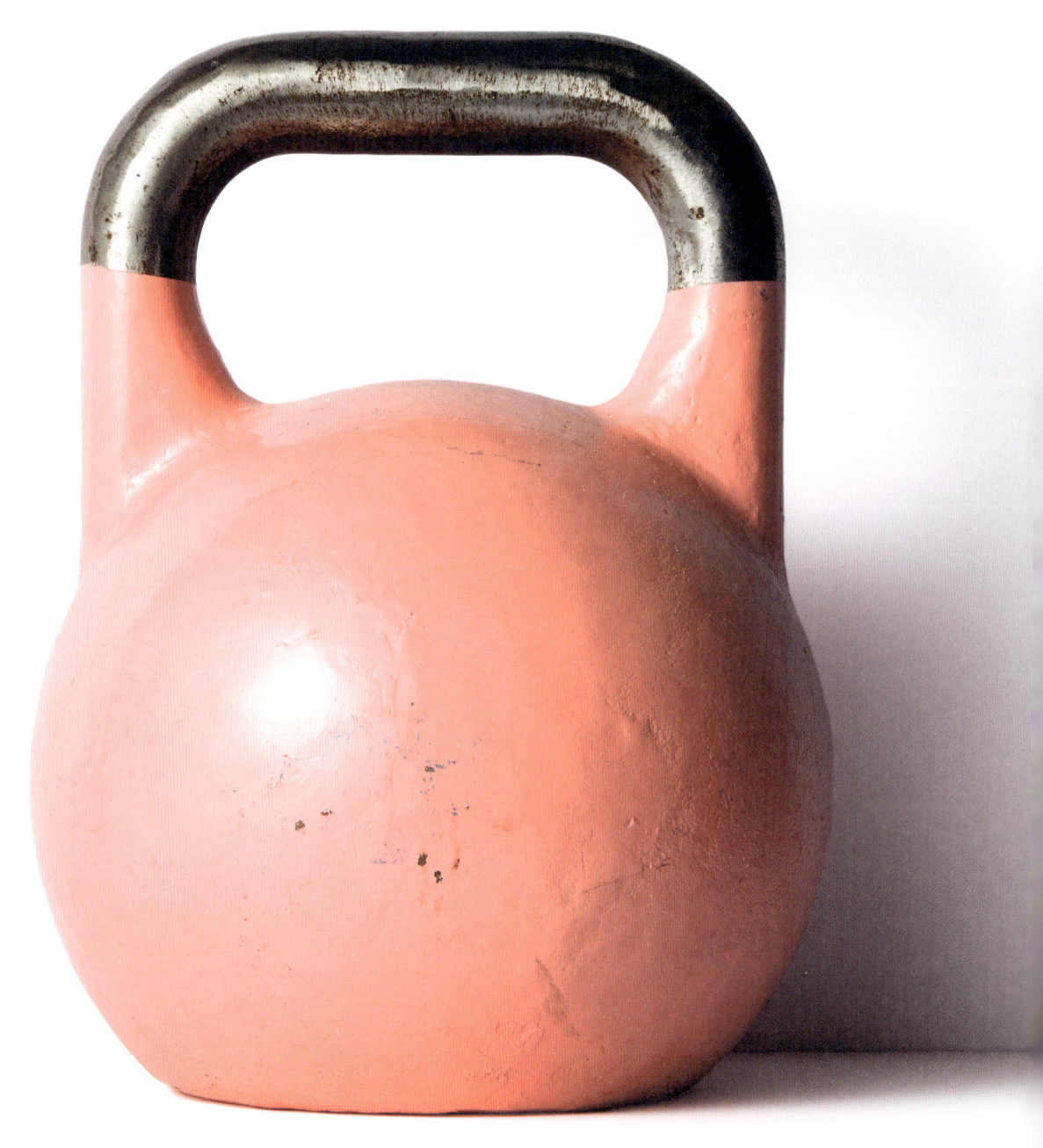

BARRE

ERKLÄRUNG: Ein auf die Körpermitte konzentriertes Ganzkörper-Workout mit Ballettstange und leichten Hantelgewichten.

EIGNUNG: Barre-Workout ist ideal für alle, die sich gerne fordern, aber denen ein Bootcamp und HIIT zu intensiv sind. Wenn Sie Gelenkigkeit und Muskeldefinition verbessern wollen, ist Barre eine hervorragende Alternative.

WIRKUNG: Barre-Workout verbessert die Haltung, streckt und stärkt den Körper.

BESONDERER ANREIZ: „Barre ist ein Workout mit sanften, eleganten Bewegungen, von denen einige aus dem Ballett stammen, aber zugleich ist es extrem fordernd", sagt Wilking. „Es sieht ganz leicht aus, aber danach sind die Leute vollkommen erschöpft."

KOSTEN: Mäßig bis hoch. Barre-Kurse werden in besonderen Studios gegeben und können viel kosten.

BOOTCAMP/CROSSFIT

BEDEUTUNG: Ein Workout, das Gewichtheben mit intensivem Cardio-Training verbindet. Das Training ist zielorientiert und Sie müssen dabei verschiedene Hindernisse und Schwierigkeiten überwinden.

EIGNUNG: Ideal für alle, die sich gerne intensiv fordern und in der Gruppe trainieren, außerdem für die, die sich gerne Fitnessziele setzen und sie auch verwirklichen wollen. Die Teilnehmer sollten körperlich auf ein hochenergetisches Workout eingestellt sein, das Kraft und Kondition erfordert.

WIRKUNG: Der Hauptfokus liegt auf dem Aufbau von Kraft. Sie machen Powerlifting zur Entwicklung von Kraft und Muskelmasse und nehmen plyometrische Übungen dazu zur Dehnung und Verkürzung der Muskeln mit dem Ziel erhöhter Leistungsfähigkeit.

BESONDERER ANREIZ: „Im CrossFit bauen Sie Fähigkeiten auf, die mit Kraft und Schnelligkeit zu tun haben", erklärt Wilkins. „Die Anwender fühlen sich nach einem Workout stark und motiviert, wenn sie zum Beispiel ein Gewicht gehoben haben, das sie nie für möglich gehalten hätten."

KOSTEN: Mäßig bis hoch. Aufgrund der Hindernisparcours und Kletterwände braucht man für dieses Training besonders ausgestattete Fitnessstudios. Bei einigen Studios zahlen Sie monatliche Gebühren, bei anderen pro Stunde, was sich addieren kann, wenn Sie oft gehen.

Yoga

Die Verbindung von Geist und Körper, wie sie im Yoga gelehrt wird, fasziniert mich. Denn es gibt bestimmte Körperhaltungen, die Ihnen helfen, stärker und fitter zu werden, aber auch Haltungen, die Ruhe, Entspannung und Ausgeglichenheit bewirken. Kelly Stackhouse aus Telluride, Colorado, ist eine der besten Yoga-Lehrerinnen, die ich kenne. Sie führt uns auf den folgenden Seiten Haltungen vor, die der Stärkung und der Entspannung dienen.

Yoga ist generell für alle gut, unabhängig von Fitness, Körpertyp und Alter. Sie müssen nur die für Sie am besten geeigneten Übungen finden, egal ob Sie nun Gelenkigkeit und Tiefenentspannung verbessern oder sich anstrengen, den Puls in die Höhe treiben und Kraft aufbauen wollen. Zwei meiner Lieblingsformen des Yoga sind das Hatha Yoga mit seinen langsamen Bewegungen und Atemübungen und das Vinyasa Yoga mit seiner dynamischen Folge von Stellungen, die jeweils über längere Zeit gehalten werden.

RICHTIG ATMEN

Die Atmung ist für die richtige Haltung und Muskelfunktion und für die Ganzkörperentspannung sehr wichtig. Die meisten Menschen denken bei guter Haltung an „Schultern runter und nach hinten", aber das schadet mehr, als dass es nützt. Stattdessen sollten Sie darauf achten, lange und vollständig auszuatmen, bis die Rippen sich vorne senken, und die Bauchmuskeln anzuspannen. So können diese Muskeln dem Oberkörper Halt geben und der Rücken muss nicht die ganze Arbeit tun.

Probieren Sie es mit folgender Übung, empfohlen von Konditionstrainer Cory Plofker (der zufällig mein Sohn ist): Legen Sie sich auf den Rücken und stellen Sie die Füße an die Wand, mit Hüften und Knien im 90-Grad-Winkel. Heben Sie das Steißbein ein wenig an, aber halten Sie das Kreuz gerade. Atmen Sie ein und dann langsam aus, während Ihre Rippen sich senken. Lassen Sie die Luft vollständig entweichen. Machen Sie drei Sets mit fünf solcher Atemzüge.

Stärkende Haltungen

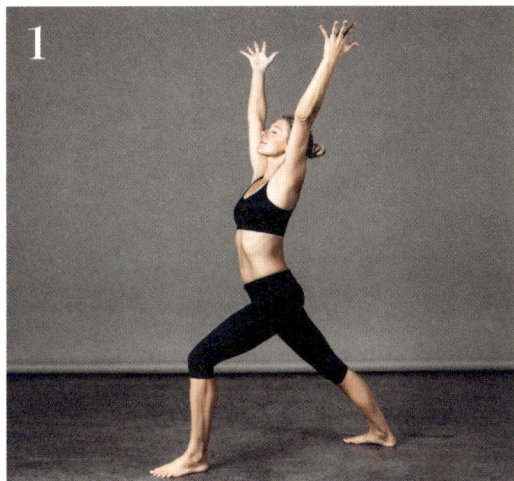

KRIEGER I / *virabhadrasana I*

Wunderbar zum Aufwärmen geeignet.
Öffnet sanft Hüften, Brust und Lungen und
verbessert Kreislauf und Atmung.

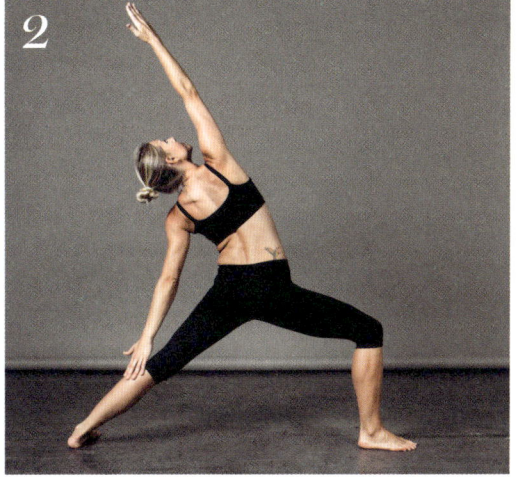

KRIEGER II, RÜCKGEBEUGT /
viparita virabhadrasana

Diese Standhaltung stärkt die Beinmuskeln
und dehnt den Oberkörper durch die Rippen
hindurch von der Hüfte bis zu den Schultern.

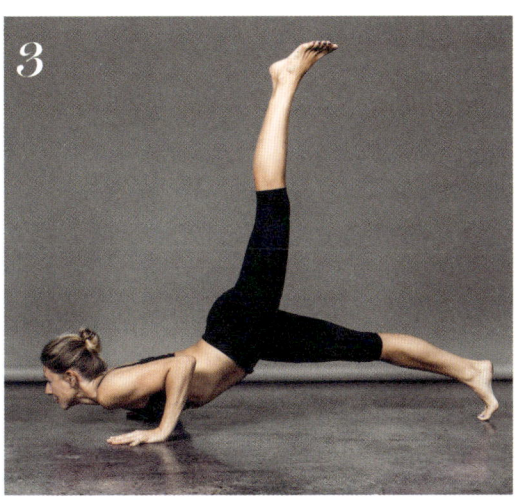

EINBEINIGE CHATURANGA

Diese Haltung trägt dazu bei, den Rumpf zu
stabilisieren und bereitet den Anwender auf
Umkehrstellungen und Armbalancen vor.

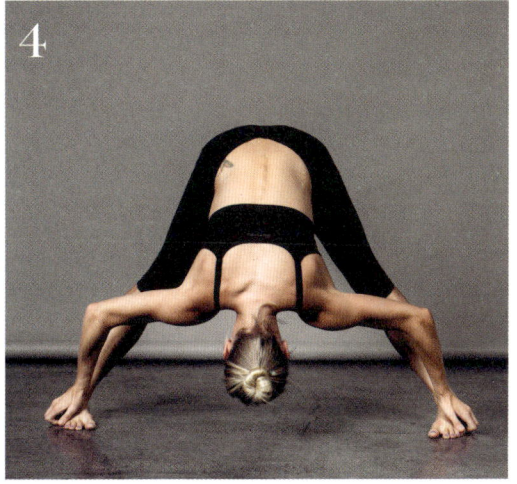

VORBEUGE IN WEITER GRÄTSCHE /
prasarita padottanasana

Die Umkehrhaltung senkt den Blutdruck
und beruhigt die Nerven.

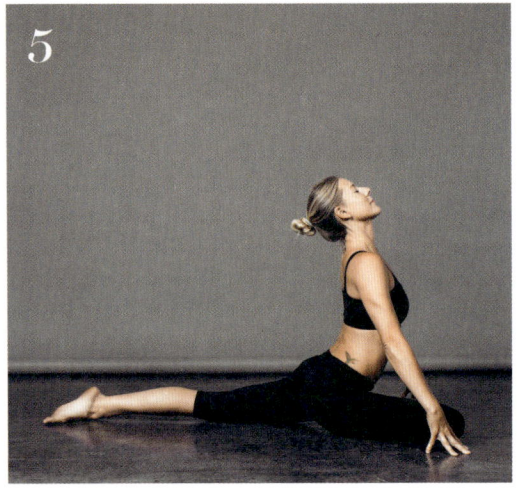

TAUBE /
eka pada rajakapotasana

Die Taubenhaltung hilft durch Öffnung der Hüften, Stress und Anspannung abzubauen.

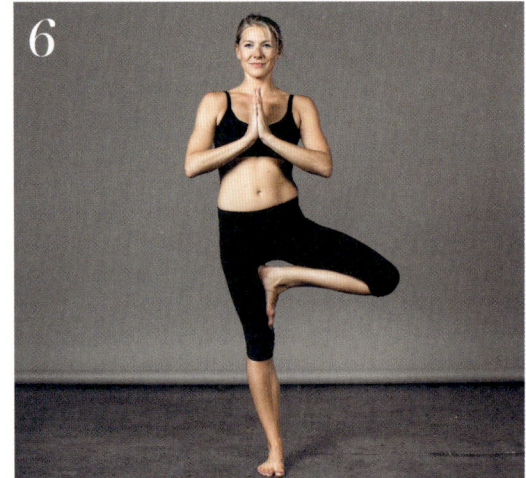

BAUM / *vriksasana*

Perfekte Haltung zur Stärkung von Rumpf und Beinen, fördert zugleich das Gleichgewicht und die für die Stabilität nötigen Muskeln.

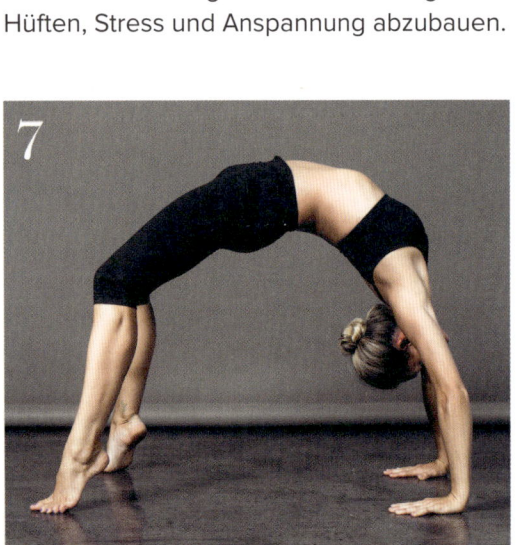

RAD / *urdhva dhanurasana*

Diese Stellung öffnet den Brustraum und stärkt Arme und Beine sowie die Körpervorderseite.

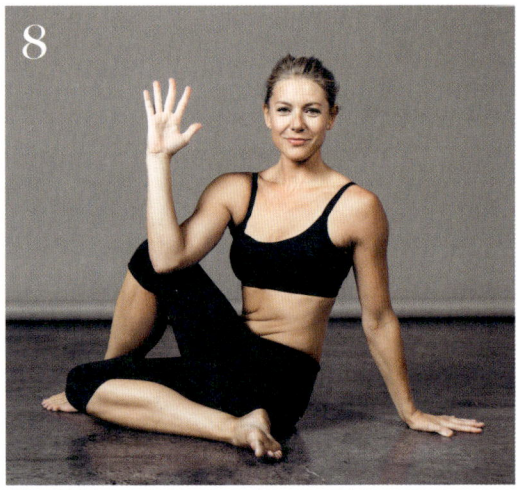

DREHSITZ / *ardha matsyendrasana*

Drehungen regen die Verdauung an und befreien den Körper von Giften. Sie halten das Rückgrat beweglich und lösen Verspannungen des Rückens.

Entspannende Haltungen

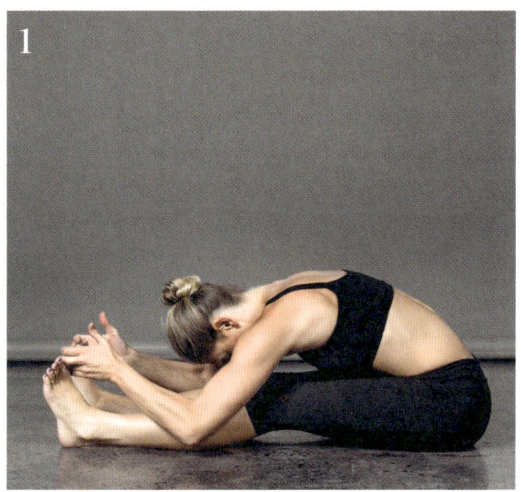

SITZENDE VORWÄRTSBEUGE /
paschimottanasana

Durch diese Stellung werden die hinteren Oberschenkelmuskeln und die Körperrückseite geöffnet.

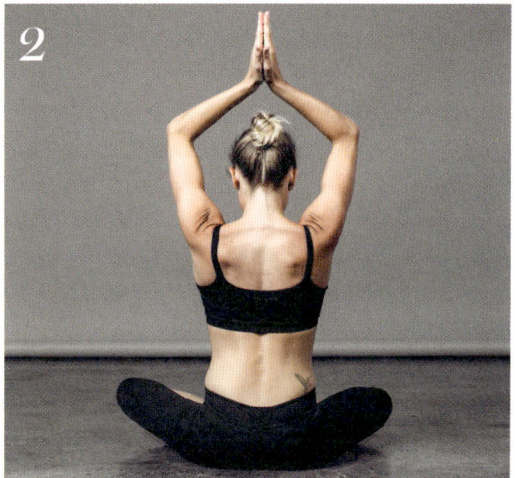

SITZENDES GEBET AN DIE QUELLE / HÖHERES SELBST

Diese Sitzmeditation mit den Händen in der Namaste-Mudra-Haltung konzentriert sich auf Liebe und Dankbarkeit.

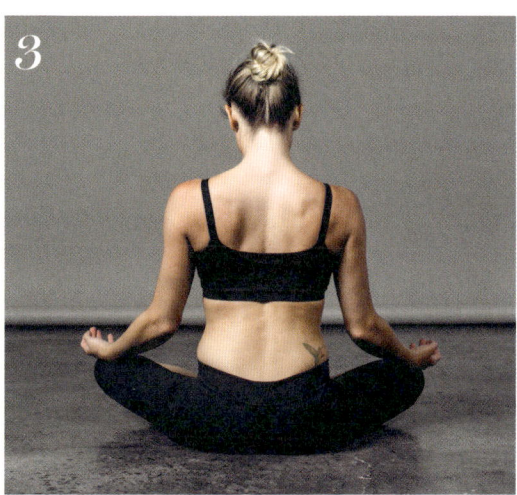

SITZMEDITATION

Diese Haltung mit geschlossenen Augen konzentriert sich auf den Atem und die Suche nach der inneren Ruhe.

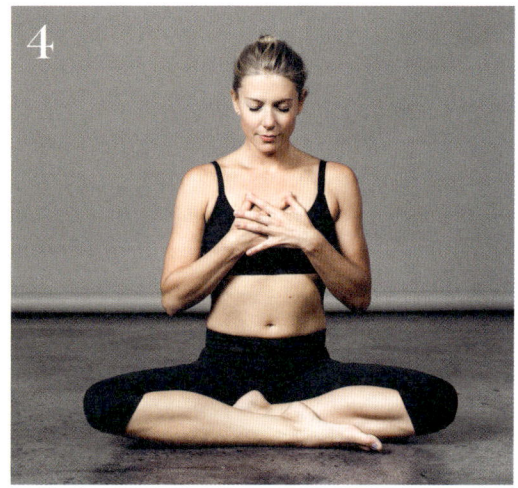

HERZMEDITATION

Die Konzentration auf das Herz-Chakra, das Zentrum der Liebe und Barmherzigkeit, ermöglicht uns, Kopf und Herz in Einklang zu bringen.

Powerfood

TIPPS EINES HEALTHFOOD-EXPERTEN

Für Ihre Workouts müssen Sie sich Energie aus gesunden Quellen zuführen. Proteine steigern Ihren Stoffwechsel, verbrennen Kalorien und bauen Muskeln auf, Obst und Gemüse versorgen Sie mit Nährstoffen. Shom Chowdhury, der Gründer von Indie Fresh, einer meiner bevorzugten Healthfood-Lieferanten, ist ein gleichermaßen leidenschaftlicher Anhänger der Fitness wie der schmackhaften gesunden Kost. Das sind seine Powerfood-Topfavoriten:

STÄRKUNG VOR DEM WORKOUT: „Meine ständigen Begleiter sind Müsli, Bananen und Mandelmilch", sagt Chowdhury. „Bananen enthalten viel Kalium und leicht verdauliche Kohlenhydrate. Haben Sie keine Angst vor Kalorien – für ein Workout, das gesund ist und etwas bringen soll, brauchen Sie genügend Energie. Müsli und Mandelmilch sind voller Proteine, die aber im Unterschied zu Proteinpulver rasch verbrennen, sodass man sich nicht schwer fühlt und vor allem nicht viel Energie für die Verdauung braucht. Beide sind im Grunde wunderbare Snacks, die Ihnen Energie geben. Sie haben nicht genug Zeit, um das alles zu besorgen? Dann nehmen Sie die Bananen, die funktionieren immer."

BÜFFEL: Büffelfleisch ist nur halb so fett wie Rindfleisch und meine bevorzugte Eiweißquelle. Es enthält außerdem jede Menge Vitamin B, das sich positiv auf Testosteron und Energie auswirkt.

LACHS: Lachs ist ein besonders schmackhafter Fisch und außerdem reich an Proteinen, Omega-3-Fettsäuren und Aminosäuren. Er ist eine hervorragende Quelle magerer Proteine, die beim Aufbau von Muskeln und Gewebe helfen. Bestens geeignet vor dem Workout und zur Stärkung danach.

SCHWARZE BOHNEN: Sie sind ein fantastischer Lieferant von Proteinen und Ballaststoffen. Veganer und Vegetarier können sich darüber hervorragend mit Proteinen versorgen.

BLUMENKOHL: Er eignet sich hervorragend dazu, den Stoffwechsel vegan anzuregen, und macht auch satt.

HEIDELBEEREN: Die Beeren stärken Konzentration und Gedächtnis. Ich mag sie als kalorienarmen Süßstoff in Smoothies vor und nach dem Workout. Sie stecken voller Antioxidantien und enthalten viel Vitamin C.

KIRSCHEN: Kirschen helfen bei Muskelentzündungen nach dem Workout. Sie sind in der Wirkung dem Ingwer vergleichbar, schmecken aber weniger streng.

MATCHA: Betrachten Sie ihn als Kaffeeersatz. Wenn Sie ihn morgens trinken, hält die Wirkung den ganzen Tag an. Matcha ist ein hochkonzentrierter Grüntee in Pulverform und steigert nachhaltig Konzentration und Energie, ohne den durch Koffein bewirkten Absturz. Er hilft auch, den Körper zu entgiften.

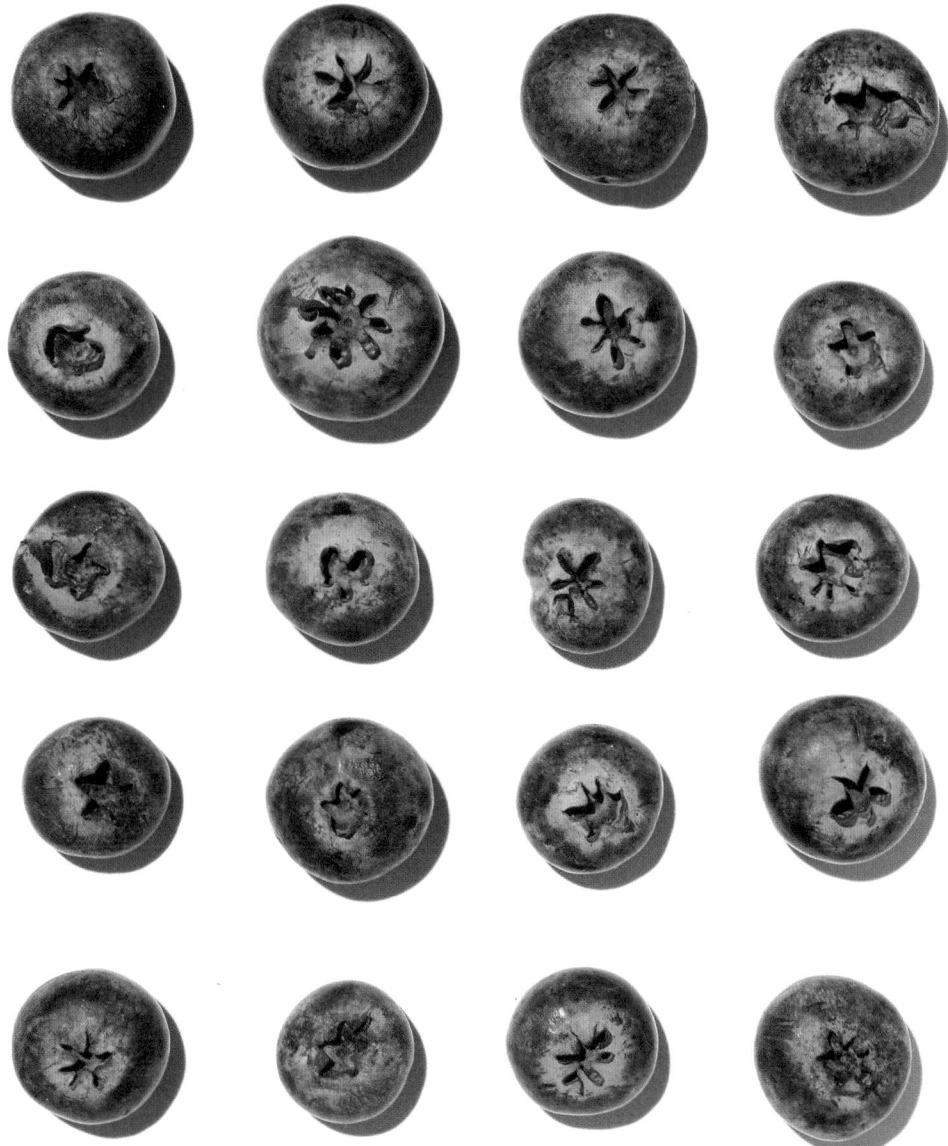

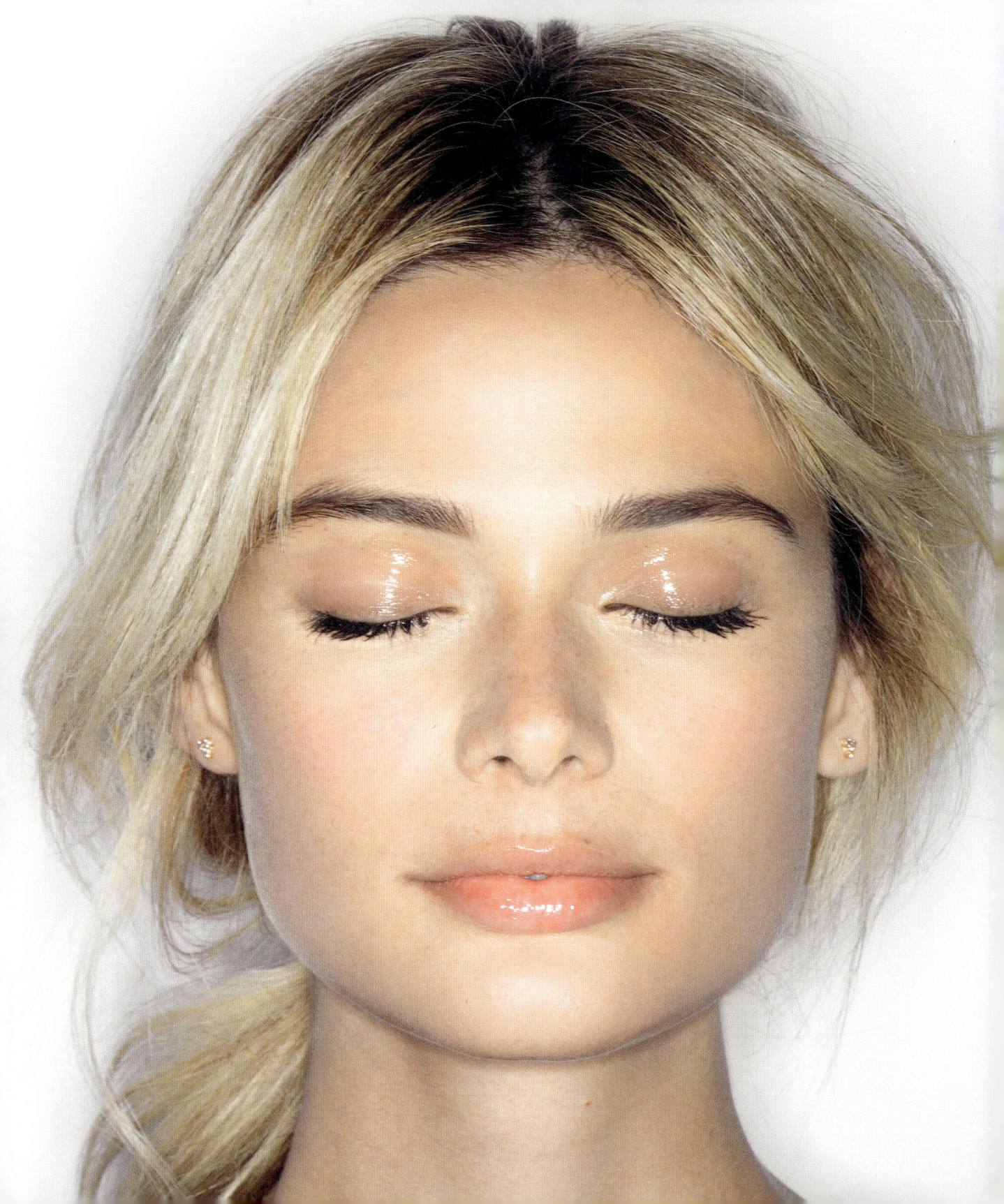

FINDEN SIE IHRE INNERE MITTE

Stress hat unmittelbare Auswirkungen auf Ihr Aussehen. Er spiegelt sich in Ihrem Gesicht, Ihren Augen und auf Ihrer Haut wider, etwa in Form von Akne oder dunklen Augenringen. „Stress schadet unserem Aussehen, da er die Zellteilung beschleunigt. Dies beeinflusst die Lebensdauer der Zellen und führt zu vorzeitiger Alterung und Krankheiten", erklärt Jeff Lally, Doktor der Chiropraktik.

Experten beginnen gerade erst zu verstehen, wie sich das Stresshormon Cortisol auf unser Wohlbefinden auswirkt. Jeder schüttet es aus, doch ob Cortisol unschöne Spuren hinterlässt, entscheidet die Frage, wie wir damit zurechtkommen. Wir müssen Körper und Seele wappnen, um mit Stress umgehen zu können. Dies bedeutet, ausreichend zu schlafen und hin und wieder auf das harte Training im Fitnessstudio zu verzichten, um den Muskeln Zeit zum Regenerieren zu geben. Dazu gehört auch, gelegentlich alle Elektrogeräte auszuschalten, da das blaue Licht und die Strahlung unseren Schlafzyklus stören können. Innere Ruhe ist ebenfalls von großer Bedeutung, sei es durch bewusstes Atmen, Yoga oder Meditation.

Für die einen klingt es toll, einfach innezuhalten und tief durchzuatmen. Für andere, wie mich, ist es eine Herausforderung, weil für mich eine Pause einen unerledigten Punkt auf meiner To-do-Liste bedeutet. Aber meist geht es nicht gut aus, wenn wir uns in diesem „Über"-Zustand befinden, also überfordert, überarbeitet oder übermüdet sind. Was bei mir gut funktioniert, ist ein Bad mit Epsom-Salz, eine Massage, Lesen, ätherische Öle und manchmal auch eine triviale Sendung im Fernsehen. Es geht darum, neue Kraft zu tanken. Wenn Sie sich dafür Zeit nehmen, werden Sie mit mehr Energie belohnt.

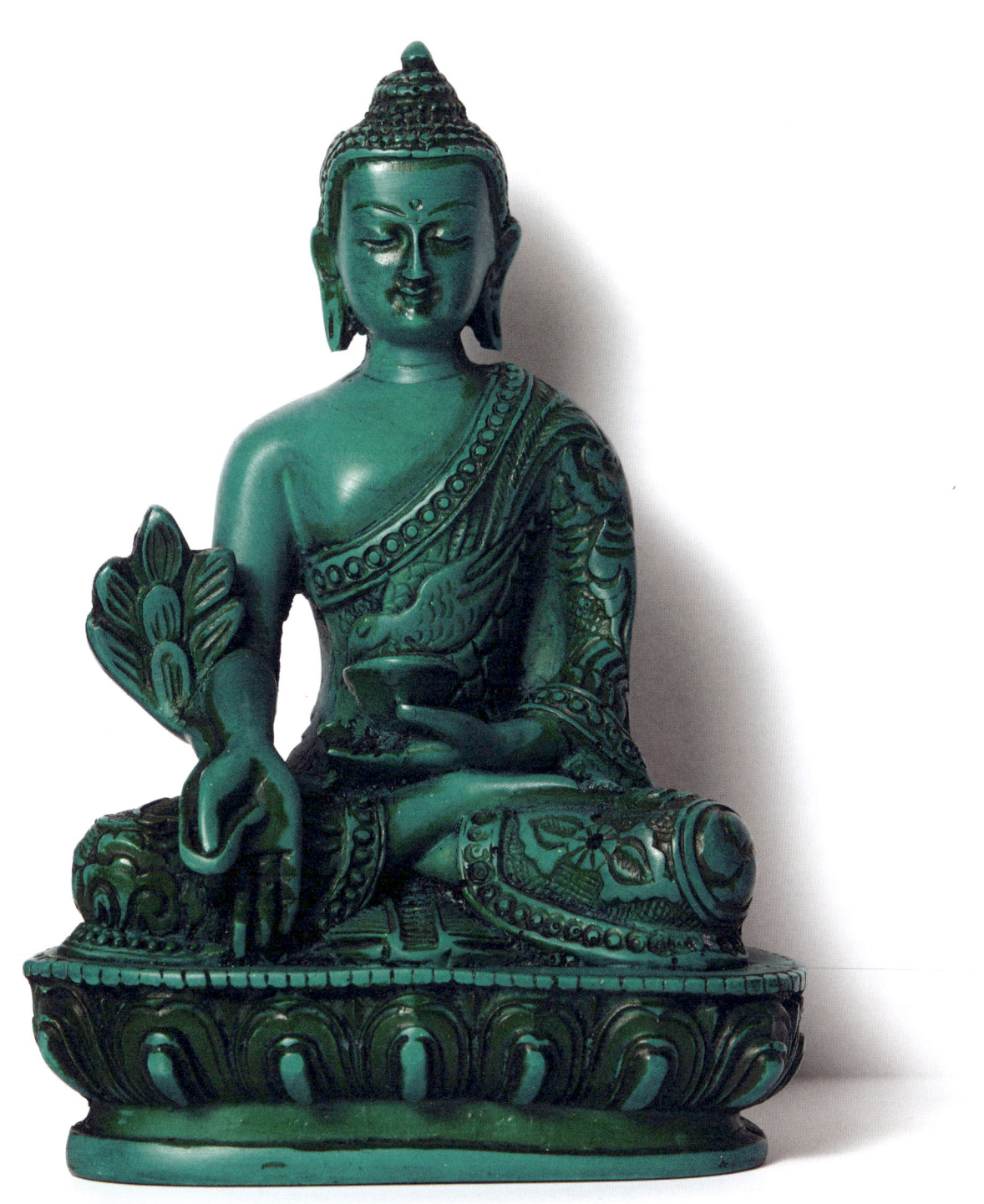

Meditation:
Kraft tanken in 5 Minuten

———

Egal ob Sie 5 oder 40 Minuten täglich meditieren, Sie profitieren von unzähligen Vorteilen. Studien belegen, dass Meditieren stressmindernd, blutdrucksenkend und konzentrationsfördernd wirkt. „Meditieren ändert unsere Haltung gegenüber Stress. Dinge, die uns früher gestresst haben, tun es nicht mehr, und dies hilft, stressbedingte Leiden wie Diabetes oder Adipositas zu verhindern", sagt Meditationslehrer Charlie Knoles. „Das Beste daran ist, dass wir uns glücklicher fühlen". Ein unschlagbares Argument, oder?

Die positiven Langzeitwirkungen des Meditierens sind unbestritten. Sie können damit sogar kurzfristig Ihre Energiereserven aufladen. Studien zeigen, dass Meditation erholsamer als Schlaf sein kann. Fünf Minuten täglich reichen, um eine Wirkung zu spüren. Es gibt verschiedene Meditationsarten, von einfachen Atemübungen bis zur Verwendung eines Mantras. Probieren Sie aus, was am besten zu Ihnen passt.

DREHEN SIE DIE UHR ZURÜCK

Wir versuchen mit Cremes, Sport und dermatologischen Behandlungen den Lauf der Zeit zu verlangsamen, aber die Wenigsten denken an Meditation. Dabei belegen Studien, dass sich bei Menschen, die meditieren, die Zellalterung verlangsamt. Ihre DNA repariert sich selbst und ihre Zellen erneuern sich. Ob Meditation auch äußerliche Alterungszeichen wie Falten und graues Haar beeinflusst, ist nicht belegt. Aber was Blutdruck, Sehkraft, Hörvermögen und Hautelastizität anbelangt, weisen Menschen, die meditieren, ein geringeres biologisches Alter auf. In Anbetracht der entspannenden und verjüngenden Eigenschaften von Meditation gibt es wohl kaum einen Grund, es nicht zu versuchen!

TRANSZENDENTALE MEDITATION

Um diese Meditationsart zu erlernen, müssen Sie einen Kurs belegen oder sich einen Meditationslehrer nehmen, der Ihnen ein Mantra zuweist – einen Klang, ein Wort oder eine Wortfolge. Dies steigert Ihre Konzentration. Zu Beginn der Meditation sitzen Sie in einer bequemen Position, schließen die Augen und wiederholen in Gedanken Ihr Mantra. „Dieser Meditationstyp zielt auf einen Zustand der Transzendenz ab", erklärt Knoles. „Idealerweise meditieren Sie zweimal am Tag für 20 Minuten." Nach Knoles ist es eine der effektivsten Meditationsarten, um sehr schnell Stress abzubauen.

GEFÜHRTE MEDITATION

Bei diesem Meditationstyp, sei es kreative Visualisierung, Hypnose oder eine geführte Session, haben Sie jemanden zur Seite, der Ihnen dabei hilft, zu entspannen. Sie können einen Kurs besuchen (ratsam, wenn Sie Probleme haben, sich alleine zu fokussieren) oder sich eine kostenlose App herunterladen, wie etwa Insight Timer. „Sie kommen in einen anderen Seelenzustand, indem Sie sich konzentrieren und innerlich fokussieren", erklärt Knoles.

ATEMÜBUNGEN

„Sie schließen einfach die Augen und richten Ihre ganze Aufmerksamkeit auf Ihre Atmung, ohne sie kontrollieren zu wollen. Es geht darum, die eigene Atmung bewusst wahrzunehmen und sich immer wieder auf sie zu besinnen, wenn die Gedanken zu kreisen beginnen", erläutert Knoles. „Atmen hilft dabei, wieder im Hier und Jetzt zu leben; es ist eine Art Achtsamkeitstraining." Nach Knoles reicht eine fünfminütige Einheit am Tag aus, um positive Effekte zu spüren. „Nach ungefähr drei Monaten sinkt das Stresslevel spürbar."

AKTIVE ATEMMEDITATION

Es gibt Meditationstypen mit vitalisierender und konzentrationsfördernder Wirkung. „Der Atem wird gezielt gelenkt, um den Körper mit neuer Energie zu durchfluten und die eigene Geisteshaltung zu verändern", erklärt Knoles. „Kundalini Yoga und Chi-Atmung sind bekannte Beispiele. Athleten nutzen diese Techniken vor dem Wettkampf, um Körper und Geist zu pushen."

1-2-3 Atmen

TIPPS EINER MEDITATIONSLEHRERIN

Bewusstes Atmen ist eine Meditationsform, kann aber auch für sich alleine angewandt werden. „Atemkontrolle ist der schnellste Weg, um auch seine Gedanken unter Kontrolle zu bringen", sagt Jen Kluczkowski, Geschäftsführerin von Mindfresh. „Wenn das Gedankenkarussell sich dreht, reicht es nicht aus, sich zur Ruhe zu mahnen, denn es funktioniert einfach nicht", erklärt sie. In Stressperioden atmen wir flach und schnell, das Gehirn wird nicht ausreichend mit Sauerstoff versorgt. Blutdruck und Puls steigen. Dabei genügt es schon, dieses Atemmuster ein paar Minuten lang zu durchbrechen, um die Stresssymptome zu lindern.

Kluczkowski empfiehlt drei einfache Atemübungen, um an anstrengenden Tagen neue Kraft zu tanken, zu entspannen oder wieder leistungsfähiger zu sein.

NEUSTART UND KONZENTRATION

Es ist erstaunlich, was ein einziger tiefer Atemzug bewirken kann. Wenn Sie sich im Job oder zu Hause überfordert fühlen und mit neuer Kraft ans Werk gehen wollen, probieren Sie diese einfache Übung:

1. Tief einatmen und bis vier zählen.
2. Ausatmen und bis vier zählen.
3. Zehnmal wiederholen.

Lenken Sie Ihre Aufmerksamkeit auf Ihren Brustkorb und auf Ihre Schulterpartie. Zunächst ist Ihr Atem flach und erreicht nur den oberen und vorderen Bereich Ihrer Brust. Allmählich wird er tiefer und regelmäßiger. Sie merken, wie er auch in Ihren Unterbauch und Rücken vordringt. „Keiner muss mitbekommen, dass Sie gerade bewusst atmen", sagt Kluczkowski. „Nach dieser Übung werden Sie über die vor wenigen Minuten noch vermisste Klarheit und Konzentration verfügen."

AUSGEGLICHENHEIT UND LEISTUNGSFÄHIGKEIT

„Viele von uns atmen vornehmlich durch eines unserer beiden Nasenlöcher. Dies kann zu einem seelischen und körperlichen Ungleichgewicht
führen. Die Wechselatmung ermöglicht eine gleichmäßige Luftaufnahme
über beide Nasenlöcher und gibt nach einigen Durchgängen ein allum-
fassendes Gefühl von Gelassenheit", erläutert Kluczkowski.

1. Halten Sie Ihre rechte Handfläche nach oben und klappen Sie
   den Zeige- und Mittelfinger nach unten an Ihre Daumenwurzel.
   Führen Sie nun die rechte Hand vor Ihr Gesicht und
   verschließen Sie Ihr rechtes Nasenloch mit dem rechten
   Daumen.

2. Atmen Sie durch Ihr linkes Nasenloch ein und zählen Sie bis
   vier. Dann verschließen Sie Ihr linkes Nasenloch mit Ihrem
   Ringfinger und kleinen Finger und zählen erneut bis vier.

3. Atmen Sie durch Ihr rechtes Nasenloch ein und zählen Sie bis
   vier, dann verschließen Sie Ihr rechtes Nasenloch mit Ihrem
   Daumen und zählen erneut bis vier.

Nun ist ein Atemzyklus zu Ende. Führen Sie die Atemübung weitere
drei Minuten lang durch oder wiederholen Sie den Zyklus zehn- bis
zwölfmal.

INNERE AUSGEGLICHENHEIT

Wenn Sie von negativen Emotionen wie Stress oder Wut überwältigt
werden, versuchen Sie diese Atemübung:

1 Atmen Sie ein und zählen dabei bis drei.

2. Atmen Sie aus und zählen dabei bis vier.

3. Zehnmal wiederholen.

Die etwas längere Ausatmung beruhigt schnell. Fahren Sie fort, bis Ihre
Anspannung nachlässt.

Das macht Laune: Aromatherapie

TIPPS EINER AROMATHERAPEUTIN

Die Aromatherapie nutzt den heilenden Effekt von Duftstoffen. „Gerüche haben Einfluss auf unsere Psyche. Stresssymptome wie Schwitzen, erhöhte Herzfrequenz oder Magenkrämpfe sind hormonell gesteuert. Manche Düfte veranlassen unser Gehirn, diese Stresshormone nicht auszuschütten. Ein besonders angenehmer Duft kann bewirken, dass wir positiv auf bestimmte Gegebenheiten reagieren", erläutert die Aromatherapeutin und Gründerin des New York Institute of Armoatherapy, Amy Galper.

Aromatherapie zu Hause anzuwenden, ist einfach. Zunächst bestimmen Sie Ihren Bedarf, wie etwa Unterstützung beim Schlafen oder bei Stress. Dann wählen Sie drei bis fünf ätherische Öle aus den Kategorien auf der nächsten Seite. „Aromatherapie ist besonders wirksam, wenn die Öle miteinander kombiniert werden", erklärt Galper. Stellen Sie sich eine speziell auf Sie abgestimmte Mischung her, indem Sie jeweils zwei Tropfen der von Ihnen ausgewählten drei bis fünf ätherischen Öle mit zwei Esslöffeln Olivenöl vermengen. Ihre Mischung eignet sich für Massagen oder als Badezusatz. Da ätherische Öle hochwirksam sind, sollten sie vor der Anwendung auf der Haut oder in einem Bad stets mit Olivenöl verdünnt werden. Wenn Sie das Öl auf Handgelenke, Brust, Schultern oder Nacken geben, kann es seine volle Wirkung entfalten. Sie können auch einen Luftbefeuchter benutzen. Am geeignetsten sind Geräte, die ohne Hitze und den Zusatz von Wasser arbeiten.

STRESSKILLER

Ätherische Pflanzenöle wie Lavendel, Rose, Jasmin, Ylang-Ylang und Neroli beruhigen das zentrale Nervensystem und mindern die Stressantwort Ihres Körpers. Die Inhaltsstoffe der Pflanzenöle unterstützen Sie dabei, gelassener zu werden und zur Ruhe zu kommen

ENERGIESPENDER

Mit Fenchelsamen, Rosmarin, Pfefferminze und Eukalyptus füllen Sie ihre Kraftreserven neu auf. Diese Öle fördern Ihre Aufmerksamkeit und Konzentration, außerdem wirken sie schleimlösend und entgiftend.

STIMMUNGSAUFHELLER

Wenn sich Ihre Stimmung im Keller befindet, helfen Zitrusöle mit aufbauender und anregender Wirkung, wie Limette, Zitrone, Grapefruit oder Orange. „Sie haben eine reinigende und entgiftende Wirkung auf den Körper, die sich auch positiv auf unsere Gefühle auswirkt. Sie helfen Körper und Seele, das Negative loszulassen und das Positive zu umarmen", erläutert Galper.

SCHLAFBOOSTER

Bei innerer Anspannung und Einschlafproblemen helfen Lavendel, Salbei, Ylang-Ylang und rote Mandarine. Lavendel wirkt besänftigend und sedativ, Salbei und Ylang-Ylang fördern die Muskelentspannung, rote Mandarine beruhigt.

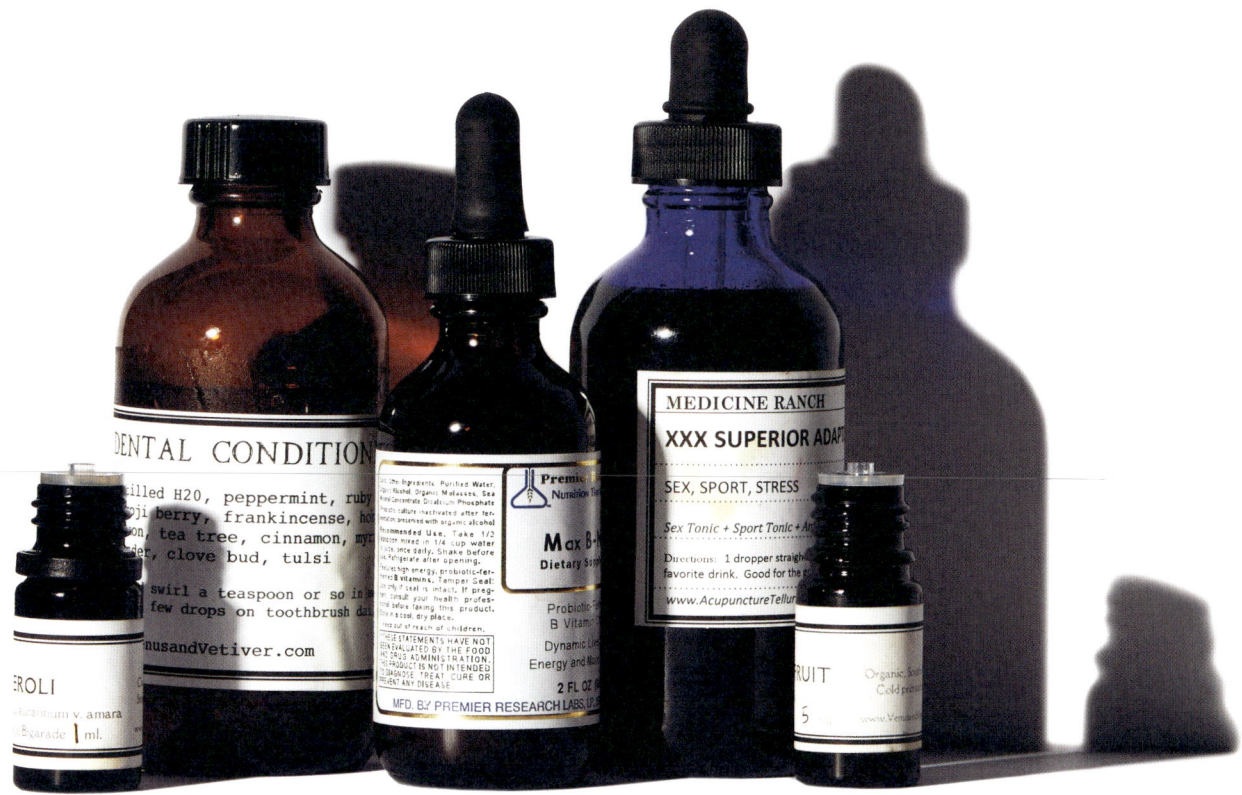

Schönheitsschlaf

Übermüdung äußert sich in dunklen Augenringen, Mitessern, Konzentrationsverlust und Antriebslosigkeit. Aber wie viel Schlaf ist ausreichend? Die Deutsche Gesellschaft für Schlafforschung und Schlafmedizin empfiehlt Personen von 18 bis 64 Jahren sieben bis neun Stunden Schlaf pro Nacht und allen ab 65 Jahren ungefähr eine Stunde weniger. Der Experte für funktionelle Medizin, Dr. Ken Davis, verfolgt einen anderen Ansatz. Seiner Meinung nach geht es nicht um die Anzahl der Stunden, sondern um die der REM-Phasen. „Wenn Sie pro Nacht vier bis fünf REM-Phasen haben, wachen Sie morgens erholt auf", erklärt der Mediziner. Da Sie Ihre REM-Phasen nicht zählen können, geht es einfach darum, sich morgens ausgeschlafen zu fühlen. Ziel ist es, nach dem Non-REM-Schlaf (eine Tiefschlafphase, in der sich Gewebe, Muskeln und Immunsystem regenerieren) in die REM-Phase zu gleiten (Episode vermehrter Gehirnaktivität, in der wir träumen).

Laut Davis ist morgens der Cortisolspiegel am höchsten, daher haben Sie zu dieser Tageszeit auch am meisten Energie, wenn Sie gut schlafen. Wenn Sie es morgens kaum aus dem Bett schaffen und erst um 13 Uhr in Fahrt kommen, bedeutet das, dass Ihr Cortisolspiegel zu niedrig und Ihr Schlaf nicht erholsam ist. Ihr Arzt sollte Ihren Cortisol- und Adrenalinspiegel überprüfen und Ihnen bei Bedarf spezielle Nahrungsergänzungsmittel und Mikronährstoffe wie Melatonin, Magnesium, Inositol und Rubidium verschreiben, um wieder ins Lot zu kommen. „Rubidium reguliert die Adrenalinausschüttung, Inositol lindert, vor dem Zubettgehen eingenommen, Nervosität und Unruhe", erklärt Davis.

Auch wenn es Ihnen schwerfällt, sollten Sie speziell vor dem Zubettgehen die Finger von allen technischen Geräten und dem Fernseher lassen. Neben einem ständig klingelndem Handy ist Entspannung ein Ding der Unmöglichkeit. Davis empfiehlt, alle Geräte zwei Stunden vor der Nachtruhe abzuschalten. „Elektrogeräte geben niederfrequente elektromagnetische Strahlung ab, die unsere Neurotransmitter beeinflusst und zu Unruhezuständen führen kann", erläutert Davis.

Ernährung und Sport haben ebenfalls Auswirkung auf die Schlafqualität. Regelmäßige Bewegung ist unerlässlich, selbst wenn Sie nur gehen. „Wenn Sie viermal pro Woche etwa fünf Kilometer gehen, spüren Sie bereits Effekte", erklärt Davis. Nehmen Sie nach 14 Uhr kein Koffein mehr zu sich und trinken Sie eine Stunde vor dem Zubettgehen keinen Alkohol mehr. „Alkohol hilft zwar beim Einschlafen, doch sein hoher Zuckergehalt lässt den Blutzuckerspiegel steil ansteigen und abfallen, was Sie nachts aufwachen lässt."

Ein Abendritual erleichtert das Einschlafen. Gehen Sie möglichst immer zur selben Zeit ins Bett und stehen Sie zur selben Zeit wieder auf. Ein Nickerchen tagsüber kann den Nachtschlaf beeinträchtigen. Im Schlaf-zimmer sollten Sie auf technische Geräte und den Fernseher möglichst verzichten. Versuchen Sie es mit Atemübungen oder besorgen Sie sich eine App oder CD mit einer geführten Meditation. Wenn Sie diese soge-nannte gute Schlafhygiene einhalten, wird sie Ihnen zu mehr Vitalität und einer frischeren Ausstrahlung verhelfen.

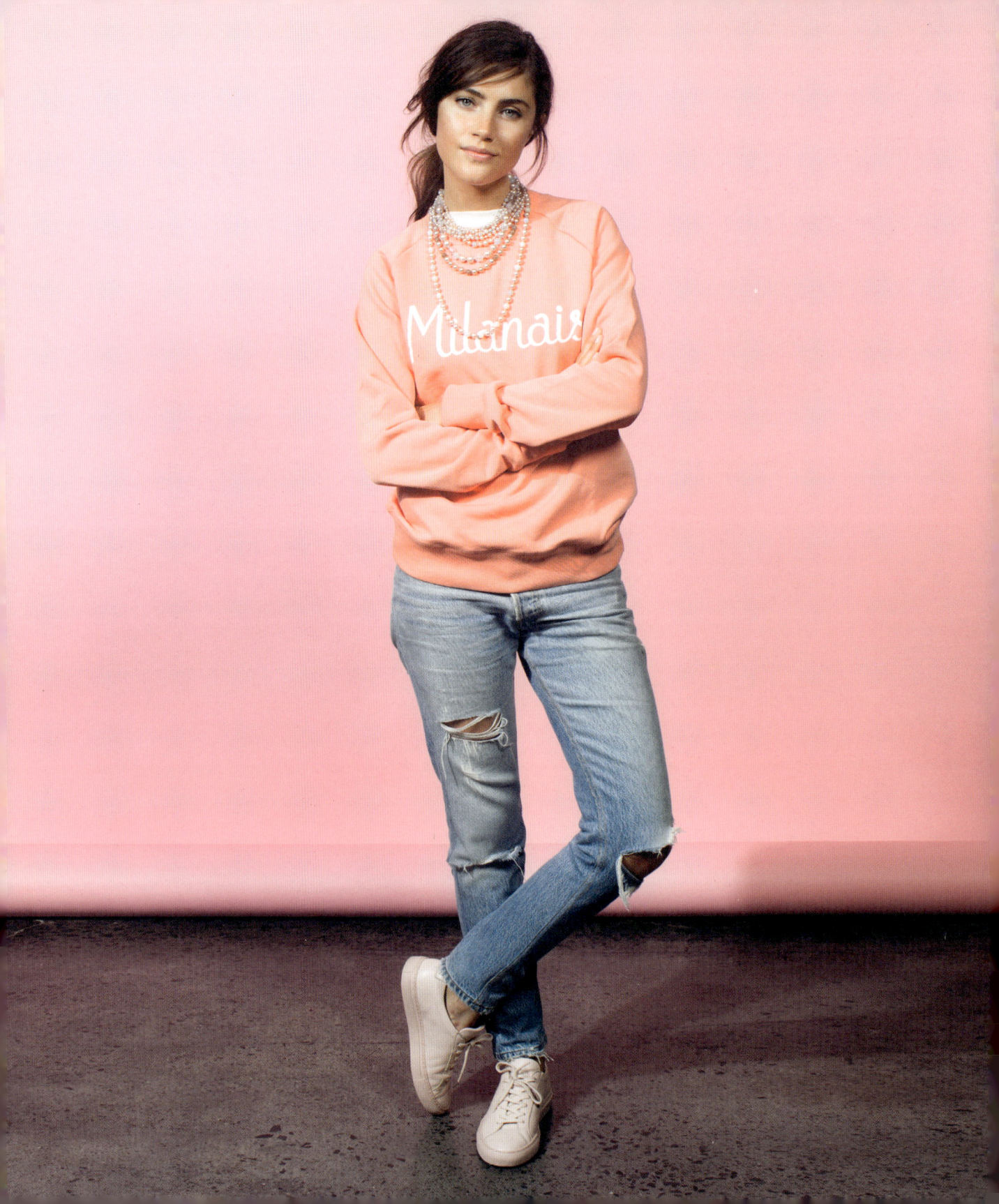

SELBST-VERTRAUEN

4

Wir alle müssen ständig an uns arbeiten. Einige werden mit Selbstvertrauen geboren, die meisten müssen es sich erst aneignen. Als Kind wollte ich viel zu lange wie andere aussehen, wie Cheerleaderinnen, Turnerinnen oder einfach nur die coolen Mädchen, die zufällig alle groß, schlank, blond und blauäugig waren – was auf mich eindeutig nicht zutraf. In dem Film *Love Story* begegnete ich zum ersten Mal einer schönen Schauspielerin, die aussah wie ich. Mit ihren schwarzen Haaren, ihren ausgeprägten Augenbrauen und ihrem auf natürliche Art schönen Gesicht wurde Ali MacGraw zu meinem Vorbild.

Jahre später zog ich nach New York City und begann in der Modebranche zu arbeiten. Ich war ständig umgeben von supergroßen, superschlanken Models aus der ganzen Welt. Die Stylisten und Modejournalisten kamen aus Paris oder London und waren cool und chic. Ich dagegen kam aus dem Mittleren Westen und fühlte mich vollkommen fehl am Platz. Aber ich wollte dazugehören, also beobachtete ich, wie die anderen sich anzogen, wie sie sich benahmen und was sie sagten.

Es dauerte eine Weile, bis ich mit Mitte dreißig verstand, dass ich nur ich selbst zu sein brauchte. Endlich akzeptierte ich mich so, wie ich war: 1,52 Meter groß und kein Model, sondern eine Visagistin und zugleich ganz normale Mom. Ich hatte ein eigenes Leben, Familie und eigene Ziele. Warum sollte ich fremden Idealen nacheifern? Ich erinnere mich an ein großes Aha-Erlebnis auf dem Met Ball unter lauter Berühmtheiten, Supermodels, großen Namen und atemberaubenden Gesichtern. Mir wurde klar, dass ich die Wahl hatte: Ich konnte mich unsicher und unbehaglich fühlen oder ich konnte mich amüsieren. Ich beschloss zu tanzen, Spaß zu haben und einfach ich selbst zu sein.

Ich verbringe immer noch viel Zeit mit fantastischen Frauen, Models, Schauspielerinnen und einflussreichen Persönlichkeiten. Ich werde mit ihnen fotografiert und bin trotz YSL-Tribute-Absätzen meist die kleinste. (Wenn ich nicht fotografiert werde, trage ich Sneakers. Bequemlichkeit ist mir wichtiger als Körpergröße.) Ich bin stolz auf meine Sammlung von Fotos mit supergroßen Menschen – und liebe insgeheim besonders das Foto mit Dr. Ruth Westheimer, eine der wenigen Frauen, die sogar ich überrage.

Menschen mit Selbstvertrauen sind anders. Selbstvertrauen macht Sie attraktiv und Sie fühlen sich unbesiegbar. Man kann auf viele Arten zu Selbstvertrauen kommen. Entscheidend ist, dass Sie sich mit Menschen umgeben, die Sie unterstützen und für Sie da sind, wenn Sie sie brauchen. Rückblickend wurden viele Menschen, die ich zu Beginn meiner

Karriere kennenlernte, für mich zu Vorbildern – Menschen mit einer eigenen Persönlichkeit wie Bruce Weber, Yogi Berra, Susan Sarandon und Ricky Lauren. Angeregt durch ihr Beispiel, begann ich mich in meiner eigenen Haut wohlzufühlen. Auch gesund und stark zu sein, steigert das Selbstvertrauen. Mein Erfolgsgeheimnis und zugleich das Motto des von mir gegründeten Labels ist: Sei du selbst.

SEI DU SELBST

Ich habe viele Frauen aus der ganzen Welt kennengelernt und im Grunde wollen wir alle dasselbe. Wir wollen uns gut und sicher fühlen, gut aussehen, und von anderen respektiert und geliebt werden. Frauen sprechen mit mir nicht nur über schönes Aussehen, sondern auch über ihre Unsicherheiten und Enttäuschungen. Wir haben alle solche Ängste, aber es ist befreiend, darüber zu reden. Man muss diese Ängste überwinden. Wenn Sie aufhören, gegen sich selbst zu kämpfen, können Sie loslassen. Die selbstbewusstesten – und attraktivsten – Frauen sind die, die sich in ihrer Haut wohlfühlen. Sie entschuldigen sich nicht für sich selbst. Sie stehen zu sich.

KONZENTRIEREN SIE SICH AUF DAS, WAS IHNEN GEFÄLLT

Als Visagistin erlebe ich ständig, dass Menschen mich auf ihre Schönheitsfehler aufmerksam machen. Hier haben sie eine Falte, dort einen Makel. Ich sehe das meist gar nicht, denn ich konzentriere mich auf das, was sie schön macht.

Es ist nur menschlich, solche Unvollkommenheiten bei sich zu bemerken, aber meist sieht das niemand sonst. Wirklich niemand! Wen interessiert schon, ob Ihr Bauch ein wenig zu dick ist oder Sie einen kleinen Mitesser haben? Niemanden. Dazu sind doch alle viel zu sehr mit sich selbst und vermutlich ihren eigenen Schönheitsfehlern beschäftigt.

Wir haben alle etwas an unserem Aussehen auszusetzen. Schalten Sie um, konzentrieren Sie sich auf das, was Sie gut finden. Auch wenn das Übung erfordert. Wenn ich im Spiegel etwas sehe, das ich nicht so toll finde, halte ich sofort dagegen, indem ich meine Aufmerksamkeit auf etwas richte, das mir gefällt. Warum immer nur das Negative sehen? Es gibt doch viele wichtigere Dinge.

Selbstvertrauen und soziale Medien

Als visueller Mensch benutze ich gerne Instagram, um nach tollen Reisezielen zu suchen, mir Ideen in Sachen Beauty und Essen zu holen, neue Künstler zu entdecken oder um meine kreative Seite auszudrücken. Die sozialen Medien haben allerdings eine andere, weniger schöne Seite: Mit Filtern und Retuschen werden unerreichbare Schönheitsideale geschaffen, die zusammen mit der Selfie-Manie ein ständiges Vergleichen und Minderwertigkeitsgefühle provozieren.

Denken Sie daran, dass vieles von dem, was Sie in den sozialen Medien sehen, nicht echt ist. Viele Stars dieser Medien beschäftigen eigene Profifotografen und Retuscheure. Das süße Foto mit dem Bikini, das so spontan und perfekt aussieht, wurde wahrscheinlich aus einem besonders schmeichelhaften Winkel aufgenommen und anschließend digital bearbeitet. Wenn Sie bei einem Account Minderwertigkeitsgefühle bekommen, folgen Sie ihm einfach nicht mehr. Oder denken Sie wenigstens daran, dass das, was Sie sehen, mehr Kunst als Wirklichkeit ist. Nach dem Körper, Aussehen oder Leben von jemand anders zu streben, kann nicht funktionieren, zumal wenn die Vorlage schon ein Kunstprodukt ist.

Viele inspirierende Frauen wie Mindy Kaling, Lena Dunham, Ashley Graham und Amy Schumer lehnen das Posten „perfekter" Fotos ab. Sie prangern die schädlichen Folgen manipulierter Bilder an und empfehlen stattdessen, auf Individualität zu setzen und die eigenen „Unvollkommenheiten" als Bereicherung zu empfinden. Ich habe über die Jahre mit ganz verschiedenen Frauen zusammengearbeitet und dabei immer wieder festgestellt, dass die schönsten vor allem Zufriedenheit, Selbstvertrauen, Herzlichkeit und Humor ausstrahlen. Setzen Sie auf diese Eigenschaften und streben Sie nicht nach einem unerreichbaren Ideal.

Sieben tolle, selbstbewusste und inspirierende Frauen

Durch meine Arbeit lerne ich viele unglaubliche Frauen kennen – Pionierinnen ihres Fachs, Firmenchefinnen, Schriftstellerinnen, Designerinnen, Mütter, Ärztinnen, Sportlerinnen und Lehrerinnen, um nur einige zu nennen. Frauen, die etwas aus Liebe tun und manchmal große Hindernisse überwinden, um dorthin zu gelangen, wo sie jetzt sind, inspirieren mich. Ich versuche herauszufinden, was hinter ihrem Erfolg steht. Im Folgenden stelle ich sieben inspirierende, erfolgreiche Frauen von Gabby Reece bis Laila Ali vor und was sie über Selbstvertrauen, Herausforderungen, Gesundheit und Schönheit sagen.

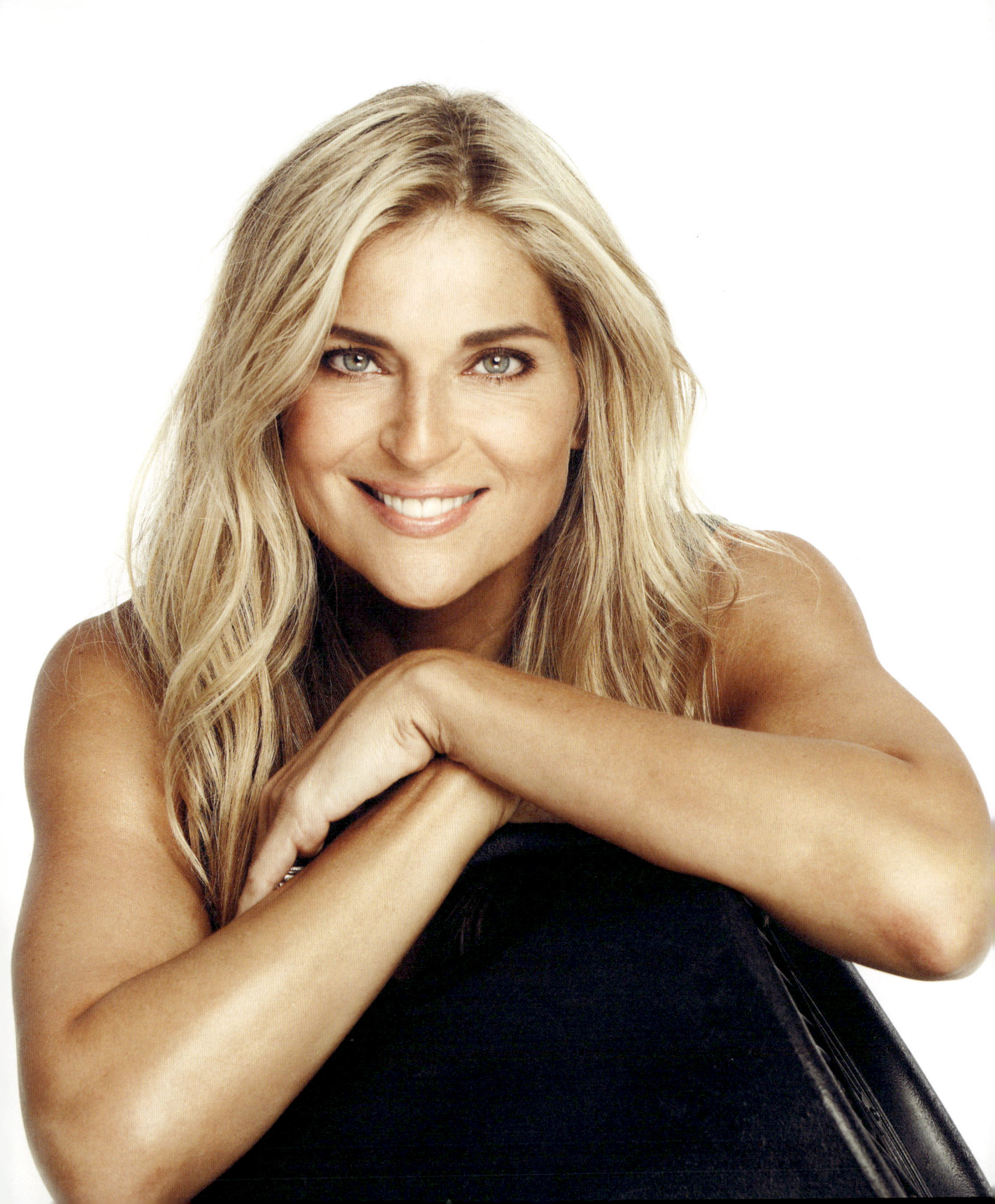

Gabby Reece

Bevor Gabby Reece zum Fitnessguru wurde, eine der weltbesten Profispielerinnen im Volleyball war, bevor sie Laird Hamilton heiratete und Mutter von drei Mädchen wurde, war sie Model. Wir begegneten uns auf Fotoshootings Ende der 1980er-Jahre. Ich machte ihr Makeup für die britische und italienische *Vogue* und war fasziniert, wie humorvoll, aufrichtig und vollkommen echt sie war. Vom Aussehen her hätten wir nicht unterschiedlicher sein können – sie ist blond und 1,92 Meter groß –, aber wir teilten dieselbe Leidenschaft für Gesundheit und Fitness. Reece hat damit Karriere gemacht und zeigt auf eindrucksvolle Weise, dass stark schön ist.

WAS IST IHR BESTER BEAUTYTIPP?

Mein wichtigster Beautytipp ist Zufriedenheit. Die Haut ist ein äußerer Spiegel des inneren Wohlbefindens. Ich habe drei Töchter, da ist Stress unvermeidbar. Ob man arbeitet oder eine Familie hat, es gibt immer Dinge, die einem wichtig sind, und die verursachen Stress. Ich frage mich dann: „Ist es die Aufregung wert?" Wenn nicht, lasse ich den Stress gar nicht erst zu. Ich glaube, es gibt bei Beziehungen eine gesunde Art, Gefühle gleich auszusprechen und nicht zu unterdrücken. Ich betätige mich körperlich und esse gesund und deshalb fühle ich mich nicht nur gut, sondern kann auch gut mit Stress umgehen.

WAS SIND DERZEIT IHRE LIEBSTEN WORKOUTS?

Ich mache drei Tage pro Woche hochintensives Zirkeltraining. Im Sommer mache ich an drei Tagen ballistisches Pool-Training mit Hanteln unter Wasser. Man kann so wirklich hart trainieren, ohne den Körper zu überbeanspruchen. Es handelt sich um eine Form des Krafttrainings, die schonender ist für Muskeln, Knochen und Sehnen. Je mehr hochintensives Training – kurze, hochenergetische Workouts – oder ballistisches Training man in fortgeschrittenem Alter machen kann, desto besser.

WAS SIND IHRE TIPPS FÜR DIE SCHÖNHEIT VON INNEN?

Omega-3-Ergänzungsmittel sind sehr gut für Ihre Haut. Ich nehme sie täglich. Auch blaugrüne Algen sind für die Haut gut. Der Geschmack ist nicht der allerfeinste (sie schmecken nach Tang), aber wenn Sie nur ein paarmal pro Woche eine kleine Menge davon nehmen, sieht man Ergebnisse.

WIE FINDEN SIE AN TAGEN ZU SELBST-VERTRAUEN, AN DENEN IHNEN NICHT DANACH ZUMUTE IST?

Sie können durch eine entsprechende Körperhaltung beeinflussen, wie Sie sich fühlen. An Tagen, an denen ich nicht so gut drauf bin, achte ich konsequent darauf, übertrieben aufrecht zu stehen und selbstbewusst zu gehen. Wenn Sie sich schlecht fühlen und gebeugt und mit hängenden Schultern dastehen, bekräftigen Sie die schlechte Laune körperlich. Mit einigen kleinen Haltungsveränderungen helfen wir uns selbst. Das lässt sich auch wissenschaftlich belegen.

SIE LEBEN AUF HAWAII UND SIND OFT DRAUSSEN IN DER SONNE. WIE SCHÜTZEN SIE IHRE HAUT?

Ich bin keine große Sonnenanbeterin, obwohl ich viel draußen bin. Aber ein wenig Sonne täglich schadet uns nicht. Ich finde es nur wichtig, dass man Maß hält, dass man sich vor der Sonne schützt, aber auch in der Sonne ist, um Vitamin D zu tanken.

Ein- oder zweimal im Jahr mache ich eine Mikrodermabrasion, bei der mit einer Art Sandstrahl tote Haut abgetragen wird. Für mich gilt: Weniger ist mehr.

WAS IST DIE GRÖSSTE HERAUSFORDERUNG, VOR DER SIE GESTANDEN HABEN, UND WIE SIND SIE DAMIT FERTIG GEWORDEN?

Als Kind habe ich fünf Jahre lang bei Freunden meiner Mutter gewohnt und in dieser Zeit ist mein Vater gestorben. Bis etwa siebzehn hatte ich kein leichtes Leben. Aber ich sage immer, dass wir gute und schlechte Karten ausgeteilt bekommen und dass eine Zeit kommt, in der man zu schätzen weiß, was man aus den schlechten Karten gelernt hat. Und in der man erkennt, dass man auch gute Karten hat und mit seinem Blatt zufrieden sein kann. Es geht um die richtige Perspektive – dass man sich darauf konzentriert, was gut ist, oder auf die Gaben, die man bekommen hat. Und da findet man immer was.

„Mein wichtigster Beautytipp ist Zufriedenheit."

Hannah Bronfman

Hannah gehört zu den Menschen, denen die Energie nie auszugehen scheint. Sie ist herzlich und offen und hat immer ein Lächeln auf den Lippen. Sie ist Mitbegründerin der Beautified-App, die Frauen hilft, einen Last-Minute-Schönheitstermin zu bekommen. Außerdem ist sie eine weltweit gefragte DJane. Es überrascht deshalb nicht, dass sie auf Instagram und auf ihrer Lifestyle-Seite HBFIT.com, auf der sie sich mit Fitness, Gesundheit und Schönheit beschäftigt, sehr viele Follower hat.

WANN WURDE FITNESS ZU EINEM TEIL IHRES LEBENS?

Ich habe bis sechzehn getanzt. In der Highschool habe ich Mannschaftssportarten gemacht und im College war ich auch sehr aktiv. Als meine Großmutter, die ihr Leben lang an Magersucht litt, starb, war das eins der Erlebnisse, die in mir den Wunsch weckten, ein erfülltes und gesundes Leben zu führen, wie sie selbst es nie konnte. Ich war damals im College und dieser Verlust hat meine Reise der Selbsterkundung und Selbstliebe ausgelöst.

WARUM IST EINE MISCHUNG VERSCHIEDENER WORKOUTS FÜR SIE SO WICHTIG?

Das Gleichgewicht zwischen verschiedenen Workouts ist für mich entscheidend. Wenn ich fünfmal in der Woche trainiere, mache ich gerne jeden Tag etwas anderes. Ob das nun Pilates ist, Boxen, ein Tanz- oder Trampolinkurs oder Gewichtheben mit meinem Trainer, ich wechsle gern ständig, damit mir nicht langweilig wird.

Ich habe das Gefühl, wenn mein Körper sich an nichts gewöhnen kann, trainiert er am effektivsten.

EINS IHRER MOTTOS IST „WORK HARD, PLAY HARD". WAS BEDEUTET DAS FÜR SIE?

Es ist das Motto, nach dem ich lebe. Ich arbeite wirklich hart, im Fitnessstudio genauso wie in meinem Beruf – ich stecke viel Kraft und Engagement in diese Bereiche meines Lebens. Aber ich habe auch gerne Gäste oder gehe mit Freunden aus. Ich bin wirklich ein geselliger Mensch und habe gerne andere Menschen um mich. Für mich ist es wichtig, die Freizeit, die ich habe, zu genießen und jeden Moment voll auszunutzen.

WAS SIND IHRE LIEBSTEN BEAUTY FOODS?

Ein Beauty Food ist Matcha. Der Grüntee in Pulverform gibt mir nachhaltig Energie ohne die Gefahr von Abstürzen, und er enthält viele Antioxidantien und Vitamin A, ist also sehr gesund. In meine warmen oder kalten Smoothies gebe ich außerdem zwei Esslöffel Collagen. Die Elastizität meiner Haut hat sich nur durch die Einnahme von Collagen mit der Zeit spürbar verändert. Ich würde sagen, Chlorophyll ist ein weiterer Favorit. Man kann es in flüssiger Form oder in Flüssiggelkapseln bekommen. Ich mag es flüssig, gebe zwei Pipetten in anderthalb Liter Wasser und trinke es. Es tut dem Blut, der Haut und der Verdauung wirklich gut. Auch Wasser tut der Schönheit gut. Wenn ich davon drei Liter am Tag trinke, merke ich deutlich, dass meine Augen nicht mehr so müde aussehen, selbst wenn ich zu wenig geschlafen habe.

SIE LEBEN SEHR GESUNDHEITS-BEWUSST, ABER WO SCHUMMELN SIE? MIT COCKTAILS? SÜSSIGKEITEN?

Ich will zu dem Leben stehen können, das ich führe. Wir arbeiten tagsüber doch alle körperlich und geistig richtig hart, und wenn ein abendlicher Drink zu Ihrem Lifestyle gehört, ist das okay. Ich denke nicht, dass man sich dafür schämen oder es missbilligen sollte. Ich trinke gerne Tequila, gewöhnlich pur, nur mit etwas Limette und Eis, weil ich abends nicht so viel Zucker zu mir nehmen will. Außerdem liebe ich Margaritas und im Sommer Roséweine. Ich versuche, keine Gewissensbisse zu haben, wenn ich spätabends noch etwas nasche oder gelegentlich eine Pizza esse. Alles in Maßen.

„Verlust hat meine Reise der Selbsterkundung und Selbstliebe ausgelöst."

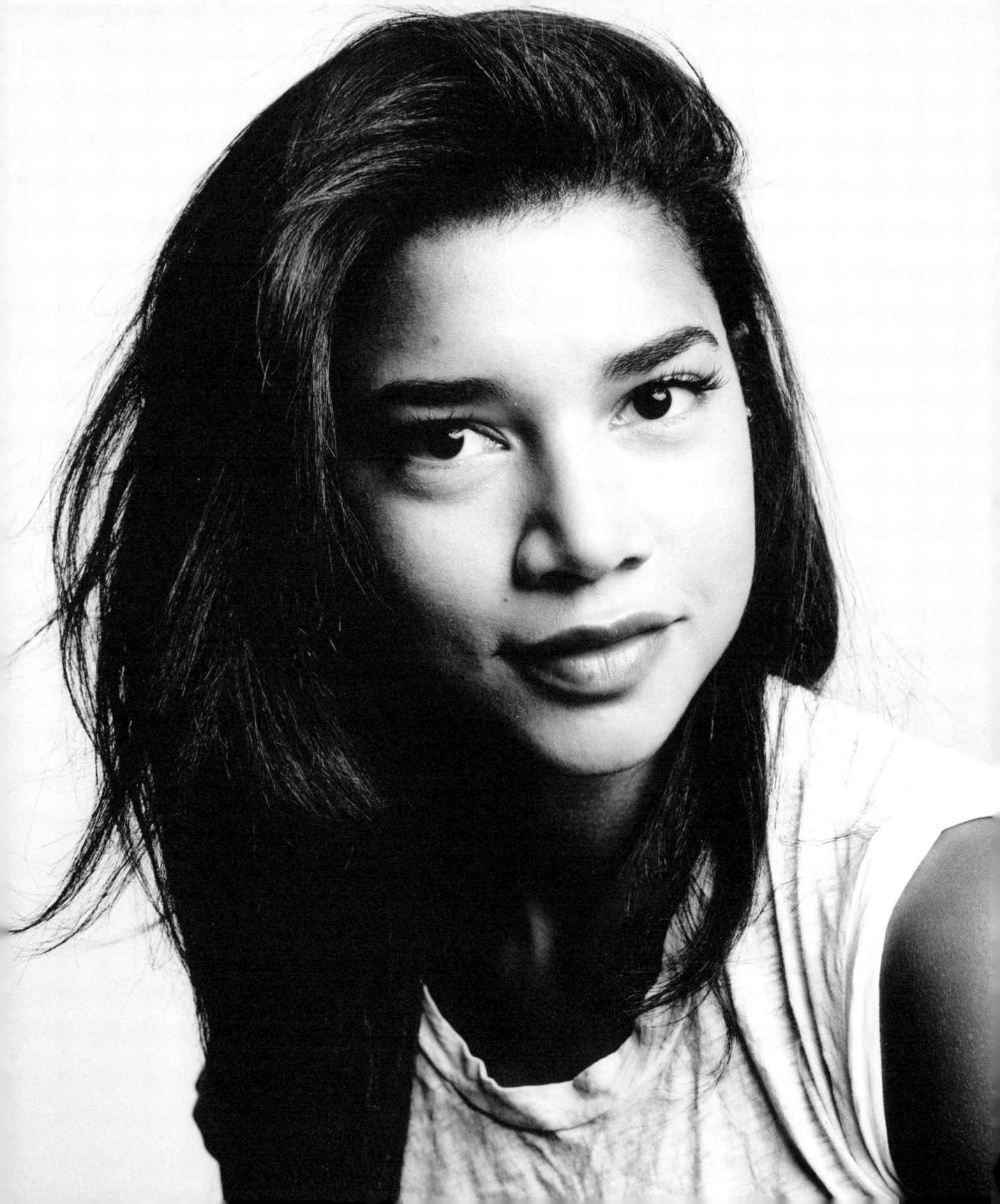

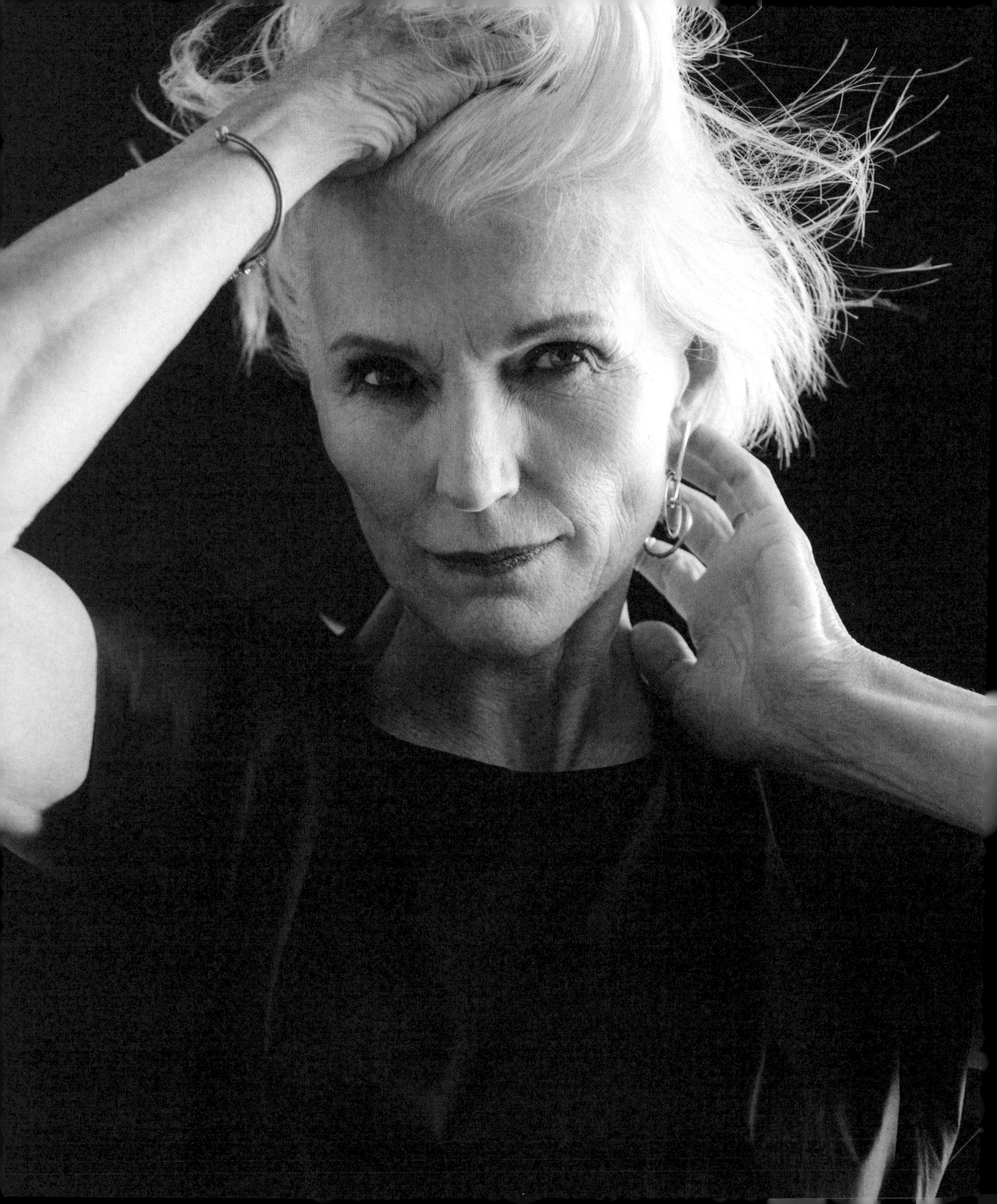

Maye Musk

Model Maye Musk hat mit achtundsechzig mehr zu tun denn je. Mit fünfzehn hat sie angefangen zu modeln. Mit sechzig hat sie beschlossen, zu ihren grauen Haaren zu stehen, und vor kurzem hatte sie einen der größten Erfolge ihrer Karriere: Sie wurde für die Cover von *Elle Québec*, *Time* und *New York Magazine* gebucht. Aber Modeln ist nicht Mayes einziger Beruf. Sie ist auch eine erfolgreiche Ernährungsberaterin und der lebende Beweis für die enge Verbindung zwischen Gesundheit und Schönheit. Zusätzlich zu den beiden Berufen hat Maye noch als alleinerziehende Mutter drei Kinder großgezogen: den Filmemacher Tosca Musk, den Unternehmer Kimbal Musk und Tesla-Chef Elon Musk.

WANN HABEN SIE ZUM ERSTEN MAL GEMERKT, DASS ERNÄHRUNG UND SCHÖNHEIT MITEINANDER ZU TUN HABEN?

Anfangs habe ich das überhaupt nicht gemerkt und das Ernährungsbusiness und das Modeln getrennt. Jetzt, wo ich über sechzig bin, überschneiden sich die beiden Bereiche mehr denn je. Gesundheit und viel Energie sind wichtig, wenn man Model ist und Vorträge hält. Bei Fotoshootings plaudern jüngere Models gerne mit mir. Die größte Schwierigkeit ist, das Gewicht zu halten. Wir müssen die meiste Zeit sehr bewusst essen. Die Versuchung lauert überall!

WAS IST IHR LIEBSTES BEAUTY FOOD?

Sachen, vor denen andere Menschen aufgrund von Märchen und Modediäten zurückschrecken: Obst und Gemüse, Milch, Joghurt, Vollkornweizenbrot, Getreide und Kartoffeln, Hülsenfrüchte und Nüsse.

SCHUMMELN SIE AUCH MAL?

Ja, ich bin eine Naschkatze! Schokolade und Süßigkeiten sind eine große Versuchung und ich muss mich wirklich sehr beherrschen, damit ich nicht zu viel davon verschlinge. Wenn meine Freunde ein Dessert bestellen, warne ich sie, dass ich wahrscheinlich das meiste davon essen werde. Aber dann esse ich wieder ein paar Tage sehr gesund.

WAS TUN SIE FÜR IHR ALLGEMEINES WOHLBEFINDEN?

Ich plane meine Mahlzeiten und Snacks, um dem Hunger vorzubeugen. Wenn man erst Hunger hat, isst man hemmungslos alles! Ich habe zu Hause immer nährstoffreiches Essen, und wenn ich auswärts esse, passe ich beim Bestellen auf. Es ist nicht leicht, aber unbedingt notwendig. Wenn man älter ist und zu viel isst, büßt man mehr und länger.

WIE HALTEN SIE SICH FIT UND STARK?

Ich gehe viermal am Tag mit meinem Hund spazieren. Etwa fünfmal pro Woche trainiere ich auf dem Laufband oder Spinning-Bike oder ich schwimme eine halbe Stunde. Jeden zweiten Tag mache ich Hanteltraining und Dehnübungen. Ich forciere nichts, weil ich davon Schmerzen bekomme. Wenn ich in großen Städten modele, gehe ich gerne zu Fuß zur Arbeit – ich trainiere beim Sightseeing.

SIE SIND SEIT ÜBER FÜNFZIG JAHREN MODEL. WAS WAR IHRER MEINUNG NACH AUSSCHLAGGEBEND FÜR DIESEN ERFOLG?

Wichtig ist, das Gewicht zu halten. Ich trage jetzt Größe 36. In den 1980er-Jahren war ich Model für Übergrößen. Ich wollte nicht mehr ständig Diät halten und habe überlegt, das Modeln aufzugeben. Dazu ist es dann nicht gekommen, denn Models für Übergrößen waren damals gefragt. Als Model wird man oft abgelehnt, das gehört zum Job. Man darf sich nicht daran aufreiben, sondern macht einfach weiter. Ich hatte eine gutgehende Praxis für Ernährungsberatung und habe auf der ganzen Welt Vorträge über gesunde Ernährung gehalten, deshalb haben mir Ablehnungen nichts ausgemacht.

WELCHEN BEAUTYTIPP HABEN SIE FÜR FRAUEN ÜBER SECHZIG?

Meiden Sie die Sonne oder setzen Sie einen Hut auf.

WAS IST DER BESTE BEAUTYTIPP, DEN SIE KENNEN?

Sei zufrieden, denke positiv und lächle.

WANN UND WIE HABEN SIE ZU IHREM SELBSTVERTRAUEN GEFUNDEN?

Meine Geschwister und ich sind mit großem Selbstvertrauen aufgewachsen, weil wir wunderbare Eltern hatten. Dieses Selbstvertrauen wurde mir aber oft genommen. Ich habe nur einfach immer weitergemacht, um zu überleben. Jeder erlebt seine Tragödien, aber darüber nachzudenken und zu grübeln macht einen unglücklich. Jetzt habe ich mein Selbstvertrauen wiedergewonnen. Es ist wunderbar, über sechzig zu sein.

„Gesundheit und viel Energie
sind wichtig."

Cassandra Grey

Cassandra Grey verbindet auf ihrer Internetseite *Violet Grey* Hightech, Hollywood und die Schönheitsindustrie. Eine pfiffige Idee, aus der eine besonders coole Online-Adresse geworden ist. Neben einem chic aufgemachten virtuellen Magazin namens *The Violet Files* ist dort eine Auswahl der besten Produkte versammelt, ausgewählt von Beautyinsidern und Visagisten aus Hollywood. Alles wirkt modern, glamourös und perfekt gestylt, wie es auch für Cassandra selbst charakteristisch ist.

WAS IST DER BESTE MAKEUP-TIPP, DEN SIE KENNEN?

Putzen Sie sich die Zähne mit französischem Natron, dann werden sie schön weiß. Schöne und saubere Zähne sind alles.

WELCHE SCHÖNHEITSBEHANDLUNGEN BEWIRKEN NACH IHRER EIGENEN ERFAHRUNG TATSÄCHLICH ETWAS? WAS IST IHNEN DARAN WICHTIG?

Gesichtsbehandlungen mit Nanostrom-Technologie haben eine Wirkung. Massagen am Sonntagabend tun der Haut gut.

WAS HABEN SIE IM BEAUTYBUSINESS ÜBER DIE SCHÖNHEIT GELERNT?

Es geht in diesem Geschäft um das Selbstwertgefühl.

WAS SIND IHRE LIEBSTEN BEAUTY FOODS?

Avocado, Kokosöl und Zitronenwasser.

GIBT ES UNGESUNDE SACHEN, DIE SIE LIEBEN?

Über den großen Teich fliegen, Grillkäse und Pfannkuchen.

WAS TUN SIE FÜR IHR WOHLBEFINDEN?

Viel lesen und viel schlafen.

WIE HALTEN SIE SICH BEI KRÄFTEN?

Durch die Liebe zu meiner Familie.

WIE BEHELFEN SIE SICH AN TAGEN OHNE SELBSTVERTRAUEN?

Ich lasse mich von meiner Familie lieben.

WAS IST DAS GRÖSSTE HINDERNIS,
DAS SIE IN IHREM LEBEN ÜBER-
WUNDEN HABEN, UND WIE HABEN
SIE ES GESCHAFFT?

Ich habe unten angefangen. Das Geheimnis ist harte Arbeit, mit Verlaub. Der erste
Satz in *Departed – Unter Feinden* fasst
meine Ziele ganz gut zusammen, er lautet
in etwa so: „Ich will nicht Produkt meiner
Umgebung sein, ich will, dass die Umgebung mein Produkt ist."

„Das Geheimnis ist
harte Arbeit."

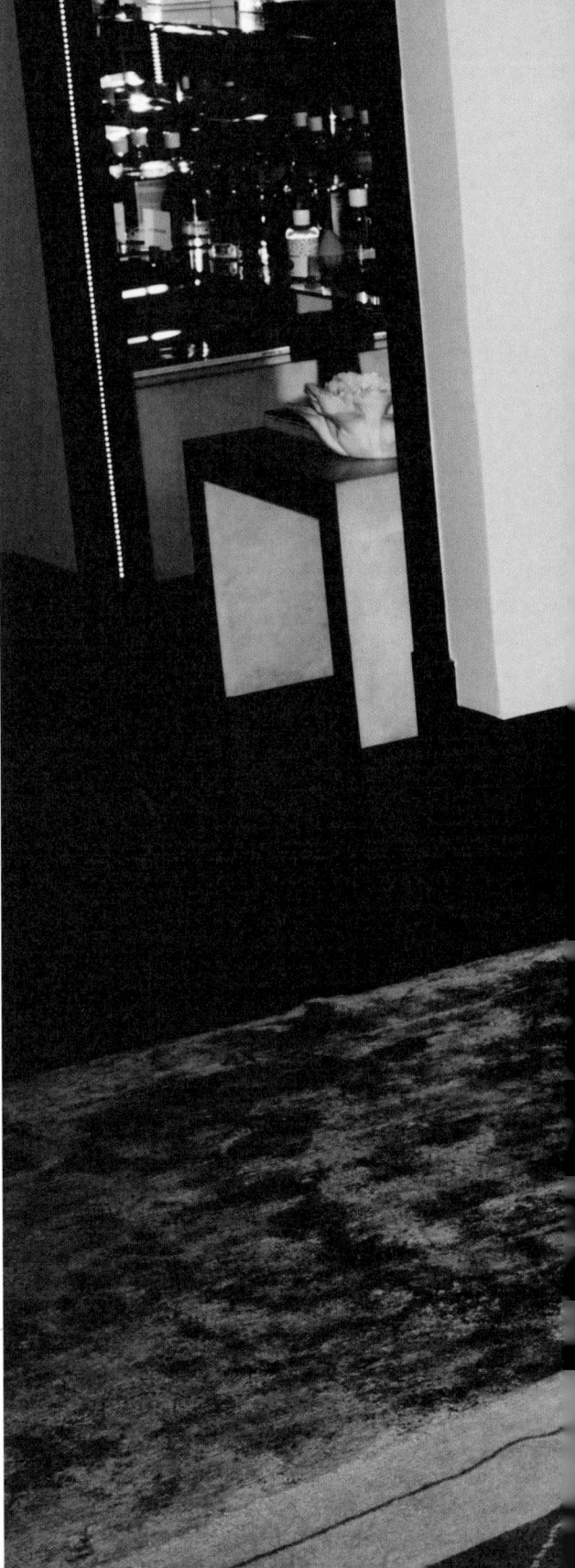

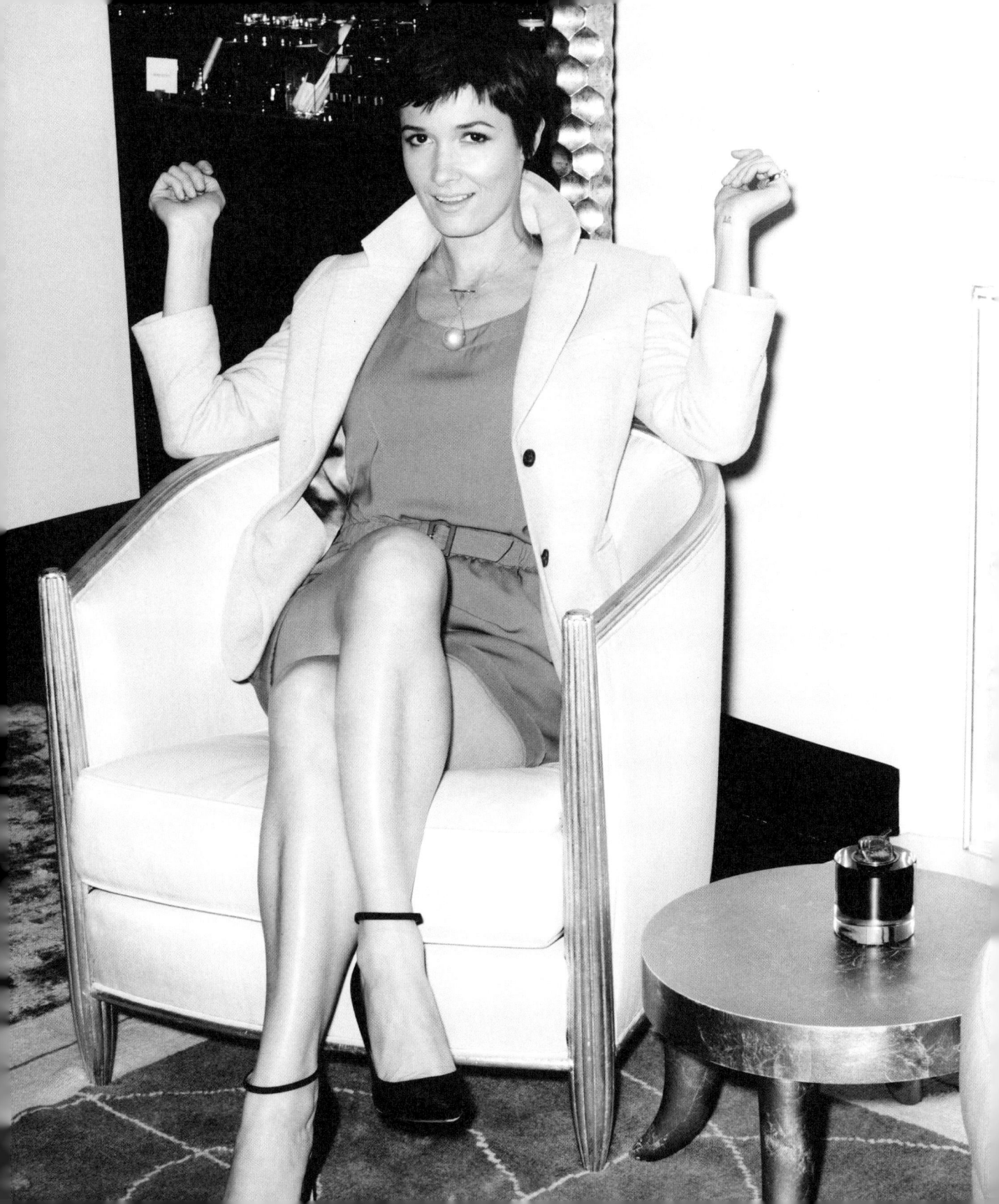

Elle Macpherson

Wer sich Elle Macphersons Account bei Instagram ansieht, weiß, warum sie den Spitznamen „The Body" bekommen hat. Sie sieht heute, mit über fünfzig, genauso unglaublich aus wie schon immer. Ich kenne sie seit den 1990er-Jahren, und Fitness und Gesundheit waren für das ehemalige Supermodel und die Unternehmerin immer wichtig. Ihr alterloses Aussehen schreibt Elle dem Verzehr basischer Lebensmittel zu. Sie begann damit, als sie Dr. Simone Laubscher kennenlernte, mit der sie als Partnerin die Firma WelleCo für Gesundheits- und Wellnessprodukte gründete. Das Unternehmen der vielbeschäftigten Mutter von zwei Kindern spiegelt ihren Glauben wider, dass Schönheit von innen kommt. „Ich weiß, wenn ich meine Zellen von innen richtig ernähre, zeigt sich das auch außen", sagt sie.

SIE ERNÄHREN SICH BASISCH. INWIEFERN UNTERSCHEIDET SICH DAS VON NUR GESUNDEM ESSEN?

Sich basisch zu ernähren heißt, mehr Pflanzen und weniger Tiere zu essen, was einfach klingt, aber knifflig sein kann. Aufgrund meines vollen Terminkalenders und meiner vielen Reisen durch verschiedene Zeitzonen habe ich manchmal Schwierigkeiten, mich gesund zu ernähren. Ich nehme das Nahrungsergänzungsmittel Alkalising Greens von WelleCo zu mir, weil es eine einfache und wirksame Alternative ist und außerdem vegan, aus organischem Anbau und glutenfrei. Das Ergänzungsmittel hält mich bei Kräften und versorgt mich gleichzeitig mit Vitaminen, Mineralien und Probiotika.

WAS IST DER ZUSAMMENHANG ZWISCHEN BASISCHER ERNÄHRUNG UND SCHÖNHEIT?

Der Säure-Basen-Haushalt des Körpers bestimmt den pH-Wert, dessen Ausgeglichenheit wesentlich zum allgemeinen Wohlbefinden beiträgt. Der optimale pH-Wert liegt meines Wissens zwischen 6,5 und 7,5. Doch der moderne Lebensstil und eine von Milchprodukten, rotem Fleisch und Fertigprodukten dominierte Ernährung können das gesunde Gleichgewicht stören. Viele von uns haben einen übersäuerten Körper, was kleine und große Gesundheitsprobleme verursacht. Als ich das Basenpulver täglich nahm, stellte ich fest, dass ich keine trockene Haut mehr hatte, dass meine Haut praller wirkte und einen „basischen Glow" hatte, wie Ernährungswissenschaftler sagen. Die Haut ist ein hervorragendes Barometer für das innere Befinden.

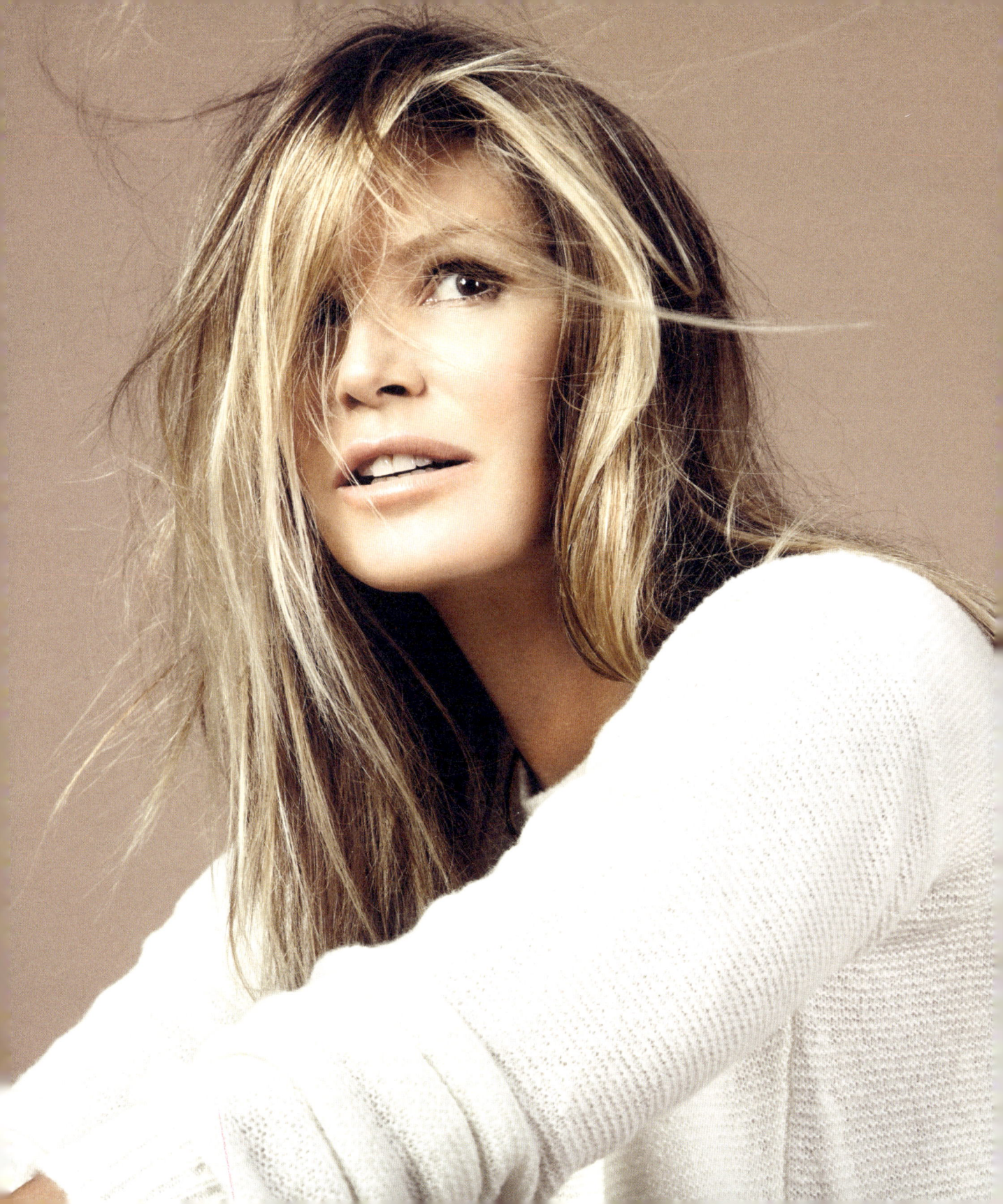

WAS IST IHR LIEBSTES BEAUTY FOOD?

Zuallererst Wasser! Ich liebe grünes Gemüse, Rote Bete und Avocado. Außerdem das meiste Obst, einschließlich Mangos, Papayas, Brombeeren und Kokosnüssen. Sie sind alle voller Antioxidantien und Vitamine, enthalten wenig Fett und Kalorien und sind eine köstliche Nascherei an Sommertagen.

ICH WEISS, DASS SIE VIELE ALTERNATIVE THERAPIEN AUSPROBIERT HABEN. WELCHE HATTE DIE GRÖSSTE WIRKUNG?

Die Aromatherapie eignet sich hervorragend dazu, die Nerven zu beruhigen und einem ein Gefühl inneren Friedens zu geben.

WAS TUN SIE, UM STARK ZU BLEIBEN?

Für mich ist zentral wichtig, dass etwas Freude macht, deshalb gehe ich körperlichen Betätigungen nach, bei denen mir das Herz aufgeht. In meiner Freizeit fahre ich Ski, gehe schwimmen oder wandern. Oder ich gehe einfach nur spazieren und genieße die Natur.

WIE FINDEN SIE AN TAGEN ZU SELBSTVERTRAUEN, AN DENEN IHNEN NICHT DANACH ZUMUTE IST?

Ich meditiere jeden Morgen eine halbe Stunde. Die Meditation hilft mir, mein Gleichgewicht zu finden, damit ich mich stark und zuversichtlich fühle. Und ich sorge dafür, dass ich gut schlafe, um genug Energie für den nächsten Tag zu haben. Meine Ziele sind letztlich Zufriedenheit und Wohlbefinden.

WAS IST DAS GRÖSSTE HINDERNIS, DAS SIE IN IHREM LEBEN ÜBERWUNDEN HABEN, UND WIE HABEN SIE ES GESCHAFFT?

An mich zu glauben. Jetzt, mit zweiundfünfzig, weiß ich, dass Selbstvertrauen von Lebenserfahrung, Einfühlungsvermögen und Liebe kommt.

WAS IST DER BESTE MAKEUP-TIPP, DEN SIE KENNEN?

Weniger ist mehr. Wer gesund ist, hat eine gesunde Haut und braucht weniger Makeup, denn die Haut strahlt von selbst. Ich wähle Makeup-Produkte, die pur sind und natürlich aussehen. Deshalb liebe ich auch das Lipgloss von Bobbi Brown – es ist leicht und natürlich. Außerdem verwende ich Augenbrauenstifte. Da ich blond bin, kann ich meine Brauen durch Ausfüllen stärker als Rahmen der Augen definieren.

„Jetzt, mit zweiundfünfzig, weiss ich, dass Selbstvertrauen von Lebenserfahrung, Einfühlungsvermögen und Liebe kommt."

Olivia Munn

Gleich bei meinem ersten Interview mit Olivia Munn hat es zwischen uns geklickt. Sie war in L.A. unterwegs, ich saß in meinem Schlafzimmer in New Jersey und wir plauderten über alles Mögliche. Ich liebe Olivias offene und lustige Art. Außerdem ist sie super-inspirierend. Sie hat einen schwarzen Gürtel in Taekwondo und einen Wahnsinnsfreund, der zufällig Quarterback der Green Bay Packers ist, arbeitet erfolgreich als Schauspielerin und Fernsehmoderatorin und ist dabei so bodenständig, wie es nur geht. Dank unglaublicher Fitnessanforderungen für ihre Filme ist sie in 1A-Form. Sie ist ständig auf der Suche nach dem nächsten großen Trend in Sachen Beauty. Unter anderem isst sie Nahrungsmittel, die Hyaluronsäure enthalten. Schönheit von innen nach außen!

MIT WELCHEN ÜBUNGEN ODER WORKOUTS HALTEN SIE SICH AUF DEM SET FIT?

Ich habe mich für *X-Men* in Form gebracht, ohne daran zu denken, was das für mein Aussehen bewirkte. Mein Ziel war es, täglich eine neue Übung zu lernen. Die Nebenwirkung davon war, dass ich abnahm und meine Muskelspannung verbesserte. Mein Kopf hat trainiert und mein Körper die Ergebnisse bekommen. Ich glaube, ein solches Workout funktioniert bei mir am besten. Ich will nicht daran denken, wie ich aussehe oder ob ich in eine bestimmte Jeans passe. Lieber will ich einfach so fit, gesund und stark sein, wie ich kann. Denn dann ergibt sich alles andere von selbst.

STIMMT ES, DASS EIN HYPNOTISEUR SIE FÜR DAS FITNESSTRAINING BEGEISTERT HAT?

Ja, das stimmt. Ich habe schon als Jugendliche immer viel Turnen, Cheerleading und Taekwondo gemacht. Das Training war dabei sehr zielorientiert. Wenn ich einen Spinning-Back-Kick machen wollte, habe ich die Bewegung einfach in ihre Teile zerlegt und sie dann gelernt. Mit Joggen oder Gewichtheben hatte ich eigentlich nie viel am Hut. Der Hypnotiseur hat mir dann geholfen, eine Motivation dafür aufzubauen, denn ich hatte keine. Nicht einmal die Aussicht auf einen schlankeren, definierteren Körper konnte mich motivieren. Ich wusste allerdings, dass ich fit sein wollte. Etwas zu wollen und die Motivation aufzubringen, es zu tun, sind für mich manchmal zwei sehr verschiedene Dinge.

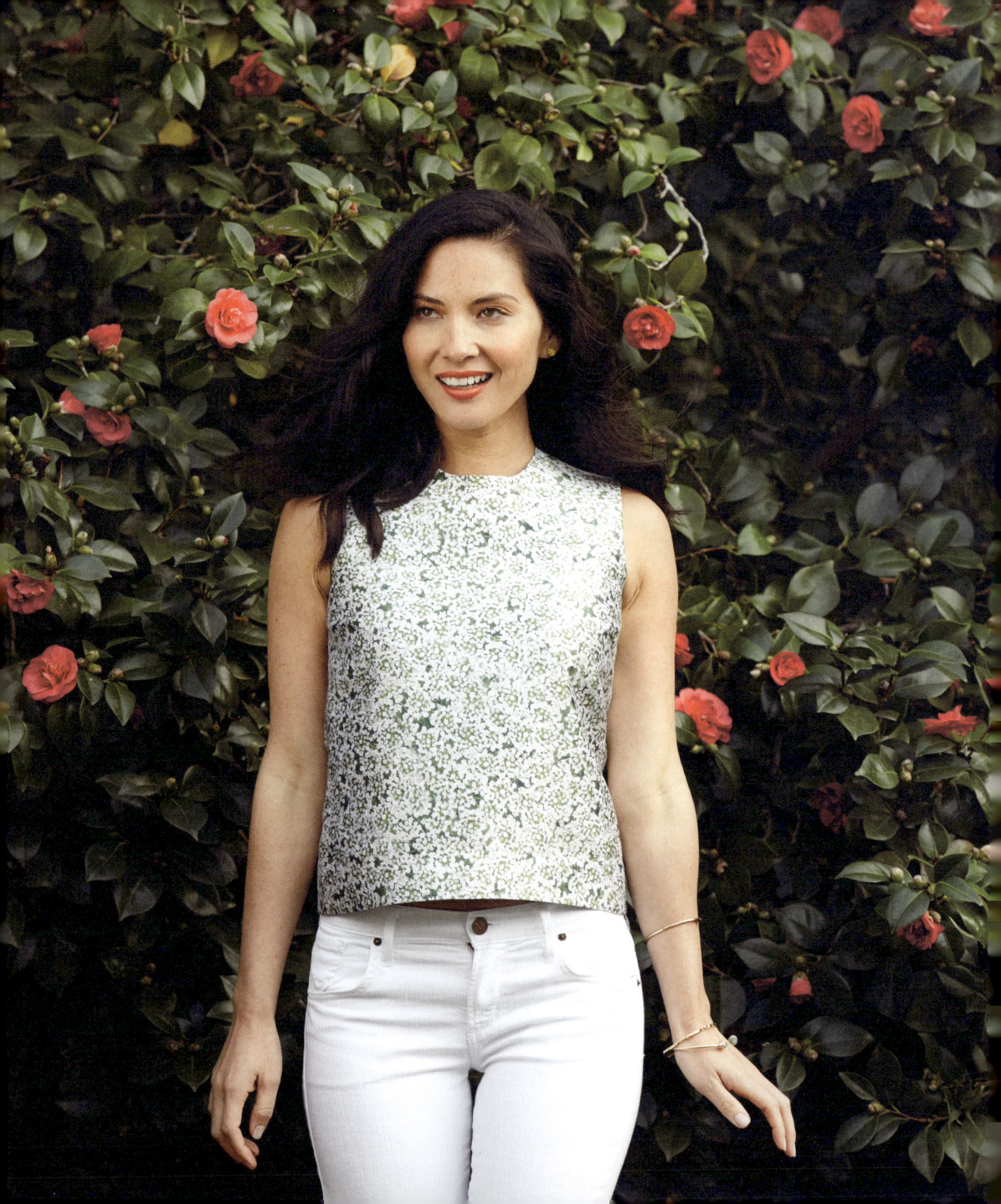

WIE HÄNGEN FITNESS UND SCHÖN-HEIT FÜR SIE ZUSAMMEN?

Vor *X-Men* überhaupt nicht. Jetzt kann ich beides nicht mehr trennen. In Form zu sein macht mich stark, denn ich weiß dann, egal was das Leben mir zumutet, ich bin bestmöglich darauf vorbereitet – nicht nur körperlich, sondern auch geistig. Wenn ich Sprünge, Tritte oder Gleichgewichtsübungen beherrsche, gibt mir das Selbstvertrauen und ich fühle mich jedem Hindernis gewachsen. Und was die Schönheit betrifft, regt das Training die Durchblutung von Körper und Gesicht an. Studien zeigen, dass der Alterungsprozess dadurch verlangsamt wird und die Haut länger elastisch und geschmeidig bleibt.

WAS FÜR SCHÖNHEITSBEHAND-LUNGEN HABEN SIE AUSPROBIERT? WAS FUNKTIONIERT UND WAS NICHT?

Ich habe Ultherapy gemacht, eine Ultraschallbehandlung, die angeblich tief in die Haut eindringt und hilft, neues Collagen zu bilden. Die Wirkung sieht man am besten bei Leuten, deren Haut bereits erschlafft ist, ich bin deshalb nicht sicher, ob sie bei mir gewirkt hat. Ich habe sie nur einmal gemacht und es hat höllisch wehgetan. Die Schmerzen lagen auf einer Skala von 1 bis 10 bei 15. Ich hatte das Gefühl, als würde mir jemand immer wieder sekundenlang ein heißes Eisen ins Gesicht drücken. Es hieß, ich solle es einmal jährlich machen lassen, um dem Altern vorzubeugen, aber ich weiß nicht, ob ich diese Schmerzen noch einmal aushalte.

„In Form zu sein macht mich stark, denn ich weiss dann, egal was das Leben mir zumutet, ich bin bestmöglich darauf vorbereitet – nicht nur körperlich, sondern auch geistig. Wenn ich Sprünge, Tritte oder Gleichgewichtsübungen beherrsche, gibt mir das Selbstvertrauen und ich fühle mich jedem Hindernis gewachsen."

WAS IST IHR LIEBSTES BEAUTY FOOD?

Ich bin davon überzeugt, dass das, was wir essen, die Uhr beschleunigen oder zurückstellen kann. Sehr gern esse ich Dinge, die Hyaluronsäure enthalten: Okraschoten, Mangos, Koriander, bestimmte Kartoffeln. Sonnenflecken wegmachen zu lassen verjüngt ganz ungemein. Meine Sommersprossen liebe ich, aber Sonnenflecken und Sommersprossen sind nicht dasselbe. Am Abend verwende ich Dark-Mark Fading Pads, um die Extrasonne zu reduzieren, die ich am Tag abbekommen habe, und meinen Hautton möglichst gleichmäßig zu halten.

WAS IST DAS GRÖSSTE HINDERNIS, DAS SIE IN IHREM LEBEN ÜBERWUNDEN HABEN, UND WIE HABEN SIE ES GESCHAFFT?

Ich muss ständig gegen meine Angst ankämpfen. Im vergangenen Jahr habe ich dabei große Fortschritte gemacht, auf die ich sehr stolz bin. Meine Ängste äußern sich in Zwangsneurosen und Trichotillomanie. Menschen, die mit so etwas leben müssen, verstehen mich, wenn ich sage, dass es eine sehr anstrengende Reise ist. Sich zu ändern ist nicht so leicht, wie es klingt. Aber ich komme ganz allmählich voran, auch wenn es manchmal nur Zentimeter sind. Indem ich keine plötzlichen Änderungen erzwinge, sondern mir Zeit lasse und manchmal sogar Stillstand in Kauf nehme, kann ich meine Fortschritte ausbauen. Ich denke, das ist mein größter Erfolg – die kleinen Schritte, mit denen ich mich ganz allmählich von meinem Leben der Angst befreie.

WELCHEN BESONDERS GUTEN MAKEUP-TIPP HABEN SIE AUF DEM FILMSET GELERNT?

Vor der Foundation den Concealer in einem auf dem Kopf stehenden Dreieck unter den Augen anzubringen. Das lenkt das Licht besonders auf die Augen.

ZU WELCHEM MAKEUP GREIFEN SIE, WENN SIE EINEN SCHLECHTEN BEAUTY-TAG HABEN?

Ich nenne es „Puppengesicht". Wenn ich mich schön fühlen will, schminke ich mir das ganze Gesicht mit Rouge, Augenbrauen und schön getönten Lippen. Wenn Lippen und Rouge fast identisch sind, wirkt das Gesicht richtig frisch und kompakt, wie ein kleines Puppengesicht.

Laila Ali

Über eine Frau, die sich im Boxring behauptet, kann man nur staunen. Vierfache Weltmeisterin zu sein, ohne als Kind Sport getrieben zu haben, ist noch viel unglaublicher. Laila Ali ist genau das. Die Tochter von Boxlegende Muhammad Ali war selbst im Ring erfolgreich und ist heute Wellness- und Fitnessexpertin. Intelligent, blendend aussehend, selbstsicher und gelassen, ist sie ein Beispiel dafür, wie Gesundheit, Schönheit und Selbstvertrauen zusammenhängen.

WAS HABEN SIE WÄHREND IHRER BOXKARRIERE ÜBER SICH GELERNT? WIE HAT ES IHRE SELBSTWAHRNEHMUNG BEEINFLUSST?

Ich habe gelernt, dass ich Sportlerin bin. Als Jugendliche habe ich nie Sport getrieben, erst das Boxen hat mich gelehrt, dass ich mit Disziplin, Konzentration und Engagement alles tun kann, was ich will. Als Boxerin verstehe ich mich immer als Kämpferin, körperlich und geistig.

HATTEN SIE SCHON IMMER SELBSTVERTRAUEN?

Ich hatte immer mehr davon als die meisten anderen Menschen. Ich glaube, bei Eltern aufzuwachsen, die mir keine Grenzen gesetzt haben, hat mir geholfen, Selbstvertrauen und eine positive Selbstwahrnehmung zu entwickeln. Ich habe schon früh begriffen, dass alle Fehler machen und niemand „vollkommen" ist. Deshalb habe ich keine Angst davor, mich auszudrücken, weil ich keine Angst vor dem Scheitern habe.

WAS SIND IHRE STANDARD-WORKOUTS JETZT, WO SIE NICHT MEHR IN DEN RING STEIGEN?

Ich mische gern! Beim Training schwitze ich gern und verlange mir alles ab, damit ich Ergebnisse sehe und spüre. Ich jogge, laufe, mache Spinning und trainiere mit dem Stairmaster. Ich trainiere auch mit dem Sandsack und mache Hantel- und Bauchmuskeltraining. Generell trainiere ich, bis ich richtig schwitze und meine Muskeln brennen, wenn möglich mindestens eine Stunde an vier Tagen die Woche.

WAS ESSEN SIE, UM IHRE ENERGIE AUFZUFÜLLEN?

Ich mache mir gern Superfood-Proteinshakes, weil ich damit am einfachsten zu der täglichen Nährstoffdosis komme, die mein Körper braucht. Ich mische Blaubeeren, Spinat, Kokosnussöl, Proteine, Avocado, Chlorella, Macapulver und Kakaopulver hinein. Außerdem liebe ich Süßkartoffeln als Energiespender!

GIBT ES EINEN BEAUTY-LOOK, DER IHNEN BESONDERS VIEL SELBST-VERTRAUEN GIBT?

Ich fühle mich am besten mit einer klaren, glatten, gut mit Feuchtigkeit versorgten Haut.

WAS IST IHRE BEAUTYROUTINE, WENN SIE NUR FÜNF MINUTEN HABEN?

Meine Schönheitspflege ist ganz einfach: Sie beginnt mit einem sauberen, hydra-tisierten Gesicht. Dann lege ich getönte Sonnencreme, Mascara und Lipgloss auf!

WAS IST DAS GRÖSSTE HINDERNIS, DAS SIE IN IHREM LEBEN ÜBERWUN-DEN HABEN, UND WIE HABEN SIE ES GESCHAFFT?

Die größte Herausforderung meines Lebens ist, mich geistig und körperlich so zu bremsen, dass ich ganz auf den gegenwärtigen Moment konzentriert bin. Manchmal bin ich so sehr mit Multitasking beschäftigt und zwischen den verschie-densten Dingen hin- und hergerissen, dass ich Angst bekomme und mich überfordert fühle. Die tägliche Meditation hilft mir da sehr. Sie ermöglicht mir, ein vielbeschäf-tigtes Leben zu führen, meinen Zielen und Pflichten gerecht zu werden und zugleich innerlich ausgeglichen zu sein. Doch muss ich ständig daran arbeiten.

„Als Boxerin verstehe ich mich immer als Kämpferin, körperlich und geistig."

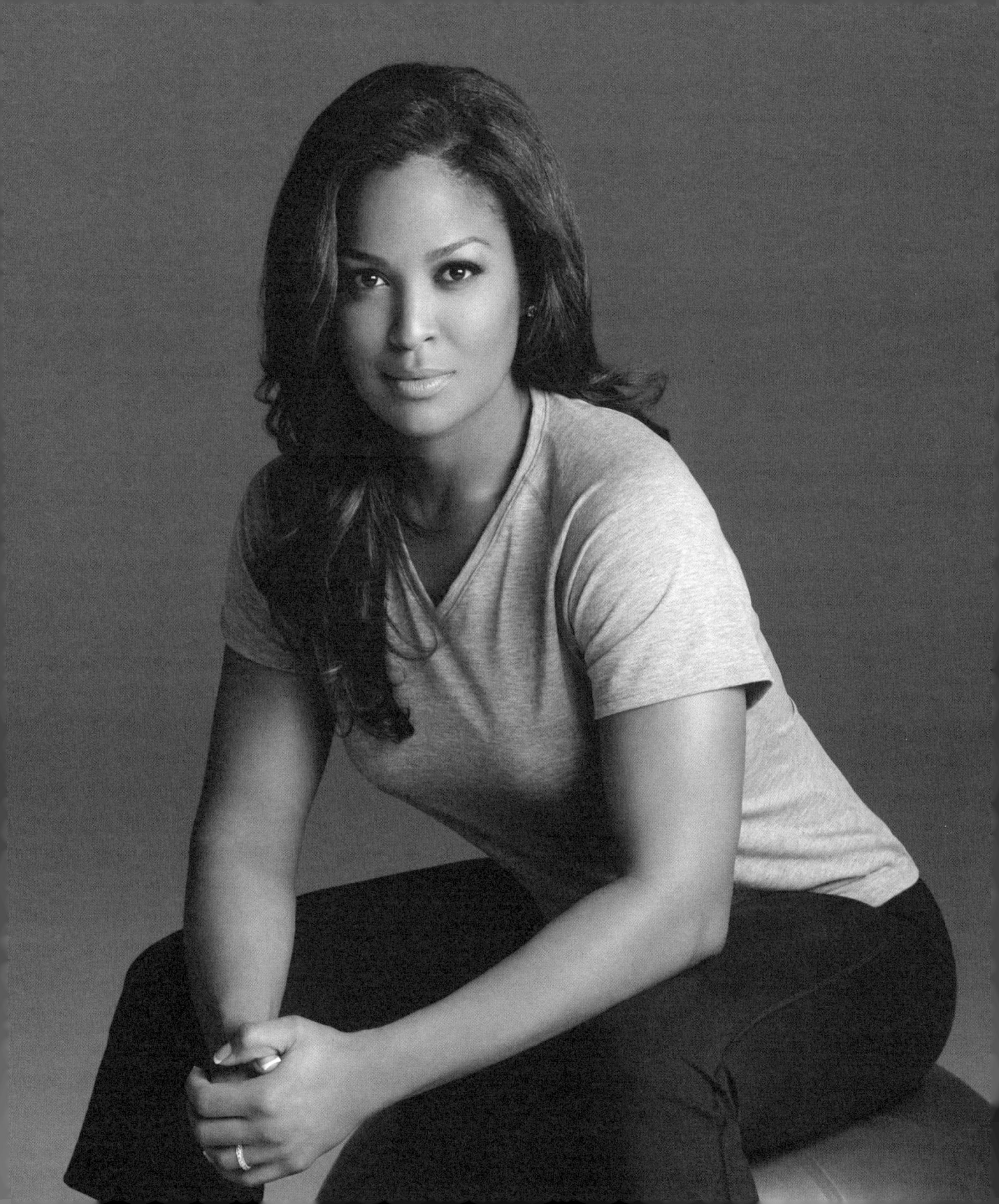

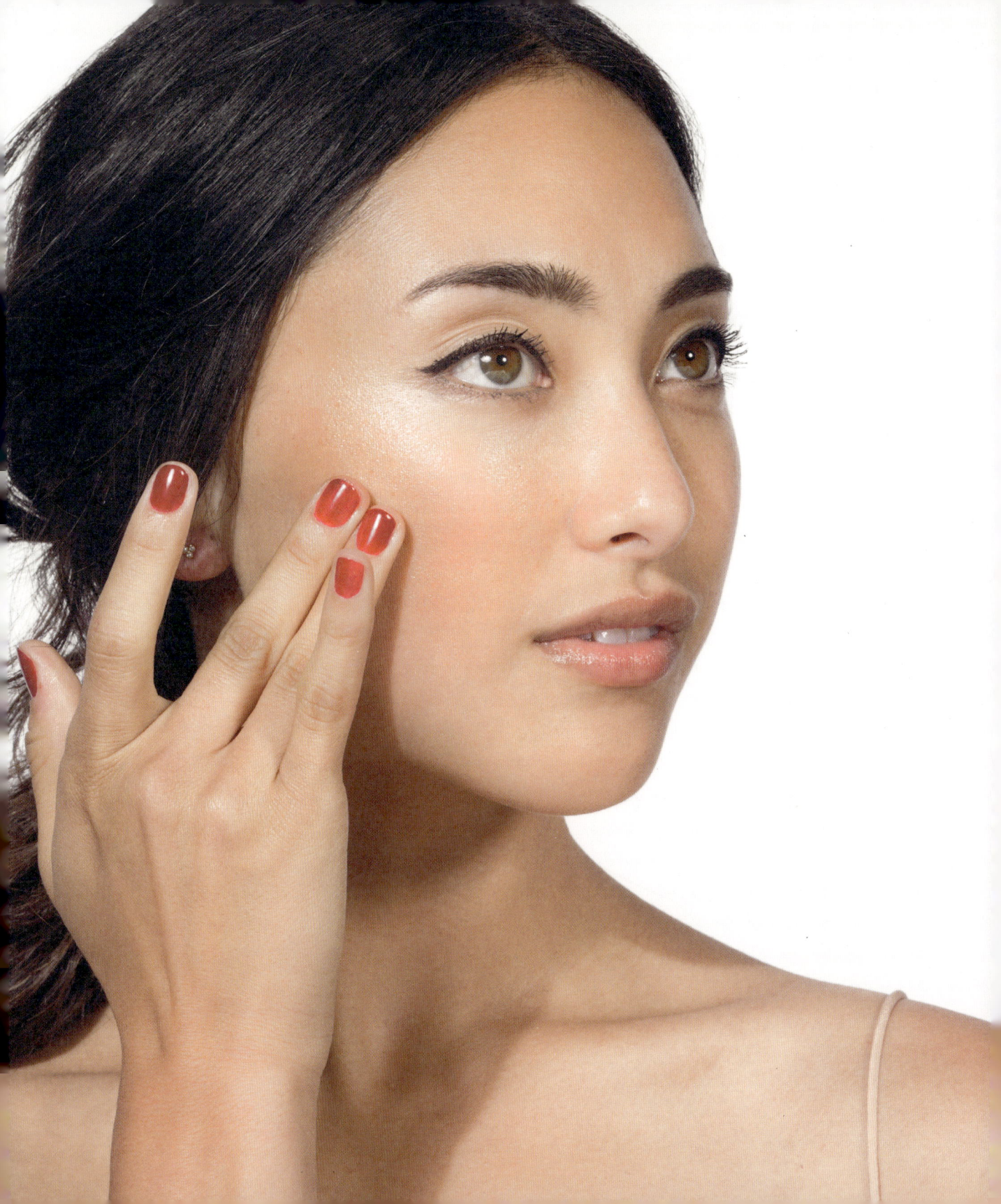

DIE HAUT, IN DER SIE STECKEN

Am schönsten ist für mich eine gesunde Haut. Ein strahlender Teint ist auf gute Gene und eine gesunde Lebensweise zurückzuführen und ich weiß aus eigener Anschauung, wie sich ein ungesundes Leben im Gesicht zeigt. Junge, schöne Models mit strahlenden Augen und Gesichtern sehen manchmal schon ein Jahr später müde und abgespannt aus. Rauchen, Drogen und zu viel Junkfood können selbst das Aussehen einer bildhübschen 18-Jährigen ruinieren. Aber ich habe es auch umgekehrt erlebt: Menschen, die ihre Ernährung umstellen und Sport treiben, sehen auf einmal dramatisch besser aus und fühlen sich auch viel besser.

Mein Rat ist einfach: Trinken Sie genug Wasser, schlafen Sie genug, essen Sie viele Beauty Food-Produkte, bewegen Sie sich und pflegen Sie Ihre sich verändernde Haut gut. Eine wirksame Methode, die Haut zu verbessern, ist Layering, also die Kombination verschiedener Feuchtigkeitsprodukte. Da Gesundheit und Schönheit zusammenhängen, kann bei Hautproblemen ein Ernährungsberater genauso hilfreich sein wie ein Hautarzt. Im Folgenden helfe ich Ihnen, unterstützt von Expertentipps, wie Sie Ihre tägliche Hautpflege vereinfachen können, in dem ganzen Rummel die Orientierung nicht verlieren, die besten Wirkstoffe herausfinden und das Geheimnis der gesunden Haut entdecken.

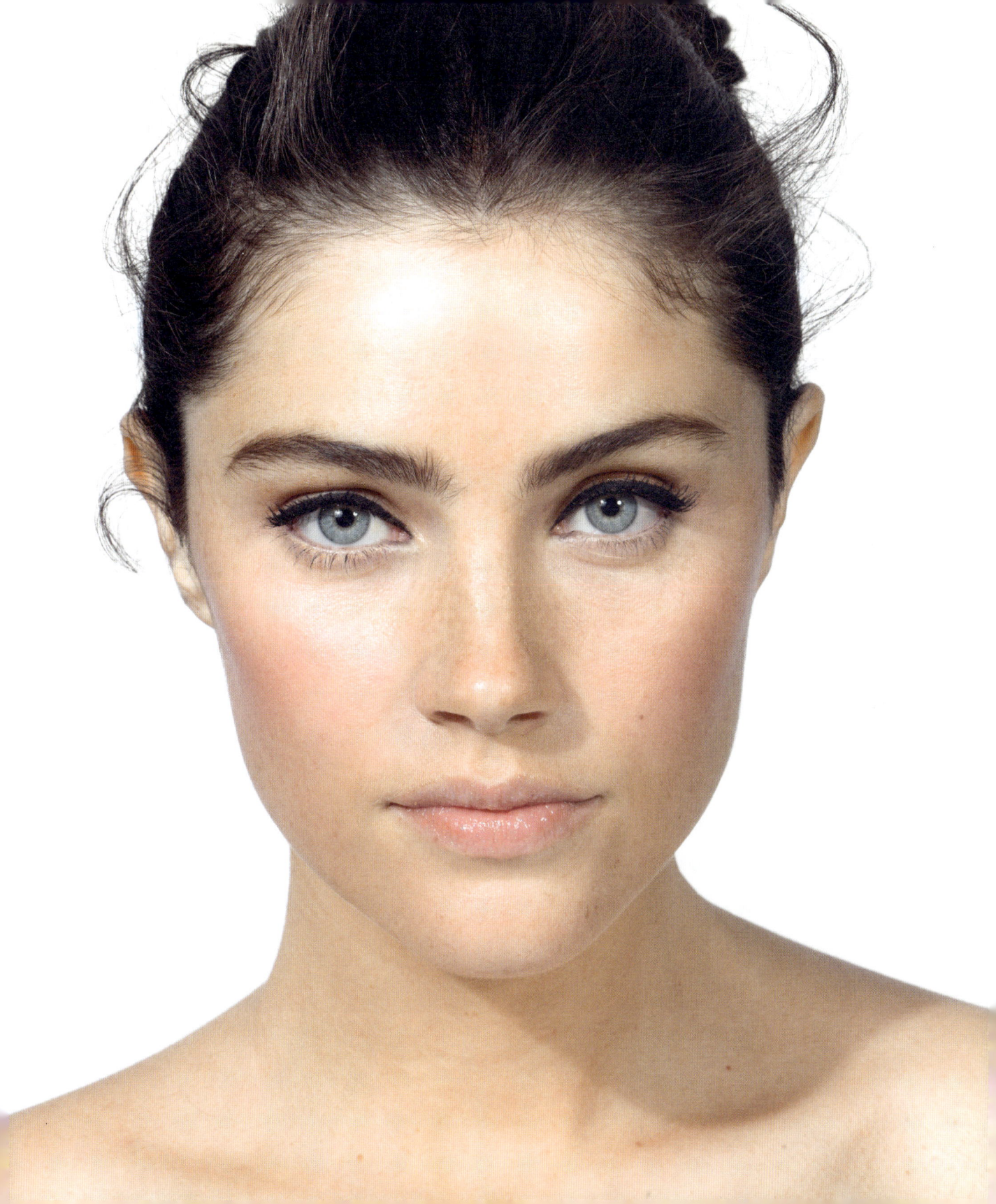

Die wirksamsten Stoffe der Hautpflege

TIPPS EINER DERMATOLOGIN

Um Ihnen die Orientierung zu erleichtern, nennt Dermatologin Dr. Sejal Shah aus Manhattan acht besonders wichtige Stoffe der Hautpflege, die die Haut tatsächlich verändern können.

Wachstums-faktoren

Peptide

Hyaluronsäure

Hydroxysäuren

Natürliche Öle

Retinol

Vitamin C

Vitamin B3

WACHSTUMSFAKTOREN UND PEPTIDE

Beide Wirkstoffe können die Haut reparieren und erneuern. Sie sind in vielen Anti-Aging-Cremes enthalten. Tragen Sie diese Cremes zweimal täglich auf, um die Produktion von Collagen und Elastin anzuregen. Wenn Sie das konsequent tun, wird sich die Hautbeschaffenheit deutlich verbessern.

HYALURONSÄURE

Hyaluronsäure ist der Hauptbestandteil von Fillern, die gespritzt werden, man findet sie aber auch in Cremes und Gels für Augen, Gesicht und Körper. Bei Anwendung eines Produkts mit Hyaluronsäure auf der Haut werden Sie eine sofortige Veränderung bemerken — Falten werden weicher, die Haut wirkt praller. Denn Hyaluronsäure ist ein natürlicher Bestandteil der Haut, mit dessen Hilfe sie Feuchtigkeit speichert. Die sofortige aufpolsternde Wirkung hält nur an, solange das Produkt auf der Haut ist. Doch bei regelmäßiger Anwendung wird die Haut dank der entzündungshemmenden und regenerierenden Wirkung der Hyaluronsäure weicher und glatter.

HYDROXYSÄUREN

Egal ob sie Fältchen oder verstopfte Poren bekämpfen wollen, Alpha- und Beta-Hydroxysäuren sind für die Erneuerung der Haut unverzichtbar. Sie sind in Gesichtsseren und Feuchtigkeitscremes enthalten, unterstützen die Zellerneuerung und helfen der Haut, alte Schichten abzustoßen, unter denen die glatte, neue Haut zum Vorschein kommt.

NATÜRLICHE ÖLE: AVOCADO, MARULA, OLIVE, TRAUBENKERN UND ANDERE

Feuchtigkeitsspendende natürliche Öle können trockene, empfindliche Haut restaurieren und erneuern. Sie sind reich an Fettsäuren und unterstützen die Barrierefunktion der Haut. Wenn Sie Produkte ohne chemische Zusatzstoffe bevorzugen, sind sie eine ausgezeichnete Alternative. Tragen Sie das Öl mit den Fingern oder einem Wattebausch direkt auf die Haut auf. Sie können es am ganzen Körper verwenden oder nur an trockenen Stellen wie Fersen, Ellbogen und Nagelhaut.

RETINOL

Das bewährte Anti-Aging-Mittel Retinol regt die Produktion von Collagen und Elastin an, vermindert Hyperpigmentierung und unterstützt die Zellerneuerung durch Abschälung der oberen Hautschichten. Die Anwendung sollte nachts erfolgen, da Sonnenlicht die Wirkung beeinträchtigen kann. In manchen Fällen führt Retinol zu Hautreizungen. Wenden Sie es deshalb anfangs nur jede zweite Nacht an, bis Ihre Haut sich daran gewöhnt hat. Sie brauchen nur eine kleine Menge. Kombinieren Sie

Retinol nachts mit lindernden Cremes mit Wachstumsfaktoren, Peptiden oder Vitamin B3, die die Haut beruhigen und mit Feuchtigkeit versorgen. Freiverkäufliche Produkte sind ein guter Anfang, weil sie milder sind als verschreibungspflichtige.

VITAMIN C

Dieses Antioxidans glättet die Haut, hemmt Entzündungen, lindert Fältchen und Runzeln, reduziert Hyperpigmentierung und schützt vor schädlichen freien Radikalen. Es ist ein Wundermittel. Bei täglicher Anwendung unter einer Sonnenschutzcreme schützt die Creme Sie vor UV-Strahlung und Vitamin C wirkt Schädigungen durch die Sonne entgegen. Wählen Sie Vitamin-C-Konzentrate oder -Seren in dunklen Fläschchen und als Spray, um den Kontakt mit Luft und Licht zu minimieren, der die Wirkung des Vitamins beeinträchtigt. Besonders wirksame Produkte sind meist teurer, lohnen sich aber.

VITAMIN B3

Vitamin B3 (auch Nicotinamid) ist hervorragend für überempfindliche Haut geeignet, denn es hemmt Entzündungen und Hautreizungen. Es kann auch bei Rötungen und Verfärbungen helfen und unterstützt die Schutzfunktion der Haut. Die Haut wirkt gesünder, strahlender und straffer.

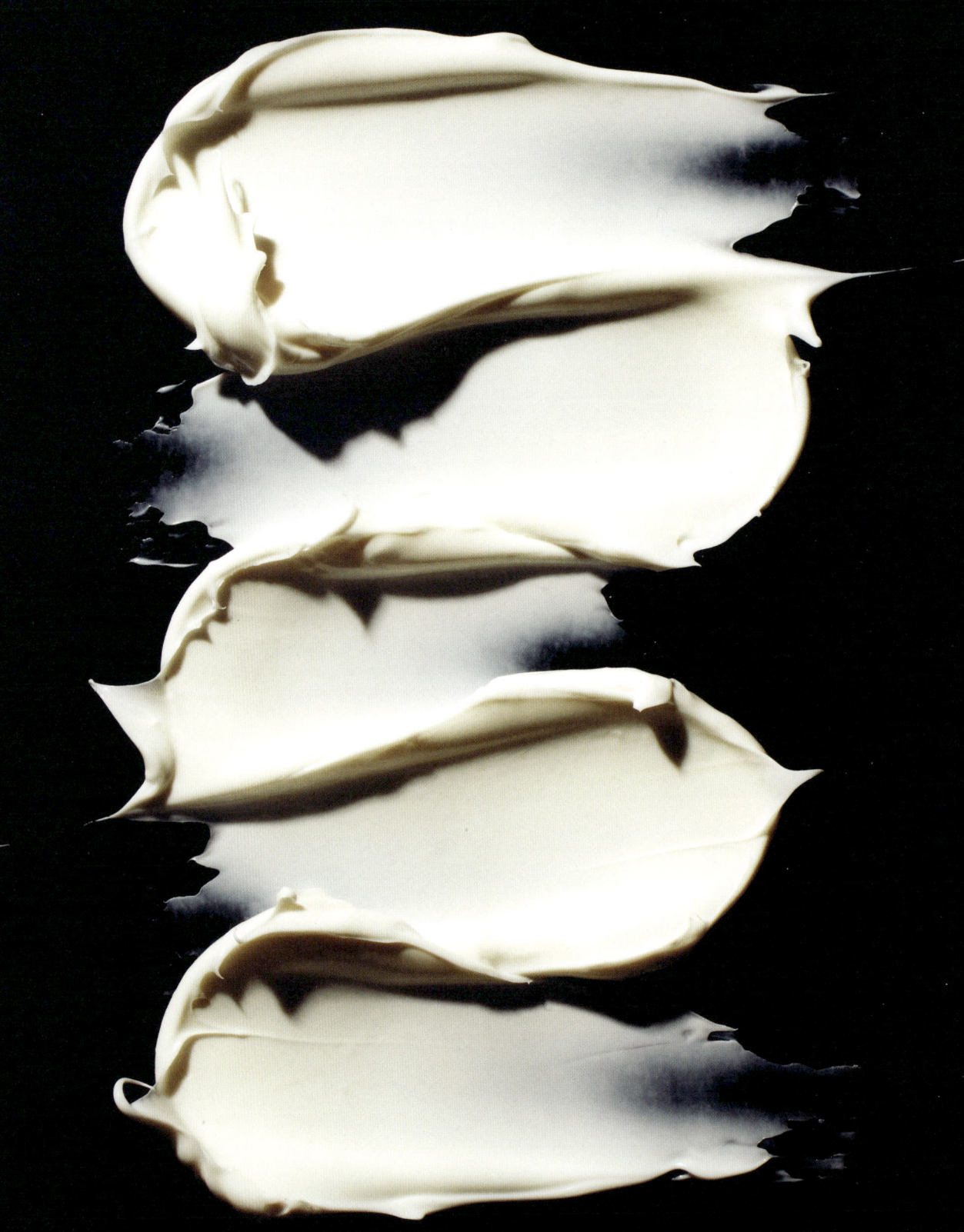

Ihr Hautpflege-Arsenal

Da Ihre Haut sich aufgrund von Lebensweise und Umgebung täglich ändert, sollten Sie entsprechend verschiedene Produkte einsetzen und passende Rezepte zur Hand haben, wenn Ihre Haut zusätzliche Hilfe braucht. Beginnen Sie mit einem Reiniger, der Ihre Haut reinigt, ohne sie abzuscheuern. Selbst wenn Sie eine fettige Haut haben, sollte Ihre Haut nach dem Waschen nicht spannen, was ein Zeichen für einen zu aggressiven Reiniger ist. Für trockene Tage oder wenn Ihre Haut sich besonders trocken anfühlt, verwenden Sie eine Feuchtigkeitscreme, die die Haut weich und geschmeidig macht, oder tragen sie mehrere Produkte in Schichten auf. Ich beginne gern mit einer leichten Creme, die rasch einzieht und die tieferen Schichten mit Feuchtigkeit versorgt. Manchmal gebe ich darauf einen Balsam und manchmal darauf sogar noch etwas Öl. Es gibt eine unendliche Fülle von Produkten und Formeln. Hier eine Zusammenstellung der für mich wichtigsten Produkte und ihrer Wirkungen.

TONER UND TONICS

Nach der Reinigung verwenden Sie Toner (manchmal auch Tonics genannt). Sie beruhigen die Haut, versorgen sie mit Feuchtigkeit und entfernen überschüssiges Fett. Meiden Sie Toner auf Alkoholbasis, die die Haut reizen und austrocknen können, selbst wenn Sie eine fettige Haut haben. Nehmen Sie ein Produkt mit Wasser und beruhigenden Inhaltsstoffen wie Aloe, Lavendel und Gurke.

SEREN

Seren stecken randvoll mit hautverändernden Wirkstoffen und sind starke Waffen der täglichen Hautpflege. Da sie stärker wirken als durchschnittliche Feuchtigkeitscremes, sollten Sie sie für besondere Zwecke einsetzen. Sie finden Varianten gegen Akne und Fältchen, zur Hautstraffung oder einfach für einen insgesamt strahlenden Teint. Geben Sie Seren gleich nach dem Reinigen und Tonen auf die Haut, noch vor anderen Produkten, damit die Wirkstoffe auch von der Haut aufgenommen werden. Sie werden feststellen, dass die Haut sofort glatter wird. Doch auch wenn Ihre Haut sich nicht trocken anfühlt, werden Sie zusätzlich eine Feuchtigkeitscreme brauchen.

ÖLE

Keine Angst vor Ölen! Dass sie die Poren verstopfen oder nicht zu
fettiger Haut passen, ist ein Märchen. Sie sind für jeden Hauttyp
wunderbar geeignet, bringen die Haut zum Strahlen und versorgen sie mit Feuchtigkeit, wie Cremes oder Balsame es nicht
schaffen. Verwenden können Sie Öle im Gesicht und am Körper.
Gleich nach dem Duschen tragen Sie es auf die handtuchtrockene
Haut Ihres Körpers auf. Im Gesicht geben Sie es unter die Feuchtigkeitscreme, um den Nutzen der Befeuchtung zu steigern, oder
sie tupfen nach der Creme eine kleine Menge auf die Wangen, um
den Teint noch stärker strahlen zu lassen. Ich verwende Öl auch
zum Erfrischen am Ende des Tages, um der Haut nach einem langen Tag mit Makeup wieder Feuchtigkeit zuzuführen.

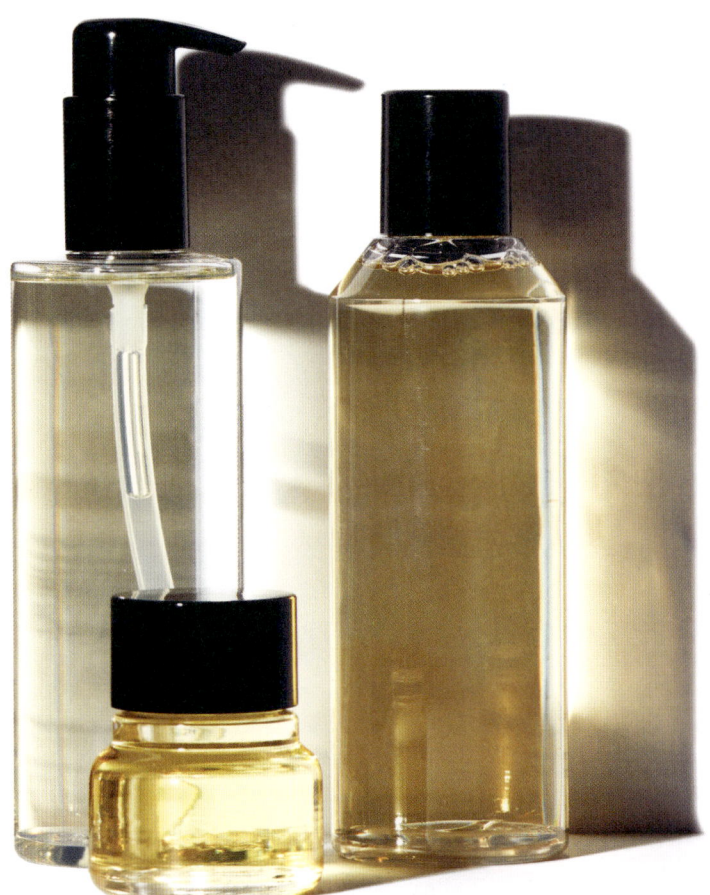

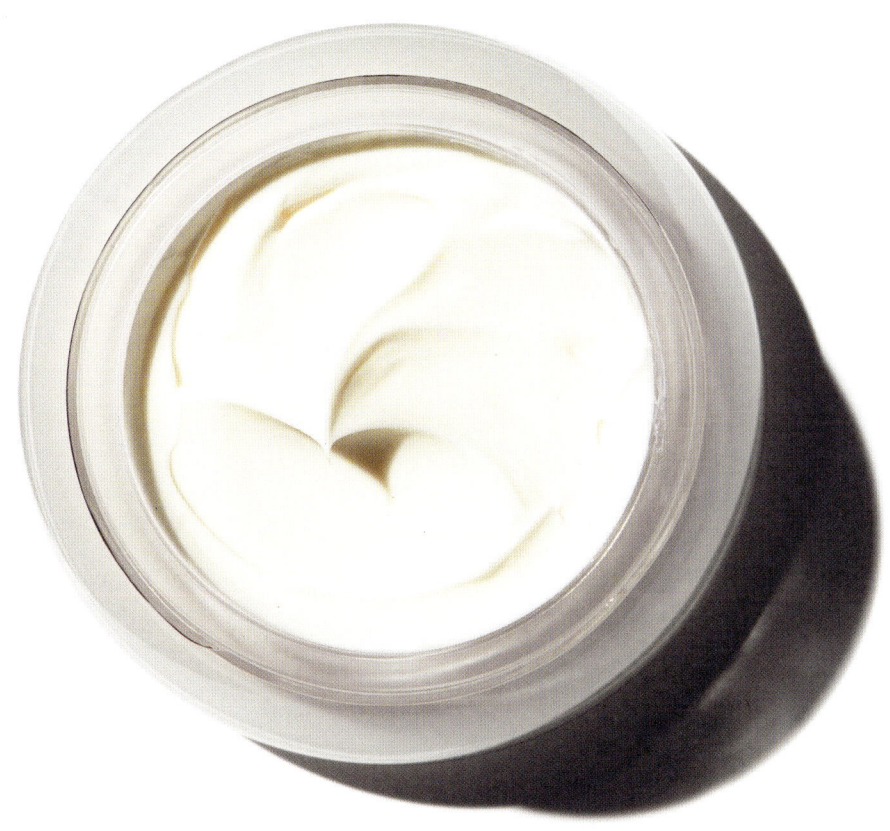

CREMES

Jede Frau sollte verlässliche Tages- und Nachtcremes haben, die die Haut mit Feuchtigkeit versorgen, straffen und glätten. Eine gute Tagescreme sollte gut einziehen, einen guten Untergrund für das Makeup liefern und gegen die Sonne schützen. Nachtcremes sind dicker und schwerer, spenden mehr Feuchtigkeit und enthalten mehr Anti-Aging-Stoffe.

BALSAME

Wenn Sie mit ultratrockener Haut zu kämpfen haben, brauchen Sie einen Balsam. Eine Öl-in-Wasser-Emulsion steigert die Hautfeuchtigkeit und bewirkt eine straffe, dichte, glatte Haut. Einen Balsam können Sie als Nachtcreme verwenden und in besonders strengen Wintermonaten sogar als Tagescreme.

GESICHTSREINIGER

Ein Gesichtsreiniger hat die Aufgabe, Schmutz, Makeup und Verunreinigungen zu entfernen. Normale Seife trocknet die Haut meist zu sehr aus. Verwenden Sie stattdessen eine Reinigungsmilch, ein Gel, einen Balsam oder ein Reinigungsöl. Ich liebe es, wenn diese Mittel aufschäumen und sich anschließend ganz leicht mit warmem Wasser abwaschen lassen. Mit einigen können Sie Mascara und Augen-Makeup entfernen, aber meist sollten Sie davor einen Augen-Makeup-Entferner anwenden, um wirklich alles wegzubekommen. Für wasserfeste Produkte brauchen Sie einen Longwear-Makeup-Entferner.

PEELING

Egal was für einen Hauttyp Sie haben, für eine frische, glatte Haut brauchen Sie ein Peeling. Auch Feuchtigkeitscremes können dann besser eindringen und Sie bekommen eine weiche, gesunde Haut. Für die empfindliche Gesichtshaut wählen Sie ein sanfteres Peeling wie etwa Peelinggels und -masken, die schonender als Bodypeelings sind. Für den Körper ist ein Öl mit Meersalz oder braunem Zucker ein gutes Mittel. Ich empfehle das Gesichtspeeling ein- bis zweimal pro Woche, das Körperpeeling so oft, wie es für eine glatte, gut mit Feuchtigkeit versorgte Haut nötig ist.

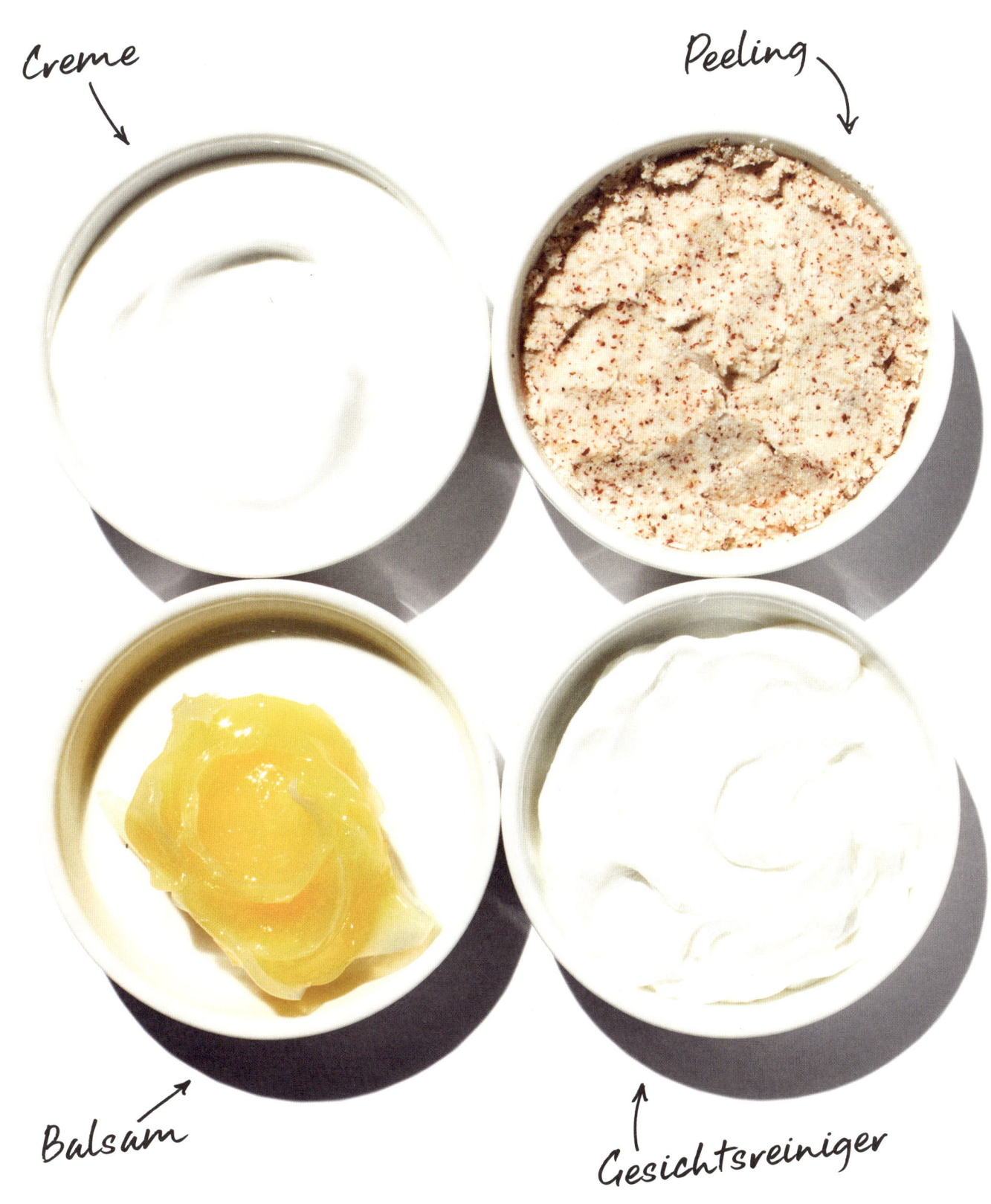

Creme

Peeling

Balsam

Gesichtsreiniger

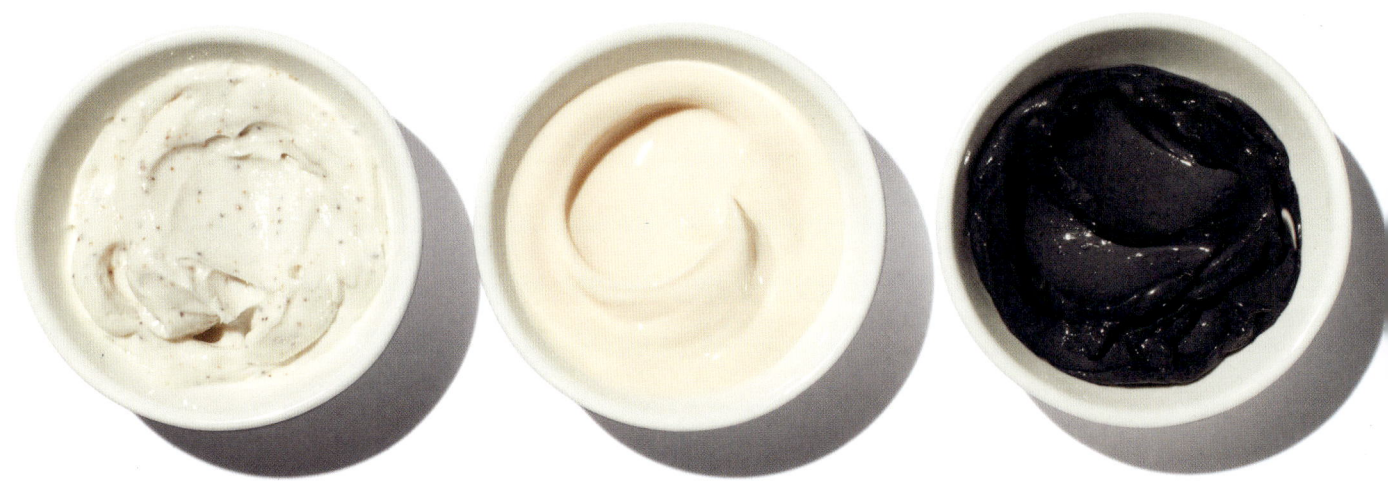

MASKEN

Einmal die Woche mache ich zu Hause ein Mini-Facial mit einer
wunderbaren Maske. An Tagen, an denen meine Poren verstopft sind, verwende ich eine Reinigungsmaske aus Tonerde,
die überschüssiges Fett und Schmutz, der die Poren verstopft,
entfernt. Eine Peelingmaske entfernt tote Hautzellen, unter
denen eine schöne, glatte und feste Haut zum Vorschein kommt.
Eine Feuchtigkeitsmaske spendet der Haut Wasser und macht
sie weicher und glatter.

REMEDIES

Nahrungsmittel, Kräuter und Vitamine verhelfen zu einer Schönheit von innen, aber man kann man sie auch wirkungsvoll äußerlich anwenden. Deshalb habe ich Remedies gestartet, eine Kollektion von Super-Elixieren mit natürlichen Inhaltsstoffen für bestimmte Hautprobleme. Mit wenigen Tropfen der jeweiligen Tinktur nach dem Reinigen können verschiedene Probleme angegangen werden. Trockene Haut profitiert beispielsweise von einem Hyaluronsäure-Komplex. Gereizte Haut lässt sich mit Rotalgen beruhigen. Von Akne verstopfte Haut kann mit einer Rezeptur aus Manukaöl, Sanddorn, Sägepalme, Hagebuttenölen und Salicyl-säure gereinigt und entfettet werden.

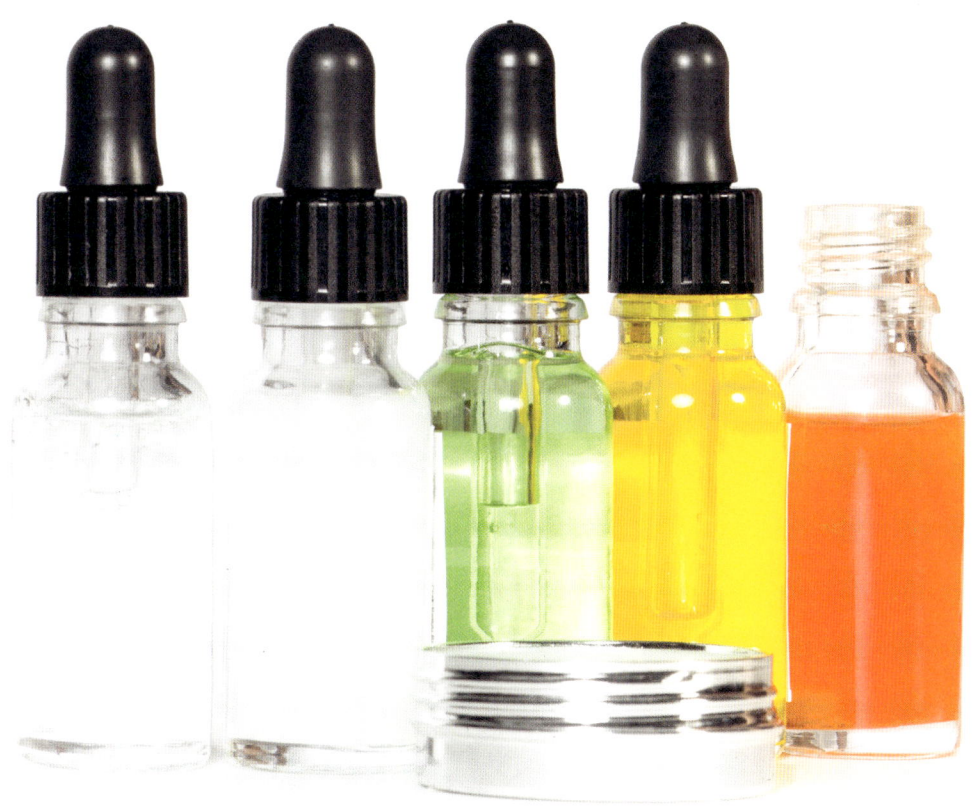

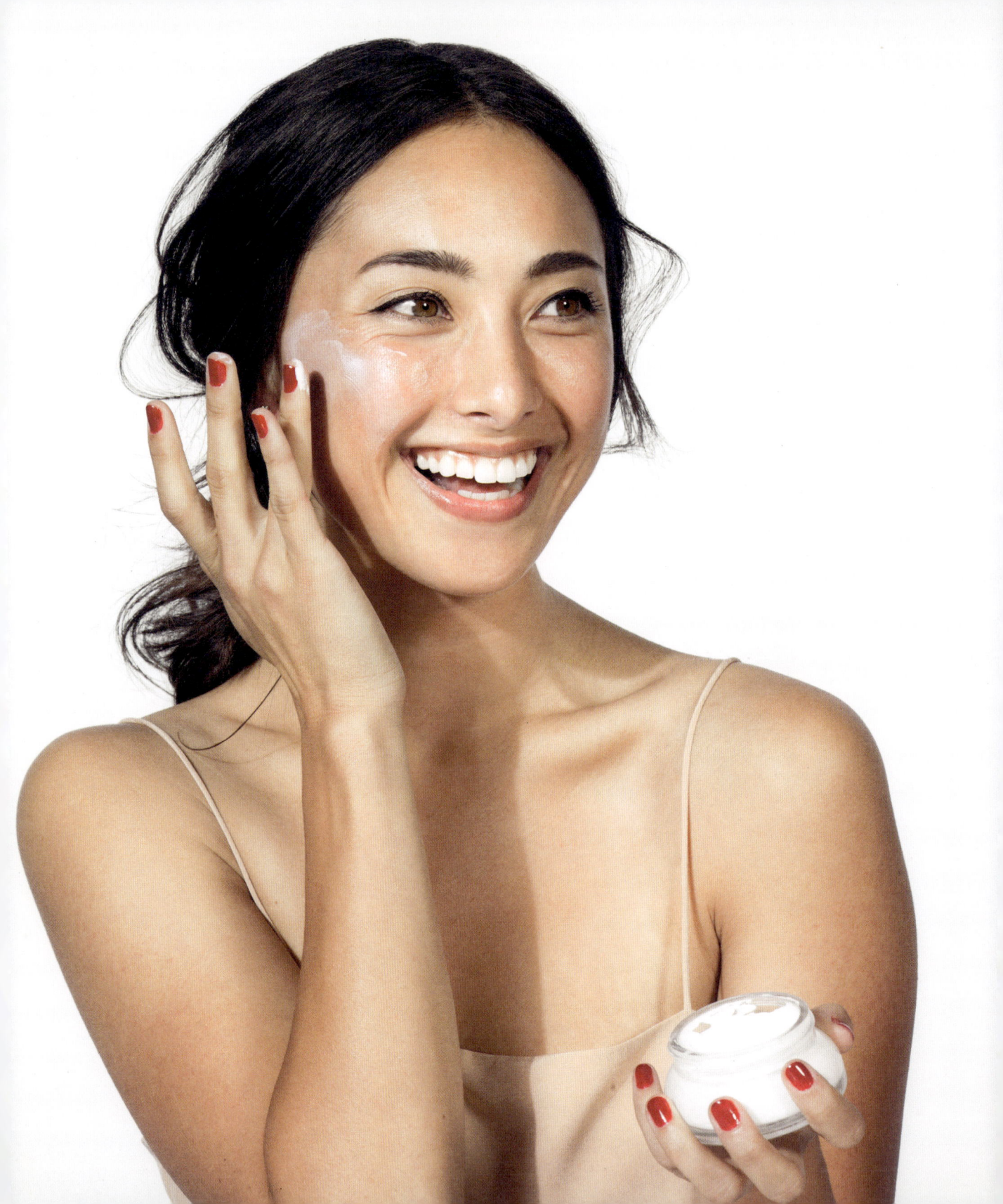

Die tägliche Hautpflege

Ihre Haut ist nicht jeden Tag dieselbe. Sie verändert sich und das sollte auch Ihre Hautpflege tun. Hier finden Sie nun die Basics der täglichen Hautpflege, wie sie für die meisten Menschen geeignet sind. Schauen Sie, welche Basics zu Ihren Hautbedürfnissen passen und optimieren Sie so Ihre tägliche Hautpflegeroutine.

REINIGEN

Beginnen Sie den Tag, indem Sie Ihre Haut mit Ihrem gewohnten Produkt reinigen. Abends verwenden Sie ebenfalls einen gewohnten Reiniger, um Makeup und Schmutz zu entfernen. Lassen Sie diesen Schritt nicht aus! Wenn Sie Augen-Makeup tragen, brauchen Sie vielleicht einen extra Augen-Makeup-Entferner, den Sie mit einem Wattebausch auftragen.

LAYERING

Das Geheimnis schöner Haut ist es, nacheinander verschiedene feuchtigkeitsspendende Produkte aufzutragen und jeweils eine Minute einwirken zu lassen. Ihre Haut reagiert auf jedes Produkt anders — eine Feuchtigkeitscreme macht sie prall, eine Lotion glatt, eine dritte Creme beruhigt sie. Beginnen Sie am Morgen mit Ihrer Sonnencreme, achten Sie dabei auf einen Lichtschutzfaktor von mindestens 15. Für unterwegs sind Produkte ideal, die Sonnenschutz mit Makeup oder Feuchtigkeitscreme kombinieren. Tupfen Sie Augencreme unter Ihre Augen. Darauf geben Sie eine leichte Feuchtigkeitscreme und dann das Makeup. Die Haut darf nicht zu feucht sein, sonst verläuft das Makeup, daher verwenden Sie die intensiveren Cremes nachts.

An Tagen mit trockener Haut beginne ich mit einem Gesichtsöl vor dem Sonnenschutz. Ich lasse das Öl einziehen und trage dann eine reichhaltige Feuchtigkeitscreme auf oder aber einen Balsam, wenn die Haut sehr trocken ist oder ich im Flugzeug sitze. Am Abend beginnen Sie nach dem Reinigen und Tonen mit Ihrem Serum zur Regeneration, darauf geben Sie dann einen reichhaltigen Balsam oder ein Öl und eine Feuchtigkeitscreme. Wenn Sie beim Aufwachen eine weiche, frische Haut haben, haben Sie die richtige Mischung erwischt. Wenn Ihre Haut ausgetrocknet ist, brauchen Sie eine andere Kombination.

INDIVIDUELLE PFLEGE

Um Ihre Pflege noch mehr auf Ihre Haut anzupassen, versuchen Sie, Ihre Feuchtigkeitscreme oder Serum mit Ihrem Makeup zu mischen. Nehmen Sie Ihr Gesichtsöl und mischen Sie es mit Ihrer Feuchtigkeitscreme für ein leichtes, aber trotzdem feuchtigkeitsspendendes Produkt. Fügen Sie etwas Foundation hinzu, um eine individuell gefärbte Creme zu bekommen. Mischen Sie ein Serum und einen Balsam für intensive Feuchtigkeitszufuhr und geben Sie ein paar Tropfen Bronzergel dazu. Sie bekommen einen frischen, gesund strahlenden Teint.

Eine strahlende Haut

TIPPS EINES HAUTEXPERTEN

Mila Moursi ist eine der besten Hautexperten Hollywoods, zu deren treuen Kunden Sandra Bullock und Jennifer Aniston gehören. Über die Schönheit denken sie und ich ähnlich: Wir glauben beide, dass ein fantastisches Aussehen von viel mehr abhängt als bestimmten Produkten. Mit Ihnen teilt sie ihre bewährten Tipps für eine unglaubliche Haut.

LEBENSWEISE: Schönheit beginnt auf jeden Fall von innen. Leben Sie ein ausgefülltes Leben, aber bedenken Sie, dass Maßhalten der Schlüssel für alles ist. Essen Sie gesund, führen Sie sich genügend Feuchtigkeit zu, atmen Sie tief ein und aus, treiben Sie viel Sport, schlafen Sie genug und meditieren Sie täglich.

VERDAUUNG: Kauen Sie Ihr Essen gut und essen Sie langsam. Achten Sie auf Ihre Verdauung, das tut Ihrer Haut gut. Nehmen Sie jeden Abend einen Esslöffel Kleieflocken, um Ihren Verdauungstrakt zu reinigen. Wenn Sie gegen Kleie allergisch sind, nehmen Sie Probiotika. Meiden Sie Nahrungsmittel, die Entzündungen verursachen können, wie Fertiggerichte und Zucker. Sie beeinträchtigen Beschaffenheit und Zustand Ihrer Haut sowie Ihre allgemeine Gesundheit.

HYDRATION: Trinken Sie täglich acht bis zehn Gläser Wasser, aber auch nicht mehr, weil Sie dann womöglich wichtige Mineralien verlieren. Wählen Sie möglichst basisches Wasser und geben Sie frische Zitrone dazu. Damit entgiften Sie Ihren Körper und versorgen ihn schneller mit Feuchtigkeit.

REINIGUNG: Die tägliche Gesichtsreinigung ist ein Muss zur Entfernung von Giften und Fetten und zur Verbesserung der Sauerstoffversorgung der Haut. Reinigen Sie Ihr Gesicht mit schnellen, kreisenden Bewegungen und entfernen Sie den Reiniger anschließend mit einem warmen Tuch. Schließen Sie die Reinigung mit einem Toner ab.

TROCKENBÜRSTE: Trockenbürsten Sie sich täglich die Haut von Kopf bis Fuß. Das dauert nur wenige Minuten, regt den Kreislauf an, entfernt tote Hautzellen, fördert die Lymphdrainage und hilft, Gifte zu entfernen.

SONNE: Verbringen Sie möglichst täglich einige Zeit draußen. Ein wenig Sonne ist nicht schädlich, sondern gesund für Knochen und Haut. Durch ihre Einstrahlung bildet sich lebenswichtiges Vitamin D, außerdem hebt sie die Stimmung. Verwenden Sie eine Creme mit einem angemessenen Sonnenschutzfaktor und bleiben Sie nur so lange in der Sonne, wie Hauttyp, Familiengeschichte, Alter und gesundheitliche Probleme es zulassen.

MISCHEN SIE NICHT VERSCHIEDENE MARKEN: Manchmal enthalten verschiedene Marken Wirkstoffe, die nicht zusammenpassen.

GEBEN SIE DEN PRODUKTEN EINE CHANCE: Es dauert, bis die Produkte eine Veränderung bewirken. Wenn Sie nach zwei Monaten immer noch nichts merken, probieren Sie etwas anderes, aber Ergebnisse brauchen immer Zeit.

GESICHTSBEHANDLUNG UND GESICHTSMASSAGE: Regelmäßige Gesichtsbehandlungen können Sie rasch jünger aussehen lassen. Zu Hause können Sie Ihre Haut beispielsweise durch Massagen verbessern. Eine tägliche Massage regt Durchblutung und Sauerstoffversorgung an und lässt die Haut strahlen. Wecken Sie Ihre Haut mit der Tapotement-Technik, bei der Sie mit den Fingern leicht auf die Haut klopfen, als würden Sie Klavier spielen. Am besten tun Sie das nach Auftragen Ihres Serums, um die Wirkung des Produkts noch zu erhöhen. Sie können eine sanfte Massage auch in Ihre tägliche Hautpflege einbauen. Tragen Sie eine Creme, ein Öl oder einen Balsam auf und streichen Sie von der Gesichtsmitte ausgehend mit den flachen Händen in überlappenden Bewegungen nach oben und zur Seite des Gesichts. Für eine Halsmassage tragen Sie Creme, Balsam oder Öl auf die Haut auf und streichen vom Schlüsselbein nach oben zum Kinn. Streichen Sie anschließend mit einer straffenden Bewegung am Kiefer entlang vom Kinn zum Ohr. Wiederholen Sie diese Bewegung auf jeder Seite von Gesicht und Hals zehnmal. Anschließend können Sie sich entlang des Kiefers in die Haut zwicken, um die Durchblutung der unteren Gesichtshälfte anzuregen.

Kosmetik-behandlungen

Gesichtsbehandlungen wurden bisher mit Massagen und kosmetischen Produkten durchgeführt. Heute gibt es Dutzende ausgezeichneter Behandlungsmethoden, die das Beste aus Ihrer Haut machen. Visagistin Tracie Martyn hat eine treue Gefolgschaft von Kunden, die darauf vertraut, die neuesten Behandlungsmethoden für Gesicht und Körper zu bekommen. „Ich setze viele moderne Techniken ein", sagt Martyn, „darunter verschiedenfarbige LED-Lampen je nach den Bedürfnissen meiner Kunden (rot für eine vitalisierende Wirkung, gelb gegen Falten und blau gegen Akne), außerdem den von mir selbst entwickelten Resculptor, eine tolle Beautymaschine, die schwachen Strom auf die Haut lenkt und dadurch das Gesicht kräftigt, strafft und konturiert. Ich benutze allerdings auch weiterhin meine Hände. Die Berührung mit den Händen unterscheidet meine Facials deutlich von einer oft als ‚kalt' empfundenen dermatologischen Behandlung."

Der Übersicht halber fasst Martyn die heutzutage bei Gesichtsbehandlungen eingesetzten Techniken zusammen:

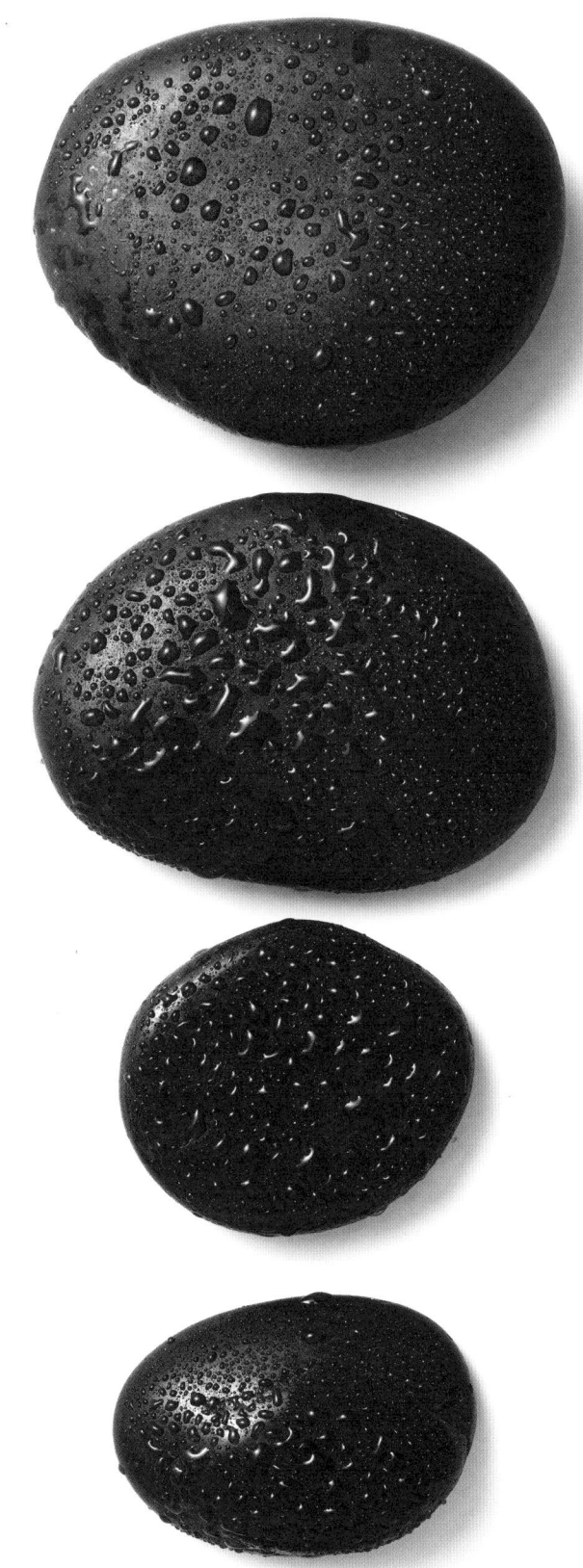

LED-THERAPIE

Die LED-Therapie ist schmerzlos, nicht-invasiv und erfordert im Unterschied zur Lasertherapie keine Erholungszeit. Sie kann sogar Ihre Stimmung aufhellen. Studien mit Rotlicht haben Verbesserungen bei jahreszeitlich bedingten Depressionen gezeigt.

Biologen haben festgestellt, dass sich mit LED-Rotlicht bestrahlte Zellen um 150 bis 200 Prozent schneller erneuern. Das Licht erhöht die Energie in Form von Adenosintriphosphat (ATP) in der Zelle und beschleunigt damit den Heilungsprozess.

Wer etwas gegen Alterserscheinungen tun will, für den sind Behandlungen mit rotem oder gelbem Licht am besten. Rotes Licht kann das Aussehen der Haut verbessern, die Haut wirkt jünger, glatter, fester und gesünder und es kann die Erholung beschleunigen und Entzündungen nach kosmetischen Eingriffen hemmen. Pulsierendes gelbes Licht kann Falten reduzieren und die Matrix-Metalloproteinasen (MMP) genannten Stress-Enzyme unterbinden, die Falten und mangelnde Elastizität verursachen können. Außerdem hilft es gegen Sonnenschäden wie braune Flecken.
In weniger als einer Minute kann man die Hautzellen „aufladen". Sie produzieren mehr Collagen und Elastin, was mit der Zeit zu einer strahlenden, glatteren Haut führt.

Studien zufolge hat blaues LED-Licht die Fähigkeit, Akne verursachende Bakterien abzutöten. Das Ergebnis hängt auch von Gesundheit, Ernährung, Hautfarbe, Hauttonus, Alter und Lebensweise der Patientin ab, doch erzielt man mit einer Folge von sechs bis acht Behandlungen gewöhnlich deutliche Veränderungen. Eine solche Therapie mit der regenerativen Rotlicht-Therapie zu kombinieren, ist besonders effektiv.

MIKROSTROM

Bei richtiger Anwendung können von Mikrostrom angetriebene High-Tech-Geräte Kinn und Wangen straffen und konturieren und Schwellungen und dunkle Ringe im Augenbereich abbauen. Licht und Strom lassen sich hervorragend kombinieren, da beide im behandelten Bereich durch Stimulation der Haut Energie liefern, was zu einem jünger wirkenden, glatteren und festeren Gesicht und Körper führt.

MIKRODERMABRASION

Mikrodermabrasion ist im Grunde ein Peeling und eine Verjüngung der Haut. Durch einen Stab oder das Blasen von Aluminiumoxid-Kristallen auf die Haut werden Verunreinigungen und die obere Schicht abgestorbener Zellen entfernt und die Haut wirkt weicher und frischer.

SAUERSTOFF

Sauerstoff hat regenerative Kräfte. Er verbessert die Elastizität Ihrer Haut und verhilft ihr zu einer strahlenden, gesunden Farbe. Sauerstoffbehandlungen, bei denen durch einen Stab und Seren Sauerstoff auf die Haut transportiert wird, erfreuen sich zunehmender Beliebtheit und können die Haut glätten und festigen.

Lösungen für verbreitete Hautprobleme

TIPPS EINER ERNÄHRUNGSBERATERIN UND EINER DERMATOLOGIN

Viele sind überrascht, wenn sie hören, dass ihre Ernährung sich auf ihre Haut auswirken kann. Doch verbreitete Hautprobleme von Akne bis zu Ausschlägen können tatsächlich durch bestimmte Nahrungsmittel ausgelöst werden. In einem solchen Fall kann die Lösung einfach sein: Sie essen oder meiden die betreffenden Nahrungsmittel. Manchmal ist aber auch eine rezeptpflichtige Lösung erforderlich. Ernährungsberaterin und Foodtrainers-Gründerin Lauren Slayton und Dermatologin Dr. Rosemarie Ingleton geben Tipps zu sechs häufigen Hautproblemen.

Akne

TIPP DER ERNÄHRUNGSBERATERIN: Hauptauslöser von Akne sind milch- und zuckerhaltige Produkte, die den Blutzucker in die Höhe treiben. Kunden mit Akne empfehle ich, täglich Maca, Zimt und Apfelweinessig zu sich zu nehmen. Maca bringt die Hormone ins Gleichgewicht, Zimt und Apfelweinessig wirken sich positiv auf den Blutzucker aus. Geben Sie einen großen Löffel Apfelweinessig in ein Glas Wasser und trinken Sie den Trunk vor dem Frühstück oder Abendessen. Zimt oder Maca integrieren Sie in Ihre Ernährung, indem Sie eine kleine Menge Ceylon-Zimt oder einen kleinen Löffel Bio-Macapulver in einen Smoothie mischen.

TIPP DER DERMATOLOGIN: Wenn Sie eine akute Akne haben, sollten Sie bei Feuchtigkeitscremes und Hautreinigungsprodukten auf fettfreie, die Poren nicht verstopfende Produkte umstellen. Ergänzen Sie diese mit speziell gegen das die Akne verursachende Bakterium wirkenden Produkten. Beginnen Sie mit rezeptfreien Produkten mit Salicylsäure und wenden Sie sie auf die betroffenen Stellen an. Wenn das zu keiner Verbesserung führt, können Sie bei Ihrem Hautarzt ein rezeptpflichtiges Mittel speziell für Ihre Akne bekommen. Häufig sind das je nach Ihrer Haut Produkte auf der Basis von Benzoylperoxyd, Retinoiden, Isotretinoin oder Schwefel.

Ekzeme und Rosazea

TIPP DER ERNÄHRUNGSBERATERIN: Vegetarische Eiweißlieferanten wie Bohnen und Linsen und außerdem Oolong-Tee helfen bei Ekzemen erwiesenermaßen. Eine milchfreie Ernährung hilft gegen Ekzeme und Rosazea. In Joghurt und Nahrungsergänzungsmitteln enthaltene Probiotika können ebenfalls helfen. Wählen Sie Ergänzungsmittel, die verschiedene Probiotika (wie Bifido, Acidophilus und Rhamnosus) enthalten, bei mindestens 30 Milliarden Bakterienkeimen pro Dosis. Vergorenes Gemüse wie Kimchi und Karotten enthalten ebenfalls viele Probiotika.

TIPP DER DERMATOLOGIN: Bei Ekzemen meiden sie Duschlotionen, Seifen und Lotionen mit Duftstoffen, da sie das Ekzem verschlimmern können. Verwenden sie reichhaltige Feuchtigkeitscremes mit Ceramiden, die lindernd wirken und Feuchtigkeit spenden. In ernsten Fällen nehmen Sie rezeptpflichtige topische Steroide. Der Ausschlag sollte dann in 10 bis 14 Tagen abklingen.

Rosazea verschlimmert sich oft nach stark gewürztem Essen, Rotwein und zu viel Sonne oder Kälte. Rosazea begleitet Sie Ihr Leben lang, aber Sie können sie mit milden Hautreinigern, durch Sonnenschutz und die Meidung bekannter Auslöser in den Griff bekommen.

Augenringe

TIPP DER ERNÄHRUNGSBERATERIN: Augenringe oder geschwollene Augen werden oft durch Allergien verursacht. Gegen diese Symptome können natürliche Antihistaminika wie das Flavonoid Quercetin helfen. Gute Quercetinspender sind dunkle Beeren wie Brombeeren und Heidelbeeren und Grüntee. Sie können auch Quercetin-Ergänzungsmittel kaufen. Die beste Wirkung erzielen Sie, wenn Sie zweimal täglich Beeren, Grüntee oder Nahrungsergänzungsmittel zu sich nehmen.

TIPP DER DERMATOLOGIN: Augenringe haben ganz verschiedene Ursachen wie Allergien, Verstopfung, Veranlagung und Alter. Je nach Ursache kann eine kosmetische Dermatologin mit der richtigen Behandlung helfen, etwa mit Lasern, Antihistaminika, Fillern und Salben mit Grüntee und Vitamin K.

Falten

TIPP DER ERNÄHRUNGSBERATERIN: Einige Nahrungsmittel können die Collagenproduktion tatsächlich anregen und damit Falten minimieren. Besonders gut finde ich Knochenbrühe und Gelatine. Wenn Sie tierische Produkte meiden wollen, haben Sie mit Vitamin C ebenfalls ein hervorragendes Anti-Aging-Mittel. Sie können es einnehmen oder als Serum auf die Haut auftragen.

TIPP DER DERMATOLOGIN: Die Sonne ist bei Falten die Hauptschuldige. Verwenden Sie täglich Sonnencremes mit einem Lichtschutzfaktor von mindestens 30 und tragen sie bei starker Sonne Hüte. Meiden Sie Sonnenbäder und Bräunungsstudios. Produkte mit Retinoiden und Fruchtsäuren fördern die Erneuerung der Haut und mildern Falten. Verwenden Sie diese topischen Antioxidantien täglich gegen das Altern aufgrund von Umwelteinflüssen.

Trockene Haut

TIPP DER ERNÄHRUNGSBERATERIN: Trockene Haut kann bedeuten, dass Sie mehr Vitamin A brauchen. Süßkartoffeln und Blattgemüse wie Spinat und Grünkohl enthalten viel Vitamin A. Zink verbessert die Wirkung des Vitamins. Auch Meeresfrüchte, Karotten und Kürbissamen sind hervorragende Lieferanten.

TIPP DER DERMATOLOGIN: Um trockene Haut zu bekämpfen, müssen Sie sich innerlich und äußerlich reichlich Flüssigkeit zuführen. Trinken Sie mindestens acht Gläser Wasser täglich. Achten Sie darauf, dass die von Ihnen verwendeten topischen Produkte – Hautreiniger, Seifen, Seren und Lotionen – der Haut besonders viel Feuchtigkeit geben. Die Rezepturen sollten Glycerin enthalten. Auch Öle sind extrem feuchtigkeitsspendend. Für trockene Haut sind am besten Sesamöl, Olivenöl, Macadamianussöl und Mandelöl geeignet. Tragen Sie die Öle täglich direkt auf die Haut auf.

Home-Spa

Sie wissen jetzt, was Beauty Food alles für Ihre Gesundheit, Ihre Haut und ein strahlendes Erscheinungsbild bewirken kann. Um die Wirkung noch zu steigern, können Sie die Vorräte Ihrer Speisekammer und Ihres Kühlschranks aber auch direkt auf Haut und Haar geben. Hier sind meine liebsten Schönheitsbehandlungen aus der Küche.

HAARSPÜLUNGEN

AVOCADOÖL, OLIVENÖL UND KOKOS-ÖL: Alle drei versorgen Ihre Haare intensiv mit Feuchtigkeit. Olivenöl wirkt am stärksten, gefolgt von Kokosöl. Avocadoöl ist leichter, wirkt aber trotzdem. Waschen Sie sich einfach die Haare, drücken Sie das überschüssige Wasser heraus und bedecken Sie die Haare mit dem Öl. Binden Sie sich die Haare mit einem Gummiband hoch und lassen Sie das Öl eine Viertelstunde einwirken, dann spülen Sie es aus. Ich empfehle eine solche Ölbehandlung einmal in der Woche. Wenn Sie fettige Haare oder eine fettige Kopfhaut haben, geben Sie das Öl nur auf die Haarspitzen.

NEUER GLANZ IM HAAR

APFELWEINESSIG: Reste von Shampoo und Haarspülungen können die Haare mit der Zeit schlaff und leblos machen. Verteilen Sie nach dem Haarewaschen eine Tasse Apfelweinessig im nassen Haar, um die Haare wiederzubeleben. Anschließend spülen Sie die Haare mit Wasser aus und pflegen sie wie gewohnt. Machen Sie das, wenn Sie Ihre Haare stumpf finden, und wiederholen Sie es einmal im Monat.

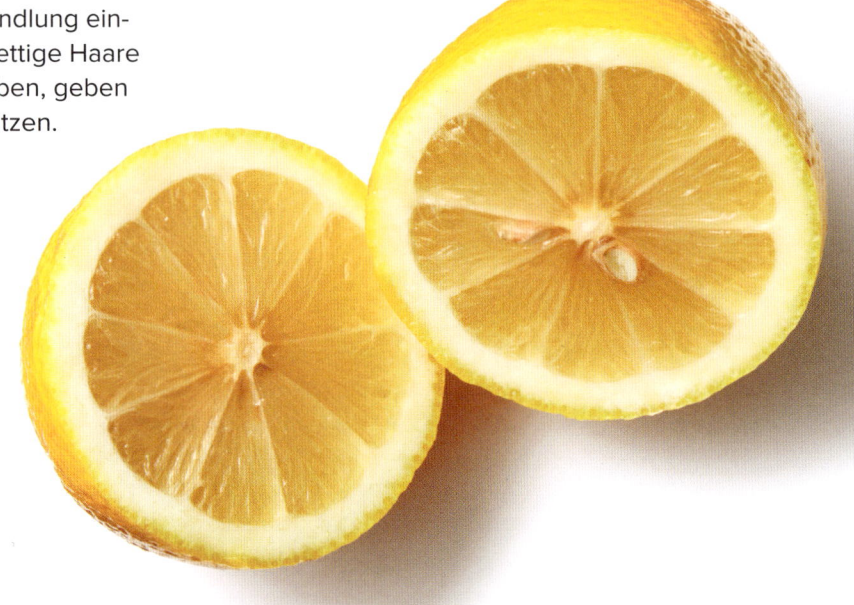

KAMPF GEGEN AKNE

ZITRONE: Ist ein hervorragendes Gesichtswasser für fettige Haut. Tauchen Sie einfach einen Wattebausch in frisch gepressten Zitronensaft und bestreichen Sie Ihre T-Zone oder andere Stellen, an denen die Haut verstopft und fettig ist. Sie können mit Zitronensaft auch gezielt einzelne Pickel behandeln.

BODY SCRUBS

Ich persönlich liebe ein grobes, starkes Peeling an einigen raueren Hautstellen meines Körpers und habe in meiner Küche gefunden, was ich dafür brauche. Beim Ausmisten meiner Geräteschublade habe ich einen unbenützten Kartoffelschälhandschuh entdeckt, der tatsächlich Wunder an Beinen und Füßen wirkt. Das ist natürlich nicht jedermanns Sache, aber es zeigt, dass man in Sachen Beauty manchmal nur ein wenig Fantasie benötigt.

BRAUNER ZUCKER UND OLIVENÖL: Vor der Dusche aufgetragen, wirkt dieser sanfte Body Scrub wie Peeling und Feuchtigkeitsspende in einem. Danach abspülen. Mischen Sie zwei Teile Olivenöl mit einem Teil braunem Zucker. Ihre Haut wird so gut mit Feuchtigkeit versorgt, dass Sie danach keine Creme mehr brauchen.

MEERSALZ, ZITRONENSAFT UND OLIVENÖL: Für ein intensiveres Peeling mischen Sie zwei Teile Olivenöl mit einem Teil Meersalz und einem Teil Zitronensaft. Die Zitrone wirkt zusammenziehend, das Meersalz sorgt für grobes Peeling und das Olivenöl für Feuchtigkeit. Ihre Haut wird erfrischt und Sie können das Peeling vor oder während der Dusche anwenden.

LIP SCRUBS

HONIG MIT BRAUNEM ZUCKER: Mischen Sie zwei Teile Honig mit einem Teil braunem Zucker zu einem süßen und wirksamen Lippenpeeling. Reiben Sie sanft und kreisförmig, bis der Zucker sich aufgelöst hat. Wischen Sie überschüssige Reste mit einem Tuch ab und tragen Sie Lippenbalsam auf.

MAKEUP-ENTFERNER

OLIVENÖL, KOKOSÖL UND JOJOBAÖL: So ziemlich jedes natürliche Öl entfernt problemlos Makeup und spendet gleichzeitig Feuchtigkeit. Geben Sie das Öl einfach auf einen Wattebausch und wischen Sie damit über das Gesicht.

FEUCHTIGKEITSCREMES

SELBSTERSTELLTE ÖLMISCHUNGEN: Ich habe für meine Marke vor über zehn Jahren mein Traum-Gesichtsöl aus Vitamin E, Sesam-, Süßmandel-, Oliven- und Jojobaöl zusammengestellt, ergänzt durch Neroli, Patschuli, Lavendel und Sandelholz als Duftstoffe. Ich verwende auf Gesicht und Körper aber auch viele Öle aus meiner Küche. Stellen Sie Ihre eigene Mischung zusammen. Kombinieren Sie Öle, die Sie mögen (Oliven-, Kokos-, Traubenkern- und Avocadoöl spenden alle viel Feuchtigkeit) und mischen Sie als Duft ein paar Tropfen von ätherischen Ölen dazu (meine Favoriten sind Neroli und Orangenessenz). Geben Sie die Mischung in ein schönes Glasfläschchen und Sie haben Ihr persönliches feuchtigkeitsspendendes Wunderöl.

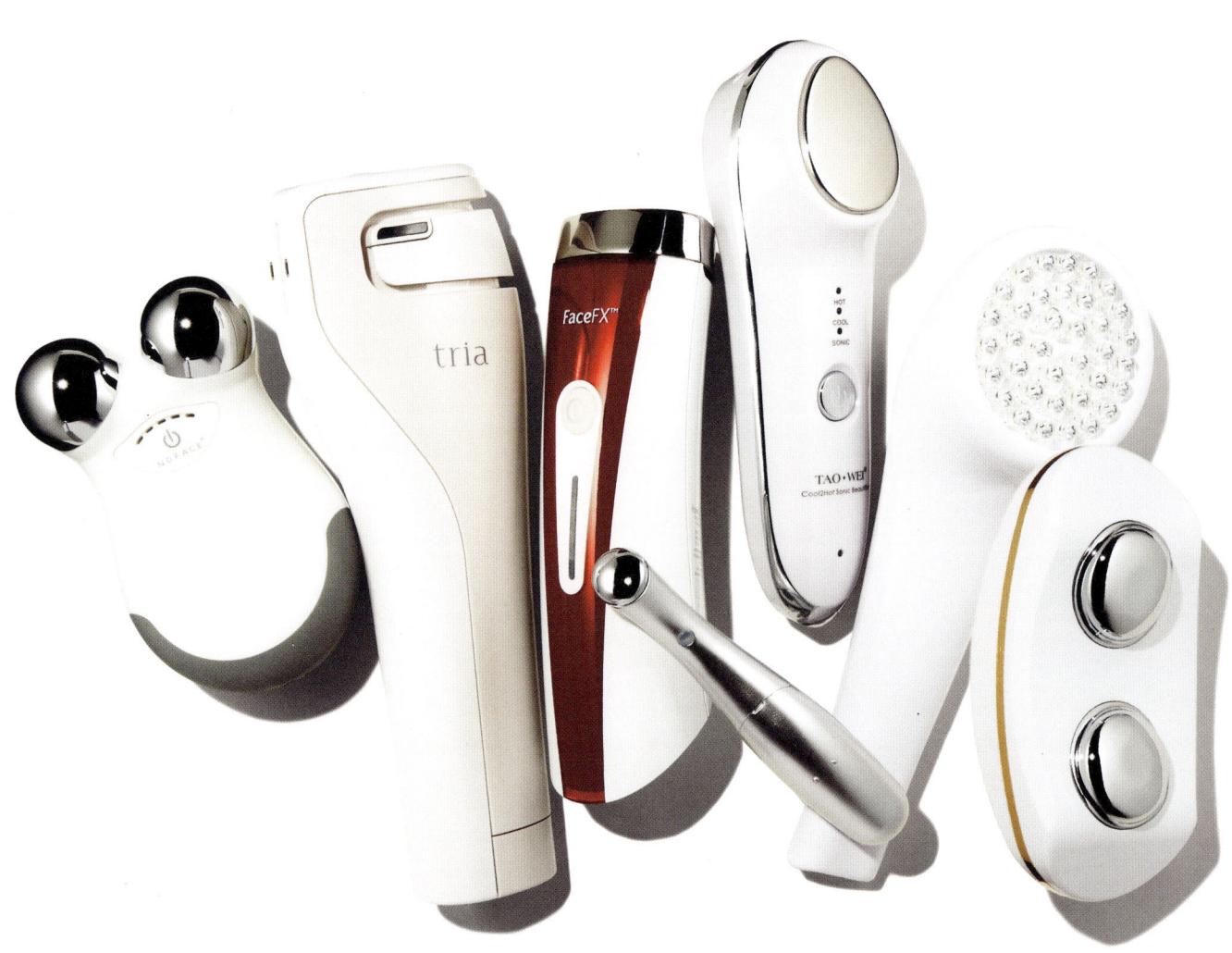

6

BEAUTY-NEUHEITEN

Ständig kommen neue, bahnbrechende Beautybehandlungen auf den Markt. Besonders spannend finde ich die schmerzfreien, nichtinvasiven Lasermethoden, die die Haut kräftigen, straffen und ausgleichen, ohne das Aussehen zu verändern. Sie versprechen eine frischere, klarere, prallere Haut und dienen auch der Fettreduktion und dem Body-Smoothing.

Das ist ein Riesenunterschied zu früher. Vor zwanzig Jahren blieb nur die Operation, wenn man eine straffere, jünger aussehende Haut wollte. Noch vor zehn Jahren konzentrierte man sich vor allem auf die Suche nach dem Jungbrunnen. Man hatte nur die Wahl zwischen Filler und Botox, meiner Erfahrung nach beides keine guten Voraussetzungen für ein natürliches Aussehen.

Heute kann man in Minutenschnelle alles von Altersflecken über schlaffe Haut bis hin zu Akne und hartnäckigem Fett verschwinden lassen, ohne Narben, Schmerzen oder lange Genesungszeiten nach einer Operation. Manche Techniken kann man sogar selbst zu Hause anwenden.

Wie viele Frauen bin ich fasziniert von allem Neuen, doch man braucht Zeit und Erfahrung, um zu merken, was wirklich funktioniert. Ich habe mich an ein Team erstklassiger Ärzte gewandt, um einige besonders wirksame Möglichkeiten vorzustellen. Mir ging es immer um dieses gewisse Strahlen, das einem gesunden Lebensstil und einer wunderbaren Ausstrahlung entspringt. Weil ich mir sicher bin, dass hier weniger mehr ist, habe ich Behandlungen in den Mittelpunkt gestellt, die das Gesicht und damit das Aussehen nicht verändern, die Sie aber frischer wirken lassen und Ihre natürliche Schönheit zurückbringen.

WAS WIRKLICH HILFT

Ich liebe Falten in einem Gesicht, wirklich. Sie stehen für Ausdruck, Charakter und Leben, und sie wirken natürlich. Deshalb finde ich Laser und Hochfrequenzgeräte so toll. Sie fördern die Collagenbildung und lassen Altersflecken, die ersten Zeichen der Hautalterung, verschwinden, ohne wie Filler das Gesicht zu verändern und Falten erstarren zu lassen.

Botox habe ich in meinen 40ern ausprobiert und es gefiel mir nicht. Meine Stirn war starr, ich sah anders aus. Einmal war eine Augenbraue plötzlich spitz hochgezogen, ein anderes Mal hing ein Lid herab. Es war einfach nichts für mich. Dann habe ich es mit Lasern versucht und war begeistert. Altersflecken verschwanden und nach einem leichten Schmerz wirkte die Behandlung Wunder. Auch Ultherapy, eine Ultraschallbehandlung, und Thermage, eine Hochfrequenzmethode, habe ich versucht, beides war recht schmerzhaft, aber auch supereffektiv bei der Bildung von Collagen, beim Liften und Straffen. Es gibt heute neue Laser, die weit weniger schmerzhaft und ziemlich gut sind. Die TriPollar-Technik ist toll bei der Straffung von Hals und Kinn, sie beginnt schon nach der Hälfte der Behandlung zu wirken. Besonders empfehlen kann ich die Haarentfernung per Laser. Sie war allerdings sehr zeitaufwendig, da sie mehrere Behandlungen über Monate hinweg beinhaltet und leider nicht billig ist.

Und hier kommen die weniger teuren Optionen für den Einsatz zu Hause ins Spiel. Ich liebe NuFACE, ein Gerät zur Mikrostrom-Behandlung, das Sie online kaufen können. Es hilft, den Hals zu straffen und die Haut zu kräftigen und zu liften. Die Wirkung ist nicht dauerhaft, aber man sieht die Ergebnisse sofort. Das Gerät kostet so viel, wie viele Spas für eine oder zwei Mikrostrom-Behandlungen verlangen, also spart man auf lange Sicht.

Als Faustregel gilt, dass ich Methoden beibehalte, die mich frischer und straffer aussehen lassen, aber vor allem noch wie ich selbst. Plastische Chirurgie oder auch nur Filler können das Gesicht extrem verändern, und es gibt keinen Weg zurück, wenn Sie Ihr neues Aussehen nicht mögen.

Verfahren, die wirken

Es gibt eine unglaubliche Fülle von Behandlungen. Um Ihnen bei der Suche eine Hilfe an die Hand zu geben, finden Sie hier die besten Methoden und ihre Wirkung im Überblick. Die Preise schwanken natürlich, und was einer Frau teuer erscheint, empfindet eine andere vielleicht als angemessen. Ich habe diese Einteilung vorgenommen: moderat = unter 500 Euro; teuer = 500 bis 1000 Euro; und sehr teuer = mehrere 1000 Euro.

Mikrostrom

WIRKWEISE: Dieses Gerät schickt winzige elektrische Stromstöße in die Haut, die die Muskeln dazu bringen, sich anzuspannen. So wird die Haut sofort straffer.

AM BESTEN GEEIGNET FÜR: Alle, die sofort ein spürbar gestrafftes und geformtes Aussehen wollen. Die Behandlung ist besonders gut für die Kinnlinie und die Wangenpartie. Allerdings ist es nur ein temporäres Lifting, obwohl viele Kosmetikerinnen behaupten, dass regelmäßige Sitzungen (je nach Patientin wöchentlich oder monatlich) die Haut straff erhalten.

ZEITAUFWAND: 5 bis 15 Minuten. Viele Kosmetikerinnen wenden Mikrostrom im Zuge einer Gesichtsbehandlung an. Mit einem entsprechenden Gerät können Sie die Behandlung auch zu Hause machen.

SCHMERZFAKTOR: Null. Bei der Behandlung kann die Haut ein bisschen kribbeln.

KOSTEN: In einem Spa moderat. Heimgeräte wie NuFACE sind eine Investition, können aber für viele Behandlungen zu Hause eingesetzt werden.

DER ARZT SAGT: „Es gibt insgesamt nicht viele solide klinische Studien, die die Anti-Aging-Effekte dieser Behandlungen bewerten", erklärt die Dermatologin Dr. Sejal Shah. „Viele haben jedoch das Gefühl, dass diese Behandlungen wirken, weil ihre Gesichtsmuskeln sofort reagieren und sich zusammenziehen. Die Wirkung ist also gewissermaßen erwiesen."

Haarentfernung per Laser

WIRKWEISE: Ein Lichtlaser zielt auf die Haarfollikel, um das Haarwachstum zu verhindern. Man kann ihn überall einsetzen, wo unerwünschte Haare wachsen: Beine, Bikinizone, Rücken oder Unterarme sind besonders beliebt.

AM BESTEN GEEIGNET FÜR: Menschen, die keine Lust mehr auf das ständige Rasieren und Waxing haben und eine dauerhaftere Lösung wollen. Besonders effektiv ist Lasern bei Patientinnen mit dunklerem Haar; bei blondem, hellem Haar wirkt es nicht so gut.

ZEITAUFWAND: Man braucht mehrere Sitzungen, um das Haar zu entfernen. Im Durchschnitt werden fünf Termine im Abstand von jeweils sechs Wochen benötigt, aber die Zahl schwankt je nach Patientin und Behandlungsbereich. Nachbesserungen sind nötig, falls das Haar wieder zu wachsen beginnt.

SCHMERZFAKTOR: Die Haarfollikel werden einzeln mit dem Laser verödet. Das fühlt sich jedes Mal so an, als schnalze ein Gummiband gegen die Haut, was schmerzhaft sein kann. Die Unannehmlichkeiten lassen sich durch die Einnahme von Ibuprofen vor der Behandlung in Grenzen halten.

ERHOLUNG: Sie spüren vielleicht ein paar Stunden lang eine leichte Rötung und ein Brennen. Nach jeder Sitzung wächst das Haar immer schwächer nach, bis es ganz verschwunden ist.

KOSTEN: Moderat bis teuer, abhängig davon, wie viele Sitzungen nötig sind.

DER ARZT SAGT: „Anders als Rasieren oder Waxing führt die Haarentfernung per Laser im Allgemeinen nicht zum Einwachsen von Haaren. Und man braucht keine Chemikalien wie in Enthaarungscremes, die die Haut reizen oder Reaktionen hervorrufen können. An empfindlichen Körperzonen können diese Methoden verglichen mit der Lasermethode sehr schmerzhaft sein", erklärt Dr. Shah. „Beim Lasern gibt es ein Verbrennungsrisiko bei falscher Anwendung; deshalb sollte es jemand machen, der ausgebildet und geübt ist, damit der richtige Laser für den jeweiligen Hauttyp zur Anwendung kommt."

Peelings

Wenn Sie alte Hautschichten entfernen und gängige Hautprobleme wie Akne ohne die hohen Kosten des Laserns behandeln wollen, sind Peelings genau das Richtige für Sie. Die Methode an sich ist schon fünfzig Jahre alt, doch die neuen Mittel verursachen weniger Reizungen und Rötungen als ihre Vorgänger, bringen aber ebenfalls eine strahlendere Haut zum Vorschein. Achten Sie darauf, dass Sie ein mildes bis mittleres Peeling bekommen und nicht die aggressiveren, die Risiken bergen und Ihre Haut tagelang reizen, röten und schmerzen lassen. Die Intensität richtet sich nach dem Säureanteil im Peeling. Die Peelings für zu Hause sind die mildesten, aber auch die am wenigsten wirksamen. Spa-Peelings sind meist auch eher mild. Die wirksamsten milden bis mIttleren Peelings finden Sie in der Praxis Ihres Hautarztes.

WIRKWEISE: Eine saure Lösung wird aufgetragen, die dafür sorgt, dass sich die Haut nach fünf Tagen schält und eine neue Hautschicht sichtbar wird. Das minimiert Runzeln, Akne und Hautverfärbungen. Peelings haben oft die Konsistenz eines Gels oder einer zähen, klebrigen Flüssigkeit.

AM BESTEN GEEIGNET FÜR: Alle, die eine Behandlung suchen, die ihre Haut ohne den höheren Preis einer Laserbehandlung reinigt.

ZEITAUFWAND: Nach dem Auftragen braucht das Peeling 5 bis 15 Minuten Einwirkzeit. Danach lässt sich das Gel leicht abwaschen. Die Ergebnisse zeigen sich nach etwa fünf Tagen. Sie sollten zwei- oder dreimal im Jahr ein solches Peeling machen, um das Ergebnis zu halten.

SCHMERZFAKTOR: Wählen Sie immer ein mildes bis mittleres Peeling. Sie können damit verblüffende Erfolge erzielen, eine leichte Rötung ist dennoch nicht ganz auszuschließen. Während der Behandlung spüren Sie vielleicht ein leichtes Brennen.

ERHOLUNG: Sie hängt von der Stärke des Peelings und Ihrer Empfindlichkeit ab, doch nach einem milden bis mittleren Peeling sollten Sie am ersten Tag eine leichte Rötung bemerken und nach fünf Tagen ein Abschälen der Haut. Nach einer Woche sehen Sie die reinere, straffere Haut.

KOSTEN: Moderat.

DER ARZT SAGT: „Zu meinen Lieblingspeelings gehört Vitalize Peel von Skin-Medica", sagt Dr. Shirley Madhere, Ärztin für ganzheitliche ästhetische Chirurgie. „Es bietet eine Kombination aus drei Säuren: Alpha- und Betahydroxysäuren und eine Retinsäure, die Fältchen mildern, die Collagenproduktion anregen, Hyperpigmentierung bessern und die Haut strahlen lassen. Es wirkt bei allen Hauttypen und kann als mildes bis mittelstarkes Peeling bei den meisten Menschen ohne stärkere Rötung angewendet werden."

Hochfrequenz

Hochfrequenzgeräte festigen und straffen die Haut, und die Wirkung kann bis zu zwei Jahre lang anhalten. Ein Hochfrequenzgerät wird normalerweise zusammen mit einem Koppelgel verwendet, um hochfrequente Wellen unter die Hautoberfläche zu schicken. Einige Geräte arbeiten zusätzlich mit Micro-Needling. Durch das Punktieren der obersten Hautschicht wird die Behandlung intensiver.

TRIPOLLAR

WIRKWEISE: Dieses Gerät reduziert Fältchen und strafft die Haut.

AM BESTEN GEEIGNET FÜR: Menschen mit leicht bis mäßig erschlaffter Haut im Gesichts- und/oder Halsbereich.

ZEITAUFWAND: Die Behandlung dauert 20 Minuten. Erste Resultate sind nach zwei Wochen sichtbar, die Behandlung wirkt bis zu sechs Monaten. Gehen Sie von zwei bis vier Behandlungen im Abstand von jeweils einem Monat aus.

SCHMERZFAKTOR: Null. Bei dieser Behandlung kommt ein nicht-punktierendes Gerät zum Einsatz, daher ist sie schmerzfrei.

ERHOLUNG: Keine Beeinträchtigungen, außer vielleicht einer kleinen Rötung.

KOSTEN: Teuer.

DER ARZT SAGT: „TriPollar setzt im Vergleich zu anderen Geräten die dreifache Menge von Hochfrequenzwellen ein. Es ist die Zukunft der nichtinvasiven Hauttechnologien", sagt die Dermatologin Dr. Macrene Alexiades.

PROFOUND

WIRKWEISE: Dank Micro-Neeling wird die Bildung von Elastin, Collagen und Hyaluronsäure angekurbelt. Erschlaffte Kinnlinien werden gestrafft und konturiert.

AM BESTEN GEEIGNET FÜR: Menschen mit mäßig bis stark erschlaffter Haut.

ZEITAUFWAND: Die Behandlung dauert etwa anderthalb Stunden. Sie sehen die Ergebnisse etwa einen Monat später, und die Behandlung wirkt etwa ein Jahr lang.

SCHMERZFAKTOR: Dank der haarfeinen Nadeln zusammen mit auf die Haut aufgetragenem Lidocain ist die Behandlung wenig bis gar nicht unangenehm.

ERHOLUNG: Rechnen Sie mit Schwellungen und blauen Flecken, die nach fünf bis sieben Tagen wieder verschwinden.

KOSTEN: Teuer.

DER ARZT SAGT: „Mit Profound kommen wir einem chirurgischen Lifting mit nichtchirurgischen Methoden bisher am Nächsten", erklärt Dr. Alexiades.

Laser

Laser sind die Zauberstäbe in der Welt der Schönheit. Sie können Akne, Altersflecken, Falten, kleinere Narben und andere Unregelmäßigkeiten abmildern und Ihre Haut glatter, reiner und strahlender aussehen lassen. Im Allgemeinen ist eine nicht-abtragende Laserbehandlung die sanftere Methode. Dabei wird das Gewebe erwärmt, aber nicht zerstört. Beim ersten Mal sollten Sie sich für einen nicht-abtragenden Laser entscheiden.

Ein abtragender Laser geht tiefer und erfordert weniger Behandlungen, aber er kann eine Woche Ausfallzeit bedeuten, in der Ihre Haut geschwollen und rot ist. Abtragende Laser können der richtige Weg sein, wenn Sie nicht so viele Behandlungen auf sich nehmen wollen und die Zeit für die Erholung haben.

CLEAR + BRILLIANT

WIRKWEISE: Diese sanfte fraktionale Laserbehandlung regt die Collagenproduktion an. „Ein fraktionaler Laser richtet die Laserenergie immer nur auf kleine Bereiche der Haut", erklärt Dr. Shah. „Der Laser wirkt intensiv in der Behandlungszone, während das unbehandelte Gewebe ringsum intakt bleibt. Dies führt zu einer schnelleren Heilung als bei einem voll abtragenden Laser. Fraktionale Laser schließen die Lücke zwischen abtragenden und nicht-abtragenden Lasern und können je nach Laser, Behandlung und Behandelndem potenziell ähnliche Ergebnisse liefern wie abtragende Laser, aber ohne die dabei in Kauf zu nehmenden Ausfallzeiten." Das Gerät verbessert die Hauttextur und den Tonus und steigert die Ausstrahlung. Die Haut wirkt feinporiger, reiner und gesünder.

AM BESTEN GEEIGNET FÜR: Alle, die kleinere Poren und reinere Haut haben wollen oder die ersten Zeichen der Alterung bekämpfen möchten. Jemand mit tiefen Falten oder Aknenarben sollte sich für eine intensivere Methode entscheiden. Clear + Brilliant ist eine sichere Option für alle Hauttypen, auch für dunklere Haut.

ZEITAUFWAND: Etwa 30 Minuten für das Auftragen der Betäubungscreme und 20 Minuten für die Laserbehandlung. Rechnen Sie mit vier bis sechs Sitzungen im Abstand von einigen Wochen. „Fast jeder nimmt nach der ersten Behandlung schon eine Verbesserung wahr", sagt Dr. Shah.

SCHMERZFAKTOR: Wenn vorher eine Oberflächenanästhesie stattfindet, sollte die Behandlung schmerzfrei sein.

ERHOLUNG: Rechnen Sie in den ersten 12 bis 24 Stunden mit tiefrosa oder roter Haut, die Sie mit Eis oder beruhigenden Seren und Masken abmildern können. Ihre Haut kann bis zu einer Woche nach der Behandlung noch eine sandpapierartige Textur haben. Vielleicht ist sie in den ersten Tagen auch besonders empfindlich und/oder juckt.

KOSTEN: Moderat bis teuer pro Behandlung.

DER ARZT SAGT: „Clear + Brilliant oder ‚Baby Fraxel', wie ich es gern nenne, gehört zu meinen bevorzugten Laserbehandlungen", sagt Dr. Shah. „Es ist die Methode der Wahl für alle, die ohne Ausfallzeiten die Hauttextur und -spannung verbessern und ihrer Ausstrahlung einen Kick geben wollen oder die das Aussehen ihrer Haut bewahren wollen." Denken Sie daran, es ist eine Pflegebehandlung, keine korrigierende. „Es kann nach einer Reihe von Behandlungen zu Verbesserungen bei den feinen Fältchen, der Hauttextur und der Pigmentierung kommen, aber der Alterungsprozess wird nicht gestoppt. Deshalb können im Laufe der Zeit, wenn die Behandlung nicht fortgesetzt wird, die Probleme erneut auftreten oder neue Fältchen oder Veränderungen in der Textur und Pigmentierung entstehen", sagt Dr. Shah. „Ich habe einige Patientinnen mit einer langfristigen Verbesserung bei Pigmentproblemen wie Sommersprossen oder Melasmen, doch da die UV-Strahlung bei diesen Dingen eine Rolle spielt, können im Laufe der Zeit neue Flecken entstehen."

FRAXEL RESTORE DUAL

WIRKWEISE: Dieser fraktionale Laser stimuliert die Collagenbildung und verjüngt die Hautzellen unter der Oberfläche durch winzige Verletzungen der Haut. Der Laser wird gegen feine und stärkere Fältchen, Altersflecken und Narben eingesetzt.

AM BESTEN GEEIGNET FÜR: Menschen mit Falten oder durch UV-Licht bedingten Altersflecken, die ihre Hautprobleme ohne die Schmerzen oder die längere Erholungszeit bei aggressiveren Lasern wie Fraxel Repair signifikant verbessern wollen.

ZEITAUFWAND: Im Allgemeinen brauchen Patienten drei bis fünf Sitzungen im Abstand von jeweils einem Monat. Es dauert etwa 20 Minuten, das ganze Gesicht zu behandeln, nachdem 60 Minuten zuvor eine Betäubungscreme aufgebracht wurde. Wenn Sie braune Flecken/Altersflecken beseitigen lassen wollen, sehen Sie vielleicht schon nach der ersten Behandlung deutliche Verbesserungen.

SCHMERZFAKTOR: Manche Patientinnen finden die Behandlung unangenehm und haben ein brennendes Gefühl, das 24 Stunden anhalten kann.

ERHOLUNG: Ein bis drei Tage lang kann die Haut gerötet und leicht geschwollen sein. Ihre Haut kann aussehen wie nach einem Sonnenbrand und sich in der ersten Woche etwas schälen, vor allem, wenn Sie viele braune Flecken oder Altersflecken haben.

KOSTEN: Sehr teuer.

DER ARZT SAGT: „Fraxel ist eine erprobte Lasertechnik, die helfen kann, die sichtbaren Zeichen des Alters und Unregelmäßigkeiten der Haut verschwinden zu lassen", erklärt Dr. Shah. „Sie gibt Ihnen eine natürlichere, jugendliche Schönheit, ohne Ihr Aussehen zu verändern. Es sind immer noch Sie, nur besser."

Technologien zur Fettreduktion

Jahrelang half nur die Fettabsaugung mit oder ohne Laser, wenn man Fettdepots, die durch Diät und Sport nicht verschwanden, loswerden wollte. Beide Vorgehensweisen sind mit einer längeren Erholungszeit verbunden und verursachen deutliche Narben. Heute gibt es verschiedene nicht-chirurgische Möglichkeiten, hartnäckige Fettzellen anzugehen. Kybella wird unter die Haut gespritzt, CoolSculpting arbeitet mit kontrollierter Unterkühlung, um Fettzellen zu zerstören. Dabei erfriert das Fett während der Behandlung buchstäblich. Bis zu einem Monat dauert es, bis der Körper diese Fettzellen allmählich abgebaut hat.

COOLSCULPTING

WIRKWEISE: Ein Gerät lässt Fettzellen erfrieren und zerstört sie so. Versprochen ist eine Reduzierung der Fettschicht um 20 bis 25 Prozent mit jeder Behandlung.

AM BESTEN GEEIGNET FÜR: Menschen, die hartnäckige Fettablagerungen an Oberschenkeln, Hüften, Taille oder Bauch haben, die durch Diäten und Sport nicht verschwinden. Das neueste Produkt, Cool-Mini, wurde speziell zur Behandlung des Doppelkinns entwickelt. Für die Behandlung von Übergewicht ist diese Methode nicht geeignet.

ZEITAUFWAND: Die eigentliche Behandlung dauert abhängig von der Größe der behandelten Fläche eine bis drei Stunden. Sie müssen aber damit rechnen, dass es bis zu drei Monaten dauert, bis das Fett abgebaut ist und man das Ergebnis sieht. Die meisten Patientinnen brauchen wenigstens zwei Behandlungen.

SCHMERZFAKTOR: Es geht nicht um Nadeln oder eine Operation, aber eventuell ist es etwas unangenehm, wenn das Fett heruntergekühlt wird. Es friert ein und wird hart, dann massiert Ihre Ärztin oder eine Assistentin den Bereich, um das Fett aufzubrechen.

ERHOLUNG: Keine Beeinträchtigung.

KOSTEN: Moderat bis teuer. Bei wenigstens zwei Behandlungen summieren sich die Kosten.

DER ARZT SAGT: „CoolSculpting ist wirklich der Vorreiter bei den Geräten zur Fettreduktion", erklärt Dr. Alexiades. „Es ist die zurzeit effektivste, nicht-invasive Technologie um Fett zu reduzieren, und das ganz ohne Narben und lange Erholungszeiten."

SCULPSURE

WIRKWEISE: Bei dieser Behandlung werden Fettzellen mit einem Laserlicht erhitzt und zerstört.

AM BESTEN GEEIGNET FÜR: Menschen mit hartnäckigen Fettdepots an Oberschenkeln, Hüften, Taille oder Bauch, die weder auf Diäten noch auf Sport ansprechen. Für die Behandlung von Übergewicht ist diese Methode nicht geeignet.

ZEITAUFWAND: Die eigentliche Behandlung dauert abhängig von der Größe der behandelten Fläche eine bis zwei Stunden. Sie müssen damit rechnen, dass es bis zu drei Monaten dauert, bis das Fett abgebaut ist und man das Ergebnis sieht. Die meisten Patientinnen brauchen wenigstens zwei Behandlungen.

SCHMERZFAKTOR: Minimal. Eventuell fühlen Sie sich während der Behandlung etwas unbehaglich.

ERHOLUNG: Rechnen Sie in der ersten Woche mit kleineren Schwellungen und Schmerzen oder Empfindlichkeit des behandelten Bereichs.

KOSTEN: Moderat bis teuer.

DER ARZT SAGT: „Die Behandlung wirkt anders als eine Diät, bei der man Fett aus den Fettzellen verliert, diese Zellen aber noch existieren", erklärt der plastische Chirurg Dr. Lawrence Bass. „Mit SculpSure schädigen wir die Fettzellen, die dann völlig abgebaut werden."

KYBELLA

WIRKWEISE: Diese auch als Belkyra bekannte Behandlung arbeitet mit Desoxycholsäure, die unter dem Kinn eingespritzt wird, um Fettzellen zu zerstören. Das Mittel ist identisch mit der Desoxycholsäure, die unser Körper produziert, um beim Fettabbau zu helfen.

AM BESTEN GEEIGNET FÜR: Menschen mit kleinen bis mäßigen Fettablagerungen unter dem Kinn. Menschen mit Übergewicht oder übermäßiger Hautstraffung am Hals sollten andere Optionen wählen.

ZEITAUFWAND: Die 30-minütige Behandlung (15 für die Betäubung, 15 für die Injektionen) besteht aus Dutzenden Spritzen in das Fett unter dem Kinn. Die meisten Patientinnen brauchen drei Behandlungen im Abstand von vier bis sechs Wochen, einige aber auch sechs Behandlungen. Die Ergebnisse sind dauerhaft.

SCHMERZFAKTOR: Zunächst sollte eine Betäubungscreme aufgetragen werden. Sie spüren den Einstich der wenigstens 20 Injektionen und dann vielleicht ein Brennen an den Einstichstellen, das ein paar Minuten anhalten kann.

ERHOLUNG: Sie nehmen vielleicht eine kleinflächige Blutung, Rötung und Schwellung wahr, die etwa eine Woche, gelegentlich auch länger anhalten kann, während das Fett wegschmilzt. Manchmal kommt es zu sehr deutlichen Schwellungen, sogar größer als das ursprüngliche Doppelkinn. Daher ist es sinnvoll, diese Behandlung in den kälteren Monaten durchzuführen, um die Schwellung unter einem Rollkragen verstecken zu können.

KOSTEN: Sehr teuer.

DER ARZT SAGT: „Kybella ist überhaupt die erste injizierbare fettlösende Substanz, die Fett unter dem Kinn nachweislich sicher und zuverlässig entfernt", erklärt Dr. Alexiades.

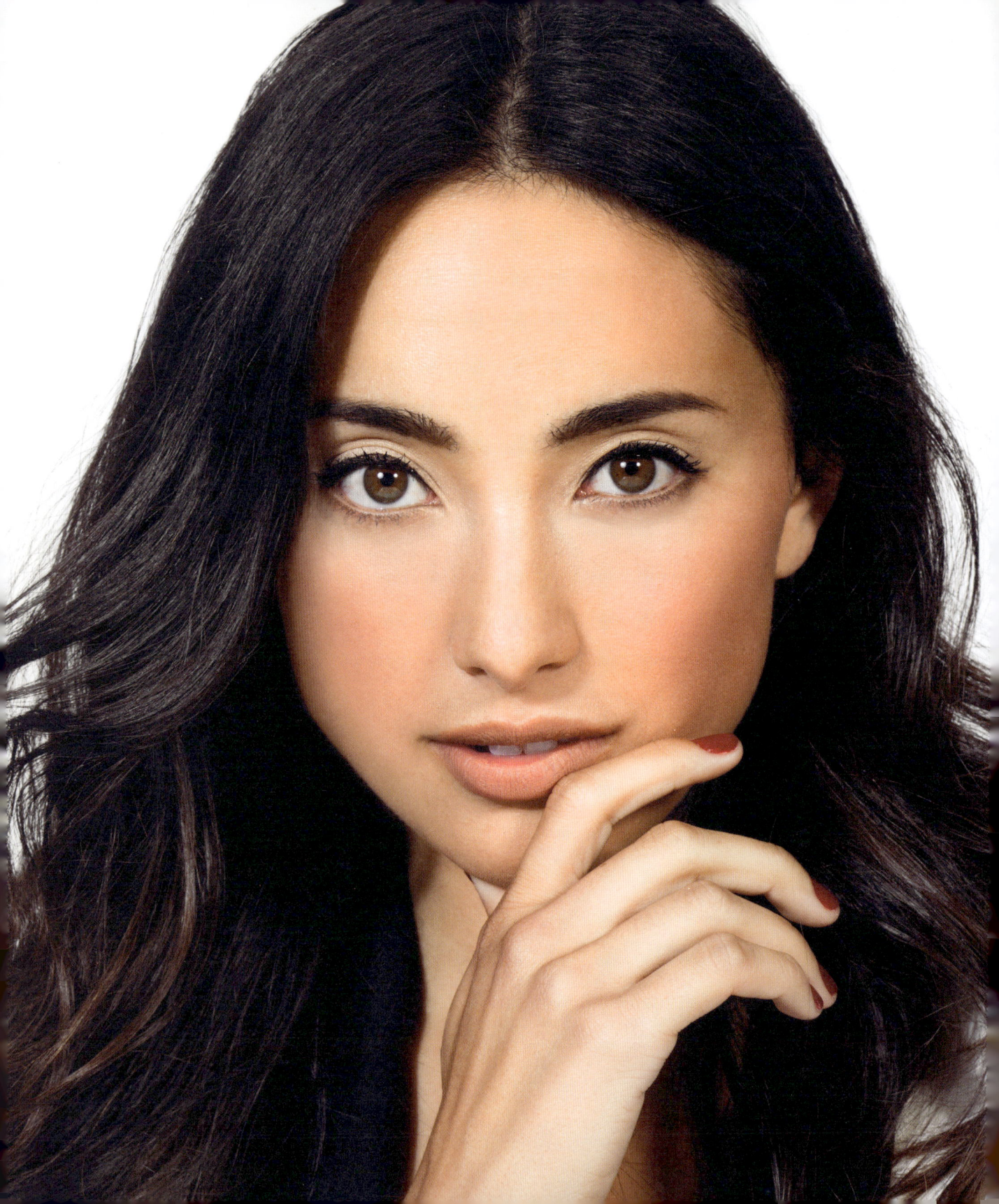

7

MAKEUP-BASICS

*E*s ist erstaunlich, welch großen Unterschied ein bisschen Makeup ausmacht. Concealer vertuscht eine zu lange Nacht, Eyeliner betont die Augen und ein wenig Rouge lässt Sie frisch aussehen, als kämen Sie gerade vom Joggen. Mit dem richtigen Makeup fühlen Sie sich schöner und selbstsicherer.

Für viele ist Schminken eine hohe Kunst, doch das stimmt nicht. Sie müssen die Makeup-Tricks nur kennen und schon können Sie sie an sich selbst ausprobieren. Es gibt so viele einfache Methoden, seine Vorzüge zu betonen, sei es mit der richtigen Foundation, gut abgedeckten Augenringen oder dem perfekten Lidstrich.

Makeup ist nicht kompliziert, denn es gibt einfache Schminktechniken und hervorragende Utensilien, die Ihnen dabei helfen. Dieses Kapitel befasst sich mit den Grundlagen: Wie Sie die geeigneten Produkte für sich finden, wie sie funktionieren und wie Sie diese verwenden können. Wenn Sie die Basics beherrschen, zaubern Sie bald jeden Look.

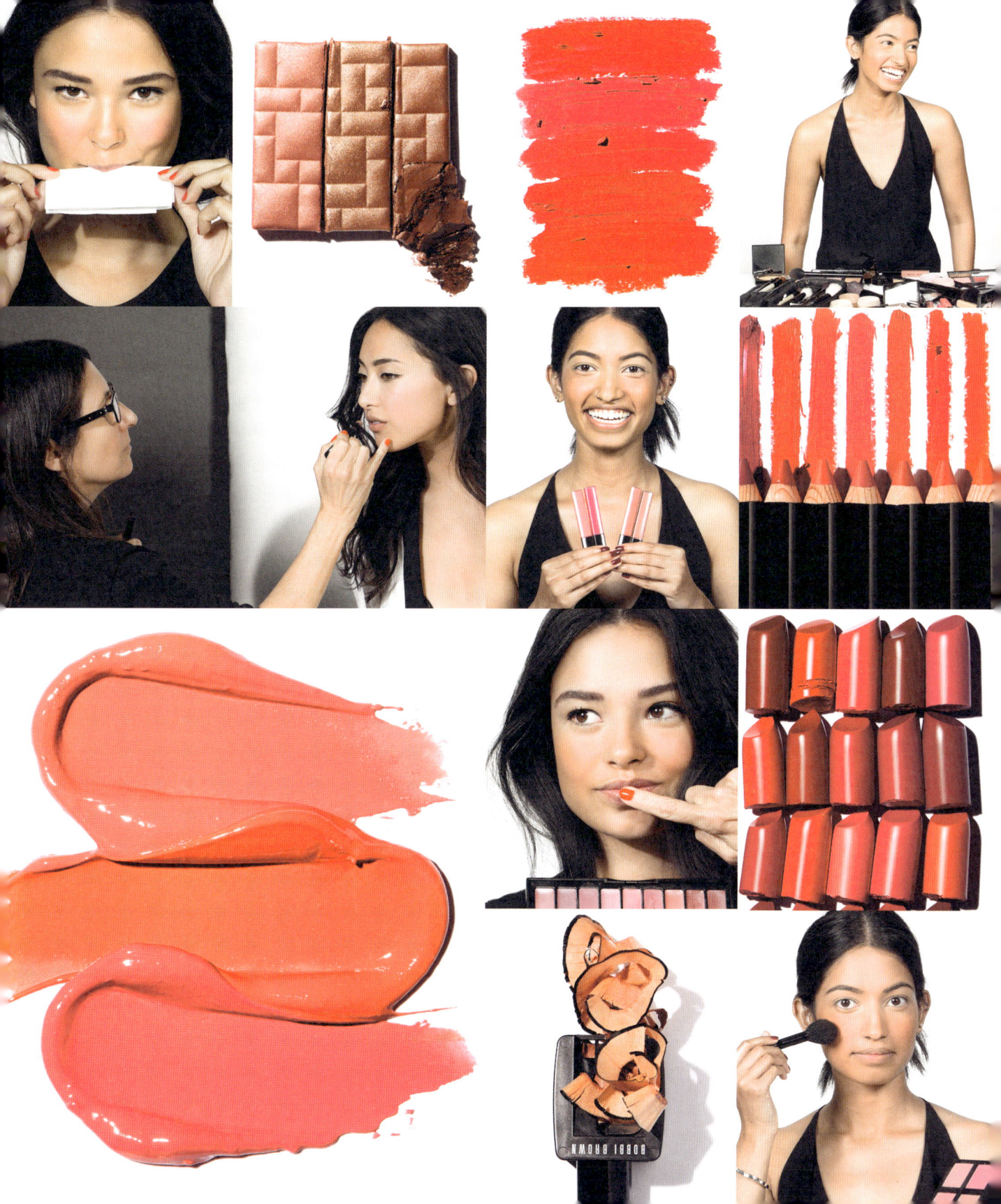

Foundation

———

Die passende Foundation verschmilzt übergangslos mit der Haut, gleicht Unebenheiten aus und verbessert ihr Erscheinungsbild. Zunächst wählen Sie zwischen verschiedenen Texturen, die von einer leicht getönten Feuchtigkeitscreme bis zum Foundation Stick für unterwegs reichen. Dann entscheiden Sie zwischen starker, mittlerer oder leichter Deckkraft. Schließlich gilt es, einen exakt zu Ihrem Hautton passenden Farbton auszusuchen. Da sich Hautton und -typ im Jahresverlauf verändern, ist es ratsam, verschiedene Foundations zur Hand zu haben.

PRODUKTVARIANTEN

GETÖNTE FEUCHTIGKEITSCREME: Mischung zwischen Feuchtigkeitscreme und Foundation, die dezent abdeckt und sehr natürlich aussieht.

GETÖNTER BALSAM: Spendet intensiv Feuchtigkeit, tönt leicht und verleiht ein strahlendes, frisches Aussehen. Eignet sich für reife und trockene Haut.

FLÜSSIGFOUNDATION: Der Klassiker unter den Foundations. Reicht von der leichten, schimmernden Variante bis zur matten mit hoher Deckkraft und kann mit Fingern, Pinsel oder Schwamm aufgetragen werden.

FOUNDATION STICK: Besitzt eine cremige Textur mit mittlerer bis hoher Deckkraft. Eignet sich auch als Concealer für Gesicht und Körper, hält lange, ist hitzebeständig und handlich.

MINERAL-FOUNDATION: Besonders geeignet für sensible und zu Akne neigender Haut, da sie frei von Parfüm und Chemikalien ist. Erhältlich als loser Puder oder Kompaktpuder sowie als Flüssigfoundation mit leichter bis mittlerer Deckkraft.

PUDER-FOUNDATION: Handliche, mittel deckende Foundation aus der Puderdose, die mit dem Pinsel aufgetragen wird und sich gut für unterwegs eignet.

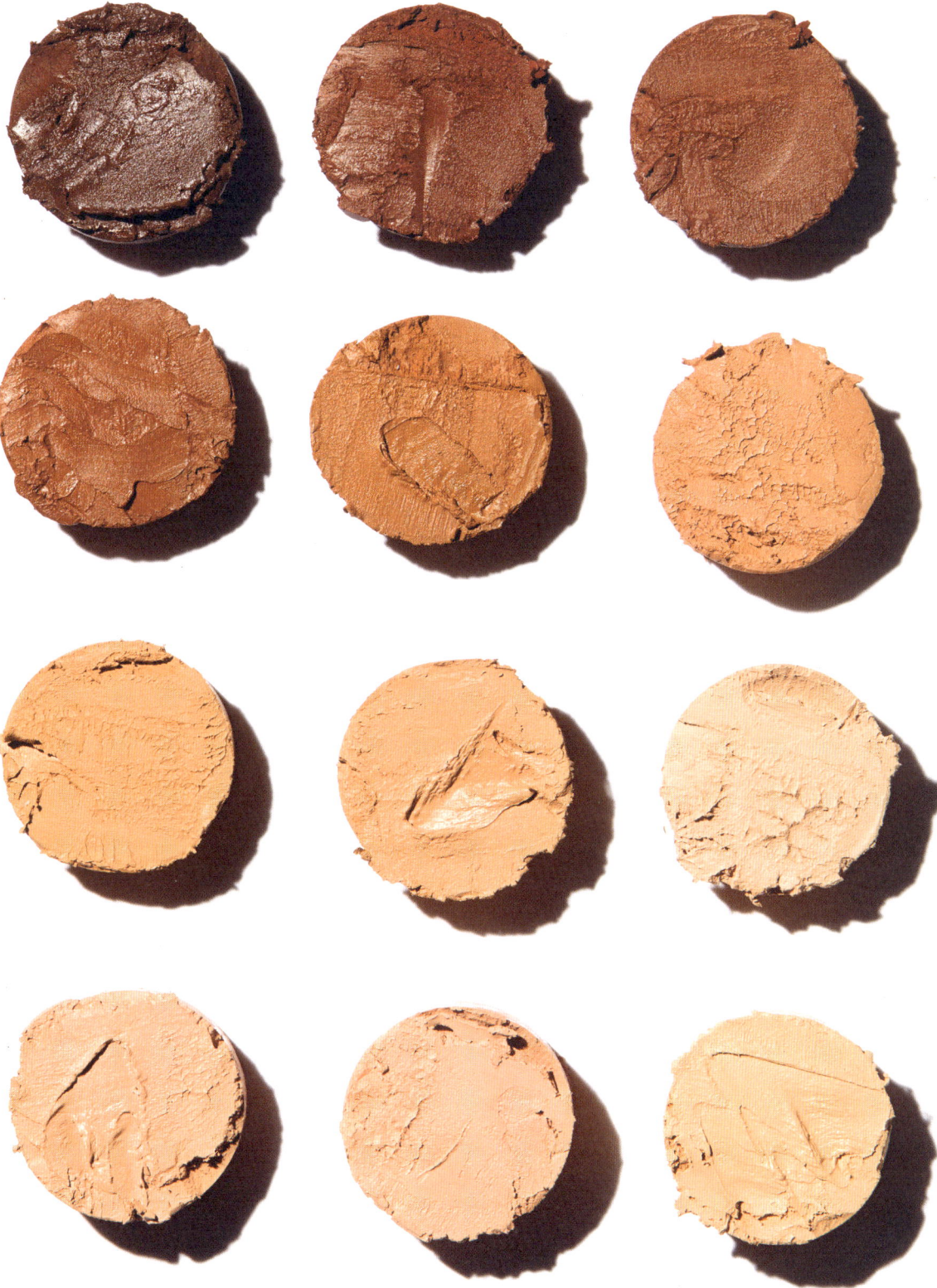

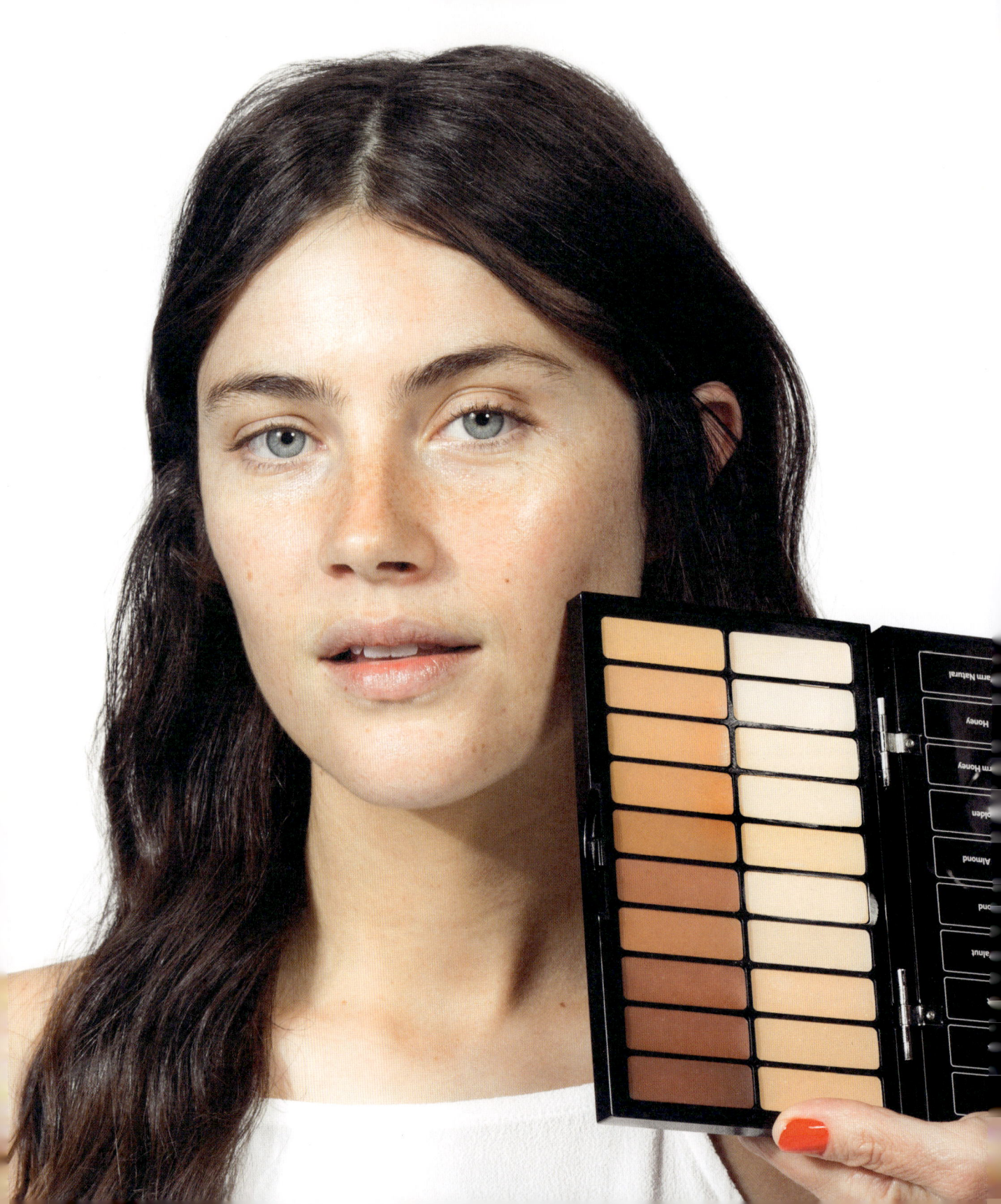

DECKKRAFT

TRANSPARENT: Für einen natürlichen Look oder wenn Sie von Natur aus tolle Haut haben, eignet sich eine leichte Textur. Getönte Feuchtigkeitscremes sind die leichteste Variante und bieten die leichteste Deckkraft, gefolgt von transparenter bis leicht deckender Flüssigfoundation. Bei sehr trockener Haut spendet eine getönte Creme oder ein Balsam zusätzlich Feuchtigkeit.

MITTEL: Die meisten Foundations haben eine mittlere Deckkraft, die stark genug ist, um Unregelmäßigkeiten auszugleichen und dennoch nicht maskenhaft zu wirken. Foundations mit mittlerer Deckkraft gibt es als Puder-, Flüssig- oder Stickvariante.

STARK: Diese Foundations decken ihre Haut sehr stark ab und lassen jede Unregelmäßigkeit oder Rötung verschwinden. Sie eignen sich für das Abend-Makeup oder den Hollywood-Retrolook. Sie sind als Puder-, Flüssig- oder Stickvariante erhältlich.

FINISH

Wenn Sie sich für eine Deckkraft entschieden haben, sollten Sie sich unter Berücksichtigung Ihres Hauttyps auch fragen, welches Finish Sie sich wünschen. Bevorzugen Sie ein frisches oder mattes Finish? Benötigen Sie zusätzliche Feuchtigkeit oder einen mattierenden Effekt? Glänzende, feuchtigkeitsspendende Formeln verleihen ein schimmerndes, leuchtendes Finish, während eine matte Foundation Fettglanz unterbindet. Flüssige Versionen decken ab, ohne trocken oder ölig zu wirken. Ölfreie Texturen überstehen auch hohe Temperaturen und sind eine gute Wahl bei fettiger Haut.

DER PASSENDE FARBTON

Leider werden Sie den richtigen Farbton nicht durch einen Blick auf die Verpackung oder einen Test auf dem Handrücken finden. Sie müssen die Foundation auf Ihrem Gesicht ausprobieren. Tragen Sie drei Farbnuancen, die Ihrem Hautton ähneln, in drei Streifen auf Ihre ungeschminkte Wange auf und betrachten Sie die Farbtöne bei Tageslicht. Der Ton, der optisch mit Ihrer Haut verschmilzt, ist der richtige. Wenn Sie sich zwischen zwei Tönen entscheiden müssen, wählen Sie den etwas dunkleren. Bei fettiger Haut nehmen Sie eine Nuance heller, da das Hautfett den Farbton verändert. Besonders wichtig: Kaufen Sie eine Foundation mit Gelbpigmenten, da diese mit dem gelblichen Unterton harmonieren, den jeder Mensch in seiner Haut hat.

ANWENDUNG

Ich trage Foundation gerne mit den Fingern auf. So habe ich mehr Kontrolle über das Produkt und außerdem hilft mir die Wärme meiner Hände, es zu verstreichen. Manchmal benutze ich auch einen Pinsel, um die Foundation besonders gleichmäßig zu verteilen.

Corrector und Concealer

D iese beiden Produkte arbeiten wunderbar zusammen und lassen dunkle Schatten und Verfärbungen unter den Augen verschwinden. Für mich ist dieses Duo eine wahre Geheimwaffe. Im Nu hellt es die untere Augenpartie auf und überdeckt dunkle Augenringe. Für Unreinheiten benötigen Sie einen speziellen Pickel- oder Abdeckstift.

PRODUKTVARIANTEN

CORRECTOR: Ein Corrector ist pink- oder pfirsichfarben und neutralisiert dunkle Schatten und hellt die Augenpartie auf. Zu hellen und mittleren Hauttypen passen pink- oder porzellanfarbene Töne. Für warme Hauttöne eignet sich pfirsichfarbener Corrector, während dunklere Haut einen dunklen, kräftigen Pfirsich- oder Porzellanton verträgt. Sollte Ihr Corrector zu hell oder weißlich wirken, versuchen Sie eine Nuance dunkler. Wenn er gelblich erscheint, wählen Sie einen helleren Ton.

CONCEALER: Ein Concealer hellt auf und kaschiert Schatten. Für den Bereich unterhalb der Augen ist ein gelblicher Concealer geeignet, der eine Nuance heller als Ihr Hautton ist. Damit er den ganzen Tag hält, wählen Sie eine cremige Textur, die sich vollständig mit Ihrer Haut verbindet. Concealer in Stiftform schaffen das oft nicht. Ein Concealer-Serum deckt gut ab und spendet extra Feuchtigkeit, ohne sich in feinen Fältchen abzusetzen.

ABDECKSTIFT: Ihr Concealer ist eine Stufe heller als Ihr Hautton und absolut ungeeignet, um einen Pickel abzudecken, da Sie ihn damit nur betonen, statt ihn verschwinden zu lassen. Die Alternative gegen Unreinheiten und Rötungen ist ein Abdeckstift, der vor der Foundation aufgetragen wird. Tupfen Sie ihn direkt auf die Rötung und verblenden Sie ihn mit den Fingern.

RETOUCHING FACE PENCIL: Ein Korrekturstift in Ihrem Hautton zaubert schnell und einfach ein ebenmäßiges Hautbild und deckt Rötungen ab. Wenn Sie dunkle Flecken abdecken wollen, wählen Sie zwei Nuancen heller. Geben Sie ihn direkt auf die Stelle, die Sie aufhellen wollen, und verwischen Sie ihn mit den Fingern.

ANWENDUNG

Corrector und Concealer werden übereinander aufgetragen, wobei der Corrector zuerst kommt. Tragen Sie die beiden Produkte mit Ihren Fingern oder einem Pinsel auf und verblenden Sie sie, indem Sie sie mit dem Finger sanft einklopfen. Fixiert wird der Concealer mit dünn aufgetragenem Puder in einem Gelbton. Wenn Sie sehr blass sind, ist eventuell weißer Puder passender. Für dunkle Haut eignen sich Pfirsichtöne. Für das restliche Gesicht sollten Sie einen anderen Puder verwenden.

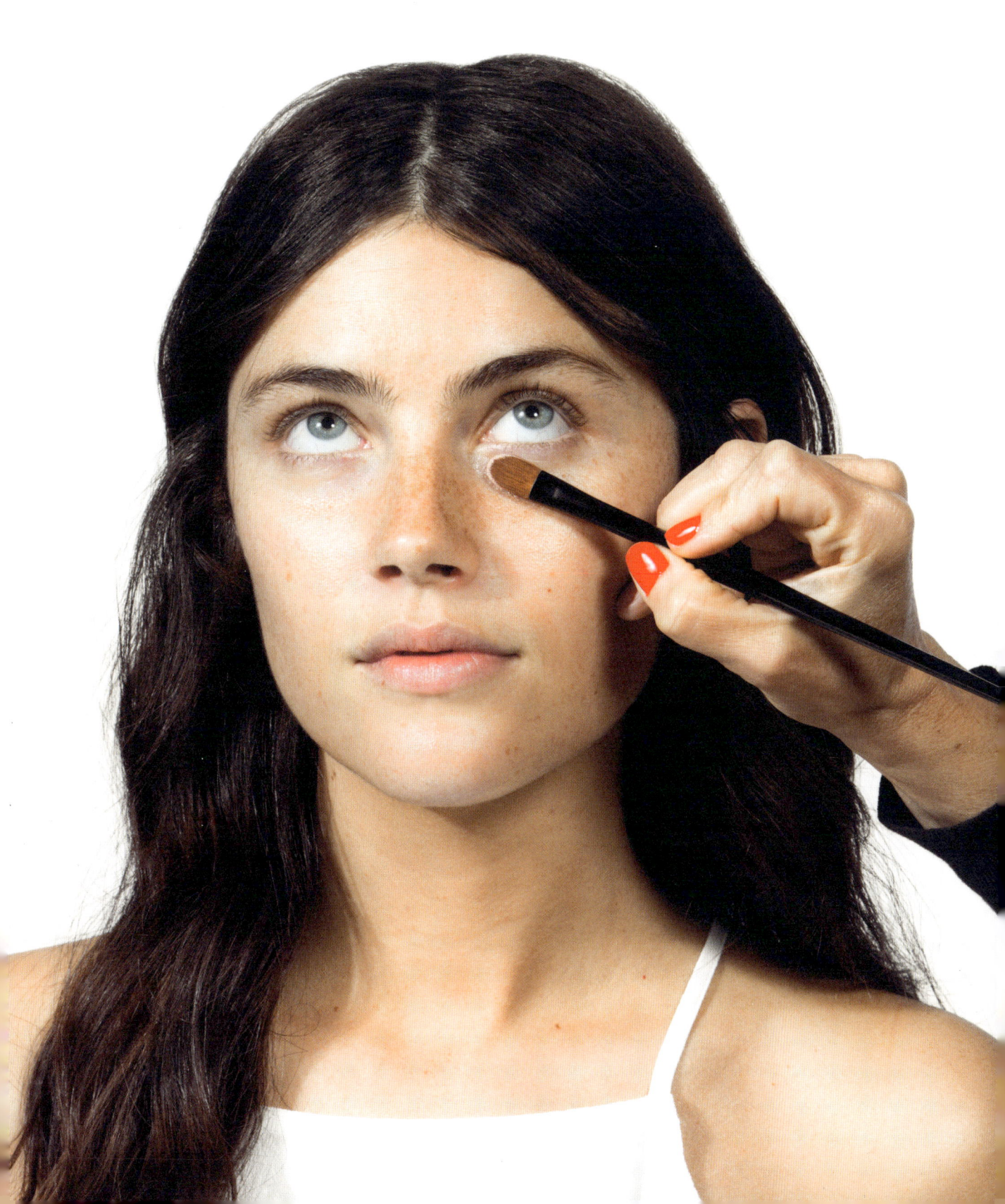

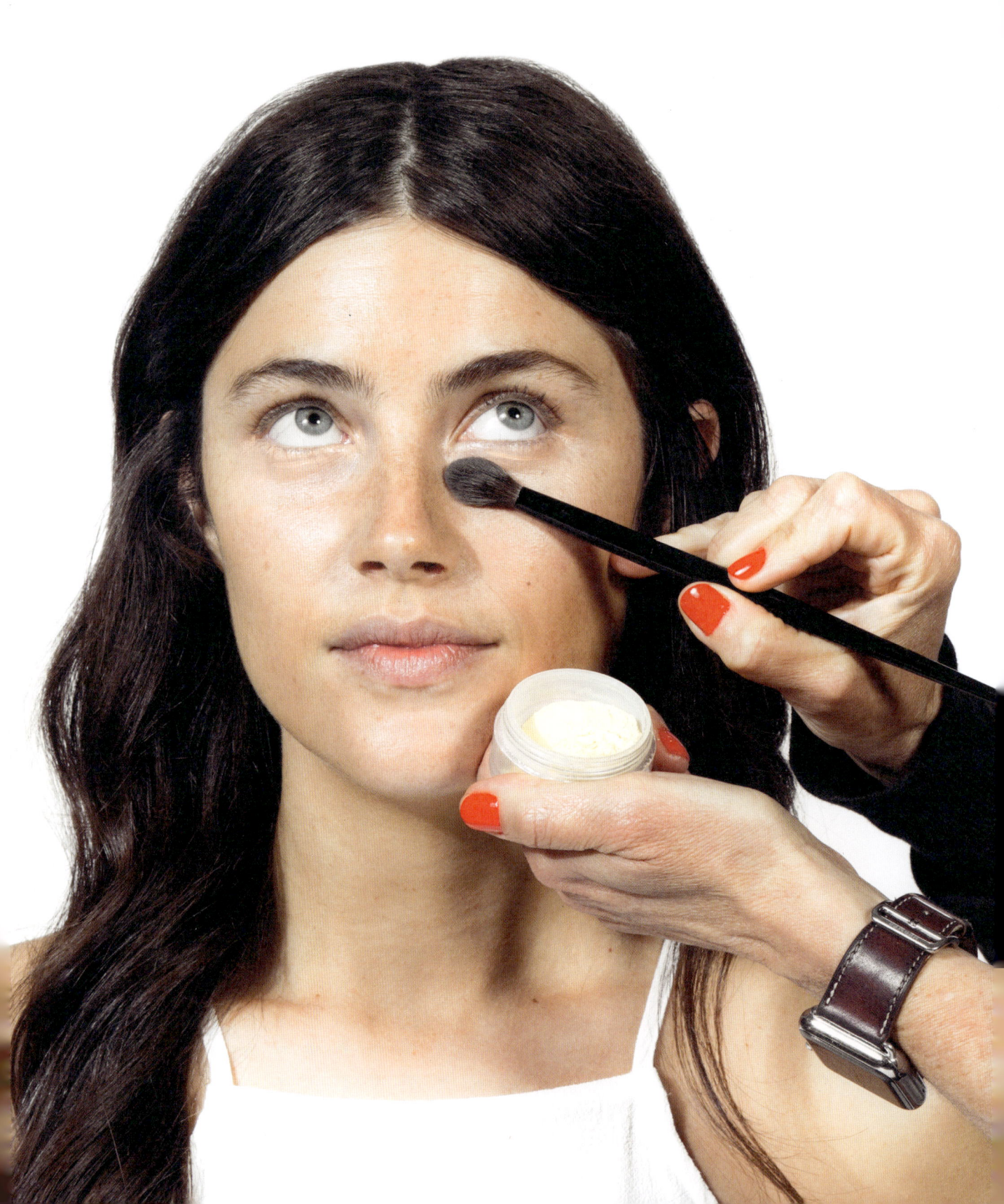

Puder

Puder reduziert Glanz, kreiert ein ebenmäßiges Hautbild und fixiert das Makeup. Zum Schluss aufgetragen sorgt er dafür, dass Concealer und Foundation lange halten. Bei sehr trockener Haut verwenden Sie besser keinen Puder, da er trockene Hautstellen betont.

PRODUKTVARIANTEN

Man unterscheidet zwischen Kompaktpuder und losem Puder. Mit Kompaktpuder erzielen Sie ein leichtes, natürliches Finish. Er wird in einer handlichen Dose, oft mit Spiegel, angeboten und ist perfekt zum Auffrischen für unterwegs. Loser Puder ist dichter und hat eine höhere Deckkraft.

DER PASSENDE FARBTON

Meist funktioniert ein Puder mit einem gelben Grundton, um Rötungen zu kaschieren und den Teint wärmer erscheinen zu lassen. Wählen Sie einen Farbton, der annähernd Ihrem eigenen Hautton entspricht. Bei öliger Haut wählen Sie eine Nuance heller, da sich der Puder dunkler färben kann.

ANWENDUNG

Verwenden Sie Puder besser sparsam. Bei den meisten Frauen reicht ein leichter Hauch auf der T-Zone, um diese von Fettglanz zu befreien. Sowohl loser Puder als auch Kompaktpuder werden für ein leichtes, natürliches Finish mit dem Pinsel aufgetragen. Bei fettiger Haut verteilen sie ihn mit einer Quaste über das ganze Gesicht.

Bronzer

Bronzer ist ein tolles Mittel, um ganzjährig leicht gebräunt und gesund auszusehen. Jeder liebt ihn, auch Männer. Einige meiner beliebtesten Bronzer sind nach Männern benannt, für die ich sie kreiert habe, wie etwa Schauspieler Eric Stonestreet und Radiomoderator Elvis Duran.

PRODUKTVARIANTEN

Bronzer gibt es in flüssiger, Gel- und Puderform. Die Pudervariante ist am leichtesten aufzutragen und funktioniert tags und abends. Bronzer mit einem leichten Schimmer kommt abends am besten zur Geltung. Bronzergel färbt intensiv.

DER PASSENDE FARBTON

Für helle Haut eignet sich hellbrauner Bronzer mit einem Hauch von Pink und Koralle am besten. Zu mittleren Hauttönen passen Pinktöne, die ins Mittelbraune übergehen, oder ein bräunliches Korallrot. Dunkelhäutigen Frauen schmeichelt Bronzer in dunkelbraun mit blauen und roten Untertönen. Es gibt schimmernden und matten Bronzer. Wenn Ihr Bronzer zu rot, orange oder aschfarben wirkt, tragen Sie den falschen Farbton.

ANWENDUNG

Bronzerpuder wird mit einem großen, flachen Pinsel auf dem höchsten Punkt der Wangenknochen aufgetragen. Überpudern Sie dann Nase, Kinn und Stirn, also die Stellen, die meistens besonders intensiv Sonnenlicht abbekommen. Vergessen Sie den Hals nicht.

Die Gel- und Cremevariante tragen Sie mit den Fingern oder einem Schwämmchen auf. Beginnen Sie auf dem höchsten Punkt der Wangenknochen und arbeiten dann in Richtung Haaransatz. Denken Sie daran, den Bronzer gut zu verwischen. Ich stäube meist noch einen Hauch helleres Rouge darüber.

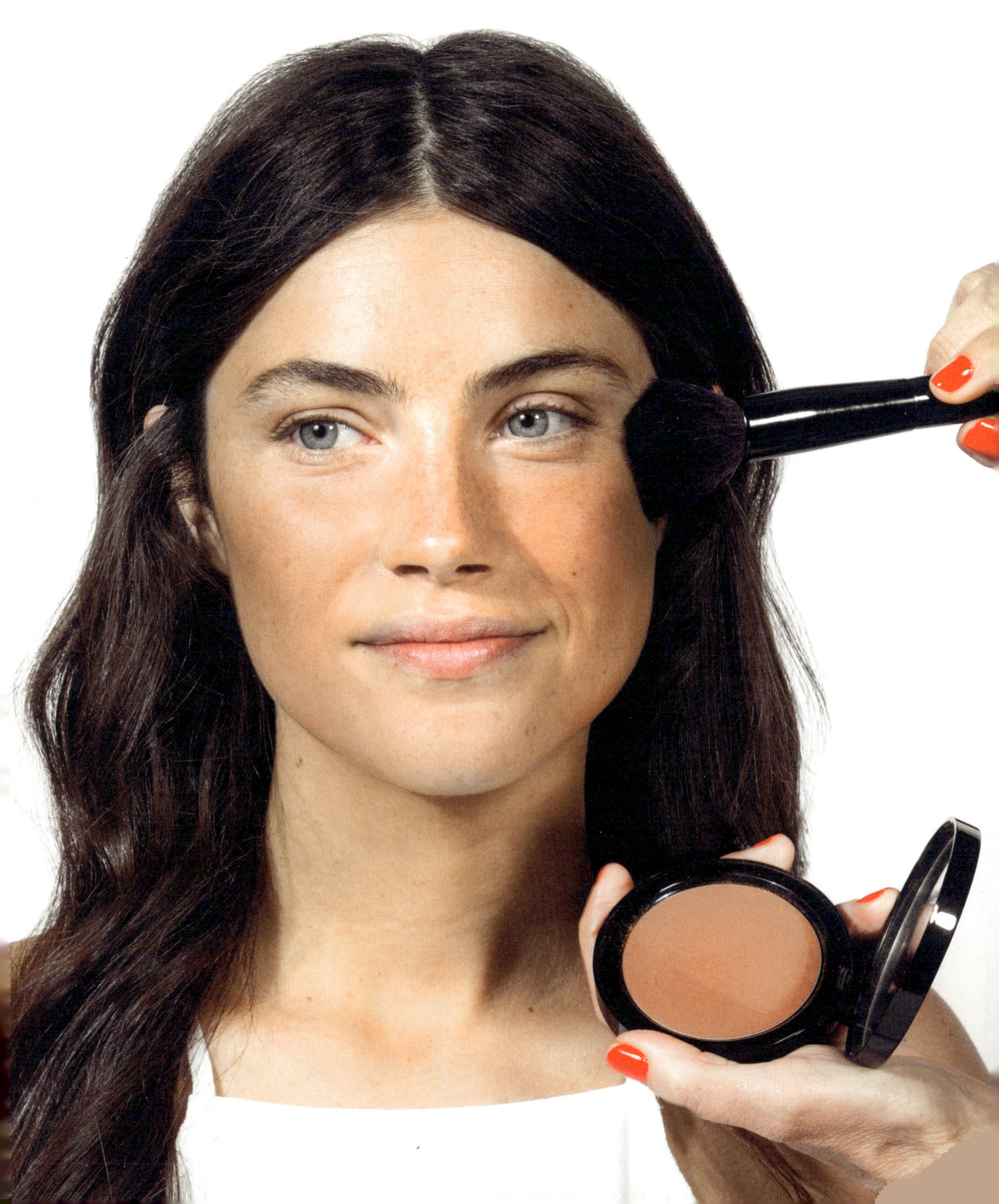

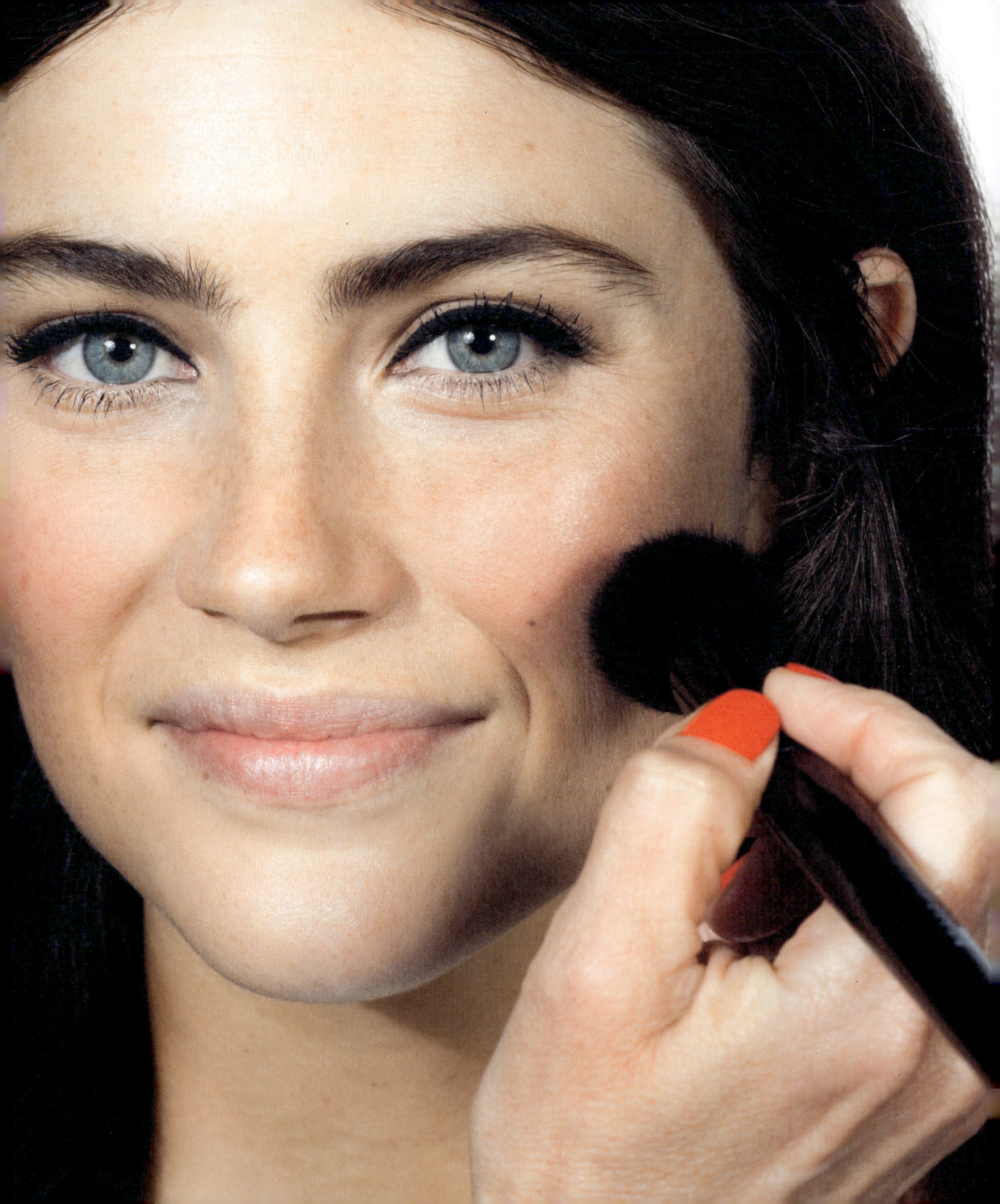

Das perfekte Rouge

Mit Rouge sieht jede Frau hübsch aus, denn es gibt dem Gesicht Wärme und bringt es zum Strahlen. Ein Farbton, der Ihrem natürlichen Wangenrot entspricht, ist eine gute Wahl für den Alltag. Wenn Sie über Ihr Rouge einen Hauch helleres Pink oder Korallrot stäuben, hält die Farbe länger. Abends können Sie auch eine leuchtendere und kräftigere Farbe auftragen.

PRODUKTVARIANTEN

Rouge ist in Puder-, Creme- oder Gelform erhältlich. Puderrouge ist am leichtesten aufzutragen. Gelrouge schimmert schön und Cremerouge hinterlässt einen sehr natürlich wirkenden Glanz. Beide müssen aber besonders gut verblendet werden.

DER PASSENDE FARBTON

Sehr heller Haut schmeichelt ein pastelliges Pink mit einem kühlen Unterton. Für wärmere, aber helle Hauttypen eignet sich ein etwas gedeckterer Pinkton. Zu Hauttypen, die leicht braun werden und selten Sonnenbrand bekommen, passt ein Pink mit gelbbräunlichen Pigmentanteilen. Frauen mit einem braunen, warmen Hauttyp greifen zu pflaumenfarbenen Tönen, die auf der Wange als sattes Pink erscheinen. Auf dunklerer Haut zaubern Rottöne mit einem Blaustich ein wunderschönes Finish.

ANWENDUNG

Lächeln Sie und geben Sie Puderrouge mit einem Pinsel auf den höchsten Punkt Ihrer Wangenknochen. Streichen Sie es in Richtung Haaransatz und pinseln es sanft nach unten. Verwischen Sie die Konturen so lange, bis Ihre Wangenfarbe völlig natürlich wirkt. Danach geben Sie noch ein wenig helleres Rouge auf den höchsten Punkt Ihrer Wangenknochen.

Gel- und Cremerouge wird mit den Fingern vom höchsten Punkt der Wangenknochen in Richtung Haaransatz eingearbeitet. Verwenden Sie zunächst eine kleine Menge und verblenden Sie sie gründlich, Sie können immer noch nachlegen.

Eyeliner

*E*gal ob Sie einen dramatischen Look kreieren oder einfach Ihre Augen zur Geltung bringen wollen, ein Eyeliner ist dafür unverzichtbar. Hier kommen die besten Tipps.

PRODUKTVARIANTEN

Eyeliner gibt es in unterschiedlichen Konsistenzen, von Kajal über Puder bis zum Gel und jede davon hat einen speziellen Effekt.

KAJAL: Der Kajalstift ist einfach in der Anwendung, zeichnet eine sehr dünne, genaue Linie und eignet sich für trockene Augenlider. Wenn Sie einen intensiveren Look mit einer breiten Linie wollen, greifen Sie zu einem Gel-Eyeliner-Stift. Ein Kajal schafft einen leicht verschmierten, sexy Look und eignet sich für Smoky Eyes. Stifte mit Long-Wear-Formel halten den ganzen Tag und sind perfekt bei warmem, feuchtem Wetter.

GEL-EYELINER: Er zeichnet eine klare, scharfe Linie, die nicht verschmiert, wasserfest ist und lange hält. Das Gel aus einem kleinen Tiegel wird mit einem dünnen Pinsel aufgetragen.

PUDER-EYELINER: Dieser wird mit einem Eyeliner-Pinsel aufgetragen und zeichnet eine weiche Linie. Sie können auch Ihren Lidschatten verwenden, doch Puder-Eyeliner hält besser. Wenn Sie Ihren Lidstrich mit einem trockenen Pinsel ziehen, fällt er diffuser und weicher aus. Ist der Pinsel leicht angefeuchtet, fällt die Linie schärfer und genauer aus.

FLÜSSIG-EYELINER: Wird oft in einem Fläschchen mit integriertem Pinsel angeboten und kreiert eine äußerst akkurate Linie. Seine Anwendung erfordert etwas Geduld und Erfahrung.

ANWENDUNG

Abhängig davon, welchen Effekt Sie erzielen wollen, können Sie die folgenden Schminktechniken mit jedem Eyeliner-Typ ausprobieren.

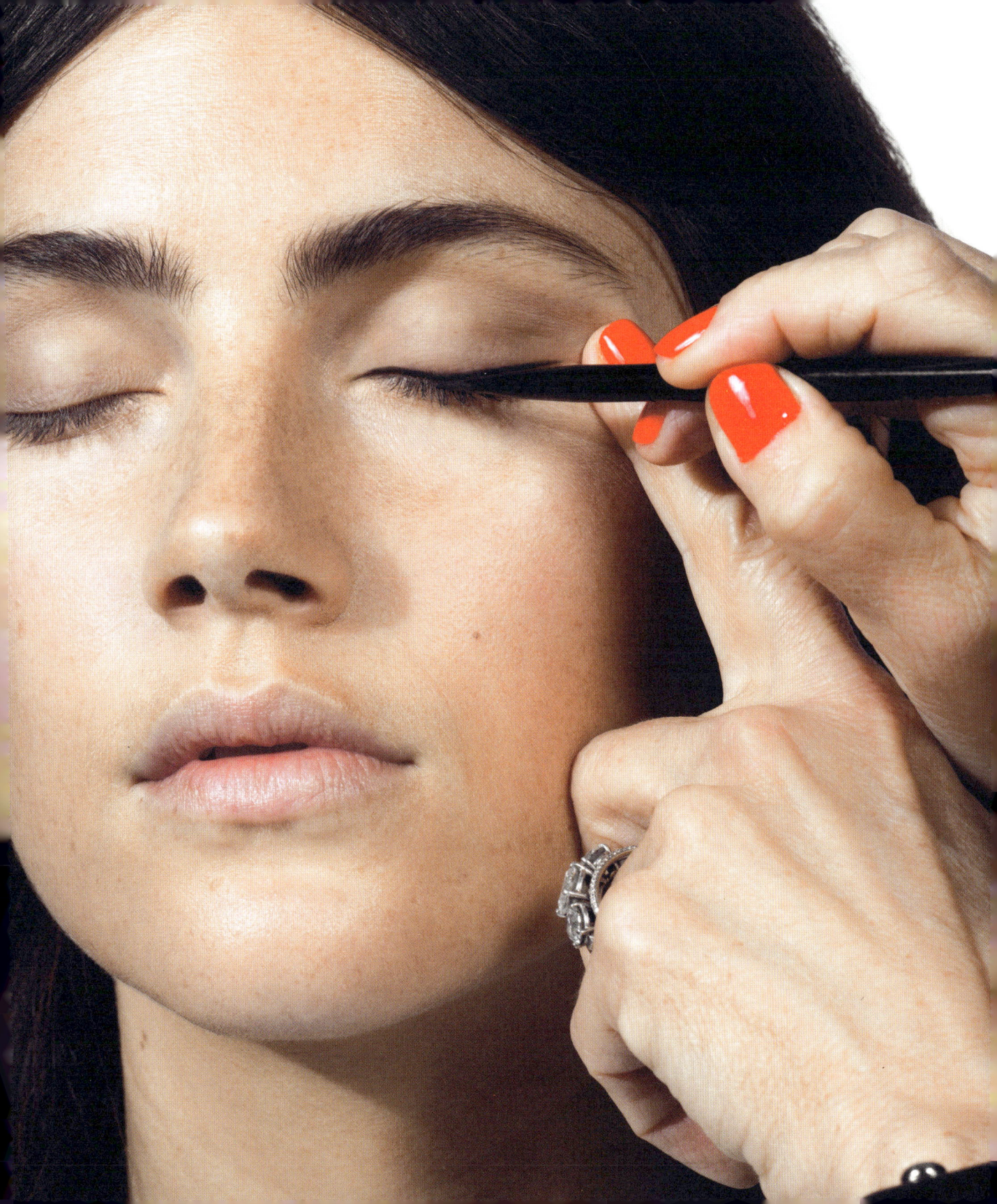

BASIC LIDSTRICH

Ein schmaler Lidstrich betont Ihre Augen und bringt sie im Nu zur Geltung. Wenn es um Schminktechniken geht, schrecken viele Frauen speziell vor dem Lidstrich zurück, dabei ist er einfach, wenn man weiß, wie es geht.

1. Beginnen Sie am äußeren Augenwinkel und arbeiten Sie sich nach innen vor, bleiben Sie dabei so nah wie möglich am Wimpernsaum.

2. Zeichnen Sie die Linie gleichmäßig nach und achten Sie darauf, dass zwischen Lidstrich und Wimpernsaum keine Lücken entstehen.

3. Für einen weicheren Look verwischen Sie die Linie mit dem Finger oder einem Pinsel.

GESCHWUNGENER LIDSTRICH

Ein geschwungener Lidstrich verleiht den Augen einen zusätzlichen Wow-Effekt. Er funktioniert mit allen Eyelinern, doch am einfachsten gelingt er mit einem Gel-Eyeliner und einem dünnen, spitz zulaufenden Pinsel.

1. Ziehen Sie einen Strich vom äußeren Augenwinkel über den oberen Wimpernsaum bis zum inneren Augenwinkel und lassen Sie die Linie dabei immer schmaler werden.

2. Für den Schwung verlängern Sie die Linie nach außen und oben über den Augenwinkel hinaus. Das Ende läuft in einer weichen Spitze aus. Achten Sie darauf, dass die Bögen spiegelgleich sind.

TIPP: Wie ausladend die Bögen sind, ist Geschmackssache. Sie können sie in einer geraden Linie weit nach außen oder steil nach oben ziehen.

LIDSTRICH AM UNTERLID

Um die Augen noch stärker zu betonen, verwenden Sie Eyeliner auch am Unterlid. Eine dunklere Farbe auf dem Oberlid intensiviert Ihren Ausdruck. Am Unterlid reicht eine leichte, diffuse Linie.

1. Gel- und flüssiger Eyeliner sind für das untere Lid oft zu stark, ein Kajal oder Puder-Eyeliner sind die bessere Wahl. Ziehen Sie mit dem Kajal oder Pinsel eine dünne Linie möglichst nahe am Wimpernsaum vom äußeren Augenwinkel nach innen.

2. Achten Sie darauf, die Linien auf Ober- und Unterlid zusammenlaufen zu lassen, da dies Ihr Auge optisch verlängert.

TIPP: Bei sehr dunklen Augenringen verzichten Sie lieber auf den Lidstrich am Unterlid, da er die dunklen Schatten verstärkt. Geben Sie stattdessen wasserfeste Mascara auf die unteren Wimpern.

MEHRERE EYELINERSCHICHTEN

Mehrere Schichten verschiedener Eyeliner erzielen unterschiedliche Effekte. Testen Sie was Ihnen steht und gefällt: Ein schmaler Lidstrich mit einem Kajal, gefolgt von Puder-Eyeliner ergibt einen weichen, leicht verwischten Lidstrich. Eine zusätzliche Schicht Gel-Eyeliner akzentuiert diesen stärker.

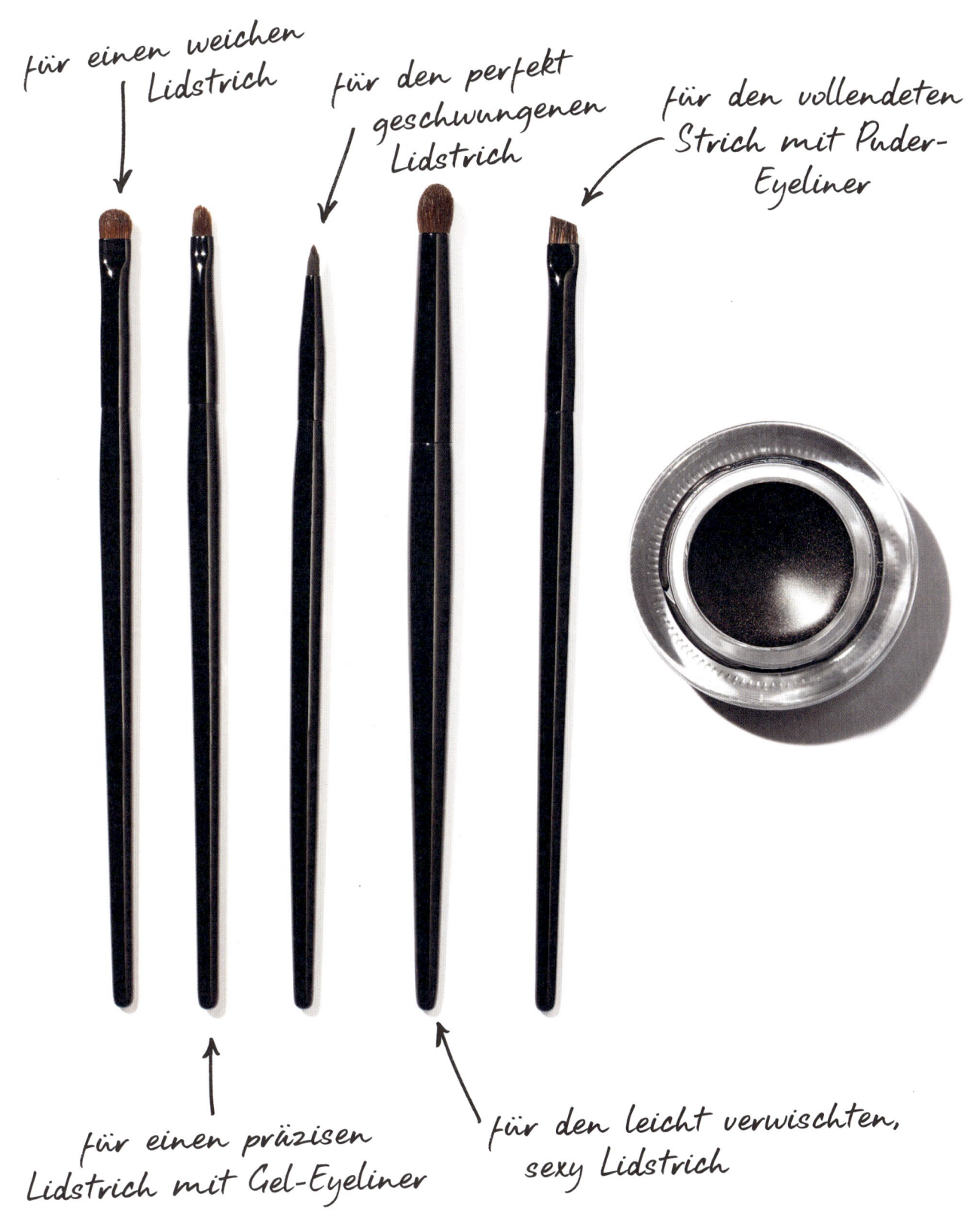

für einen weichen Lidstrich

für den perfekt geschwungenen Lidstrich

für den vollendeten Strich mit Puder-Eyeliner

für einen präzisen Lidstrich mit Gel-Eyeliner

für den leicht verwischten, sexy Lidstrich

Lidschatten

---

*J*ede Frau sollte einige Lidschattenfarben zur Auswahl haben, von einem sanften Farbton, der das Auge öffnet bis zu drei aufeinander abgestimmte dunklere Nuancen für Smoky Eyes.

PRODUKTVARIANTEN

Puderlidschatten ist am einfachsten anzuwenden, schichtweise aufzutragen und zu verblenden. Er ist in Matt, Halbmatt sowie mit Schimmer-, Glitzer- oder Metallic-Effekt erhältlich und eignet sich auch für den Lidstrich oder um die Brauen aufzufüllen. Cremelidschatten färbt intensiver und ist als Creme oder Gloss erhältlich. Er lässt sich einfach mit dem Finger oder Pinsel auftragen und hat oft eine Long-Wear-Formel.

DER PASSENDE FARBTON

Die eine richtige Lidschattenfarbe gibt es nicht, sie muss Ihnen in erster Linie gefallen. Für ein Basis-Augen-Makeup wählen Sie einen hellen Farbton als Grundlage, der Ihr gesamtes Lid aufhellt und kaum sichtbar ist. Frauen mit heller Haut sollten zu Weiß- oder Elfenbeintönen greifen, bei einem dunkleren Teint empfehle ich Bananen- oder Pfirsichtöne. Als zweite Schicht können Sie mit mittleren oder dunklen Farbtönen experimentieren. Wenn Sie zu geröteten Augenpartien neigen, meiden Sie besser Lidschatten mit roten und violetten Untertönen.

ANWENDUNG

Lidschatten können Sie sehr vielfältig anwenden und es muss auch nicht immer kompliziert sein. Ich liebe die Kombination aus einer tollen Lidschattenfarbe, schwarzem Eyeliner und Mascara. Ein heller Lidschattenton öffnet Ihr Auge, ein dunklerer akzentuiert es stärker.

Wenn Sie zwei oder drei Schichten übereinander legen wollen, gibt es dafür einen ganz einfachen Trick: Geben Sie die helle Basisfarbe mit einem Lidschattenpinsel auf das gesamte Lid, vom Wimpernsaum bis zum Brauenbogen. Tragen Sie dann einen mittleren Farbton vom Wimpernsaum bis zur Lidfalte auf. Für zusätzliche Tiefe und Smoky Eyes können Sie danach noch einen dritten, dunkleren Ton in die Lidfalte geben. Der dunkelste Farbton eignet sich, mit einem angefeuchteten Eyeliner-Pinsel aufgetragen, auch als Eyeliner.

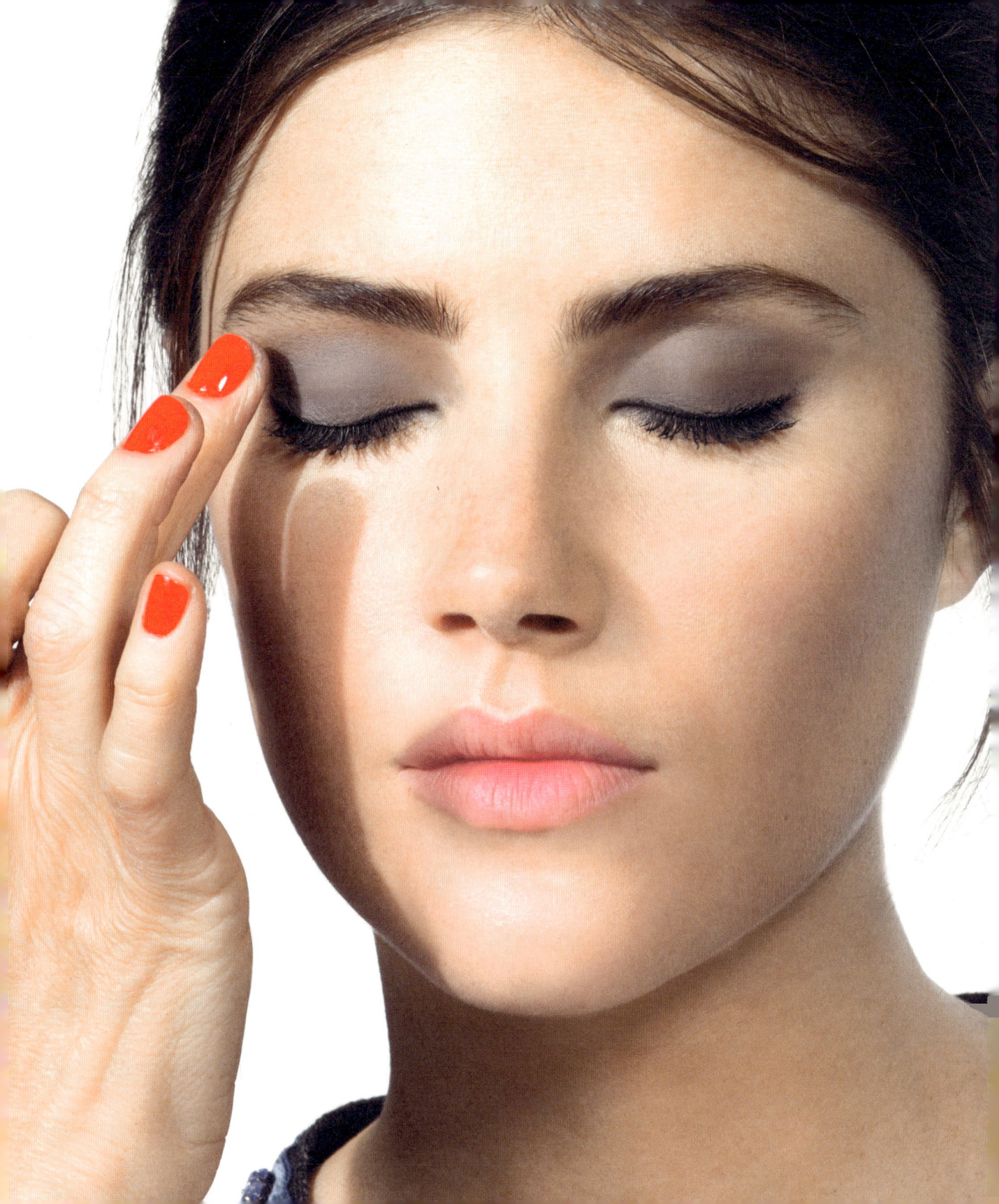

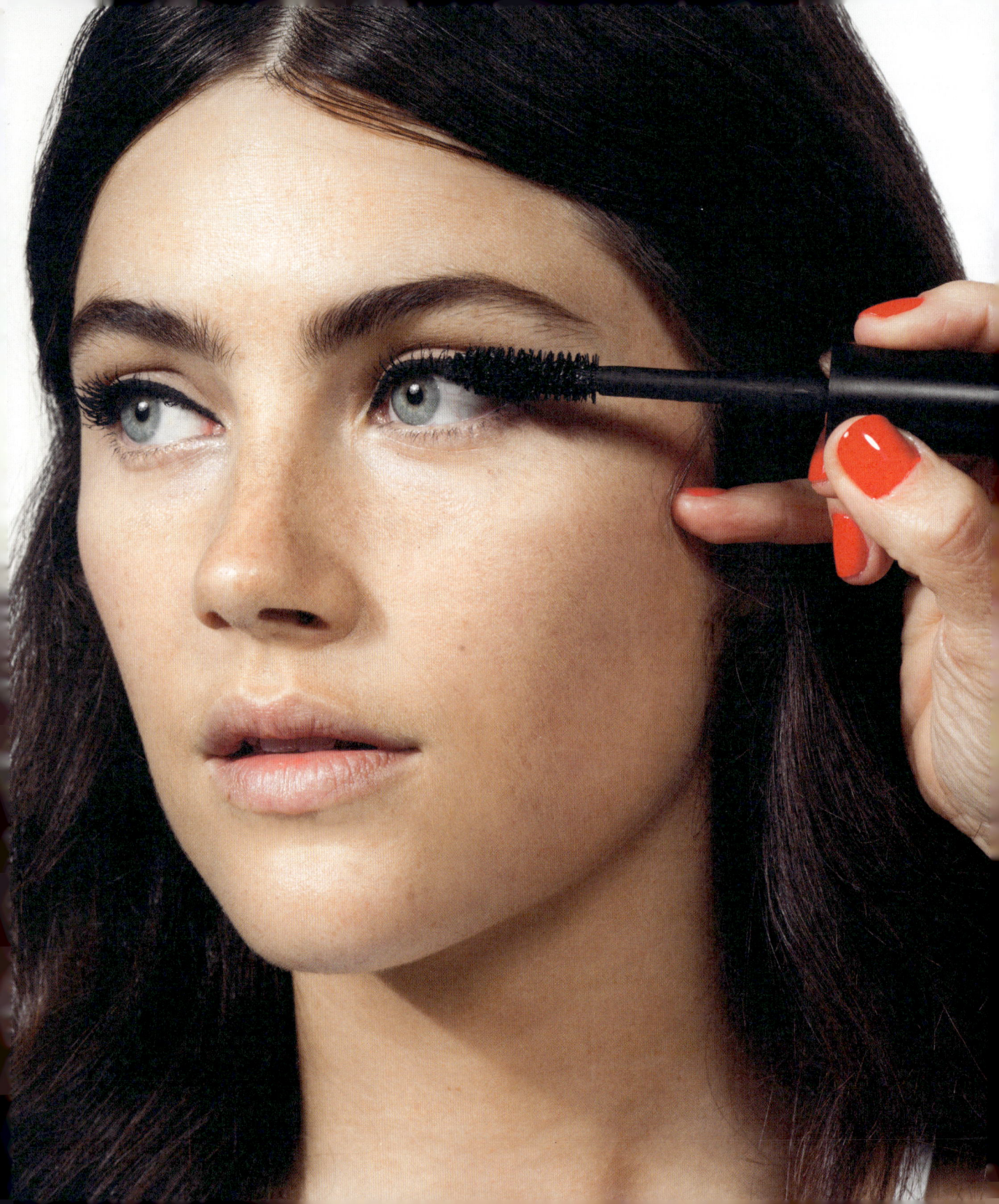

Mascara

Mascara ist eine einfache Methode, um das Auge optisch zu öffnen, größer wirken zu lassen und zu betonen.

PRODUKTVARIANTEN

Die Liste der verschiedenen Bezeichnungen und Zusammensetzungen ist lang, grundsätzlich lassen sich vier verschiedene Mascaratypen unterscheiden. Volumenmascara lässt die Wimpern voller erscheinen. Verdichtende Mascara kräftigt jede einzelne Wimper. Verlängernde Mascara streckt die Wimpern und wasserfeste Mascara sowie solche mit Long-Wear-Formel hält den ganzen Tag.

DER PASSENDE FARBTON

Schwarze Mascara steht allen Frauen. Bei blondem oder leicht rötlichem Haar passt auch dunkelbraun, aber nur, wenn Sie einen natürlichen, subtileren Look bevorzugen. Ansonsten ist tiefschwarze Mascara die beste Wahl.

ANWENDUNG

Beginnen Sie immer mit den oberen Wimpern und tragen Sie die Mascara vollständig vom Wimpernansatz bis zur -spitze auf. Für einen natürlichen Look reichen eine oder zwei Schichten, eine dritte Schicht definiert sie noch stärker. Für die unteren Wimpern reicht eine Schicht aus.

Wenn Sie verschiedene Mascaratypen übereinander auftragen, profitieren Sie von ihren jeweiligen Spezialeffekten. Tragen Sie zunächst ein paar Schichten des einen Produkts auf, gefolgt von ein paar weiteren des anderen. Die Reihenfolge ist egal, beide Mascaras werden ihre jeweilige Wirkung zeigen.

Lippen in Bestform

1 ede Frau sollte einen Lippenstift in einem natürlichen Farbton in ihrer Handtasche haben, den sie auch ohne Hilfe eines Spiegels schnell auftragen kann. Mit verschiedenen Farben und Texturen zu experimentieren, macht Spaß und kreiert ganz unterschiedliche Looks.

PRODUKTVARIANTEN

Wichtigstes Unterscheidungsmerkmal bei Lippenstiften ist ihre Textur. Eine cremige Textur liefert Feuchtigkeit und ein weiches Finish. Matte Lippenstifte decken gut und halten dadurch länger. Mit transparenten Produkten tragen Sie nur einem Hauch von Farbe. Lipgloss spendet Feuchtigkeit und verleiht Glanz. Gloss alleine färbt sehr dezent; auf Lippenstift aufgetragen sorgt es für zusätzlichen Glanz. Ein Konturenstift, der vor oder nach dem Lippenstift aufgetragen wird, rahmt die Lippen mit einer lang anhaltenden Farbe ein.

DER PASSENDE FARBTON

Drei Kriterien fließen bei der Farbwahl mit ein: Ihr Stil, Ihre natürliche Lippenfarbe und Ihr Hautton.
Den passenden Nude-Ton, eine natürliche Farbe für den Alltag, kaufen Sie am besten, wenn Sie ungeschminkt sind. Beißen Sie sich leicht auf die Lippen und suchen Sie nach der Farbe, die Ihrer eigenen am nächsten kommt. Der passende Farbton verbessert Ihr ganzes Erscheinungsbild und lässt Ihre Augen strahlen. Vermeiden Sie Töne, die heller sind oder graue oder beige Untertöne haben, diese lassen Sie blass aussehen. Für einen stärkeren Effekt wählen Sie kräftigere Farben, wie etwa klassisches Rot, sattes Burgunderrot oder strahlendes Orange. Sie können auch einen individuellen Farbton aus Ihren Lieblingsfarben mischen. Wenn Sie Kleidung in knalligen Farben tragen, schminken Sie Ihre Lippen lieber neutral und umgekehrt. Grell-pinke Lippen? Dann wählen Sie ein Oberteil in dunkelblau, grau oder weiß.

ANWENDUNG

Egal ob Sie die Farbe mit einem Lippenpinsel oder direkt auftragen, Sie sollten darauf achten, dass Sie innerhalb Ihrer Lippenkonturen bleiben. Mit dem Pinsel können Sie sehr genau arbeiten, was besonders bei kräftigen Farben von Vorteil ist. Die eine Methode, Lippenstift aufzutragen, gibt es aber nicht. Sie können ihn auf Ober- und Unterlippe geben oder nur auf die Unterlippe und durch Aneinanderreiben der Lippen verteilen. Oder Sie tragen nur ein wenig auf und mischen ihn mit Lipgloss. Den Konturenstift können Sie vor dem Lippenstift auf die gesamten Lippen verteilen, damit die Farbe besser hält. Oder Sie tragen ihn nach dem Lippenstift auf, wobei er dann die Farbe Ihres Lippenstifts haben sollte.

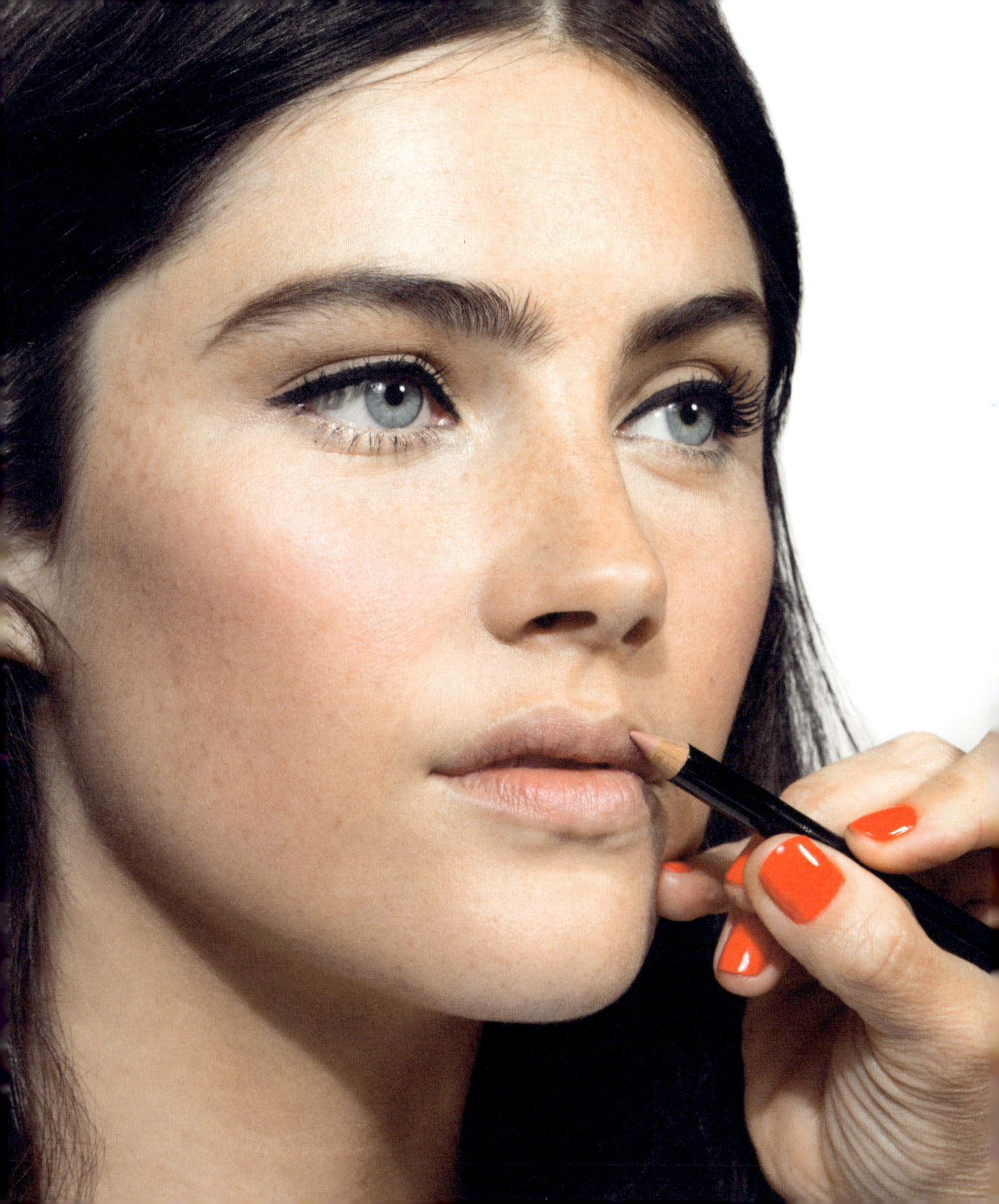

AUGENBRAUEN 1 X 1

Die Brauen werden oft stiefmütterlich behandelt, doch schön gestylte Brauen können Ihren gesamten Look verändern. Sie definieren Ihre Augen und heben die Augen optisch.

BÜRSTEN Sie Ihre Brauen mit einem Brauenbürstchen.

SCHNEIDEN Sie einzelne Härchen, die entgegen Ihrer natürlichen Brauenform wachsen, mit einer kleinen Brauenschere.

ZUPFEN Sie alle einzeln stehenden Brauenhärchen mit einer Pinzette aus. Orientieren Sie sich dabei am natürlichen Wuchs Ihrer Brauen. Übertreiben Sie es nicht, da sehr dünne Brauen keiner Frau stehen. Ich empfehle, sich die Brauen vom Profi zupfen zu lassen und nachwachsende Härchen zu Hause mit der Pinzette zu bändigen.

DEFINIEREN Sie Ihre Brauen, indem Sie Lücken mit Lidschatten oder Brauenpuder auffüllen. Auch ein Augenbrauenstift ist möglich. Passen Sie den Farbton Ihrer natürlichen Brauenfarbe an. Schwarzhaarige wählen besser eine Nuance heller, wie etwa ein dunkles Braun oder ein tiefes Schwarzbraun. Wenn Sie blond sind, wählen Sie einen Farbton, der dem ihrer Augenbrauen entspricht. Füllen Sie alle Lücken mit Brauenpuder auf. Beginnen Sie an der Braueninnenseite und bürsten Sie dabei steil nach oben. Die restliche Brauenpartie bürsten Sie dazu nach oben und in Wuchsrichtung.

Widerspenstige Härchen BÄNDIGEN Sie mit klarem Brauengel, das Sie mit dem beigefügten Bürstchen auf Ihre Brauen auftragen.

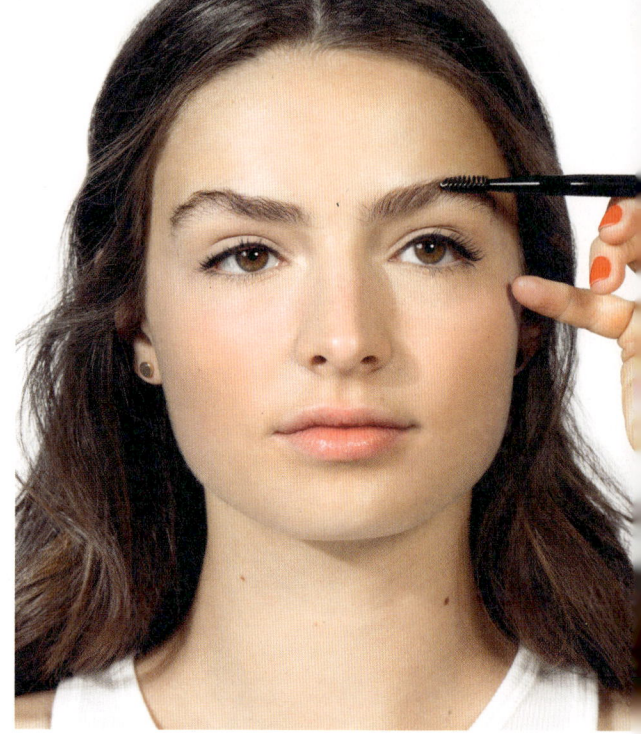

1. Bürsten

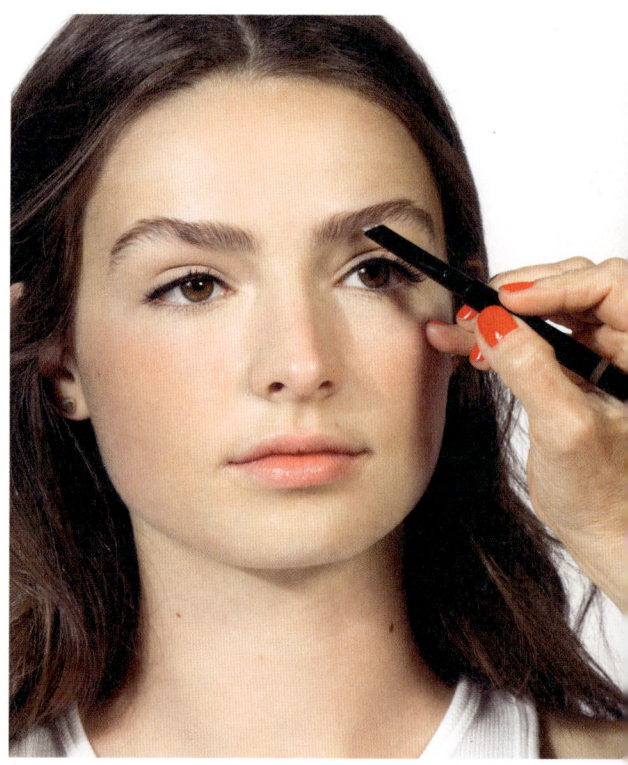

4. Auffüllen mit einem Stift

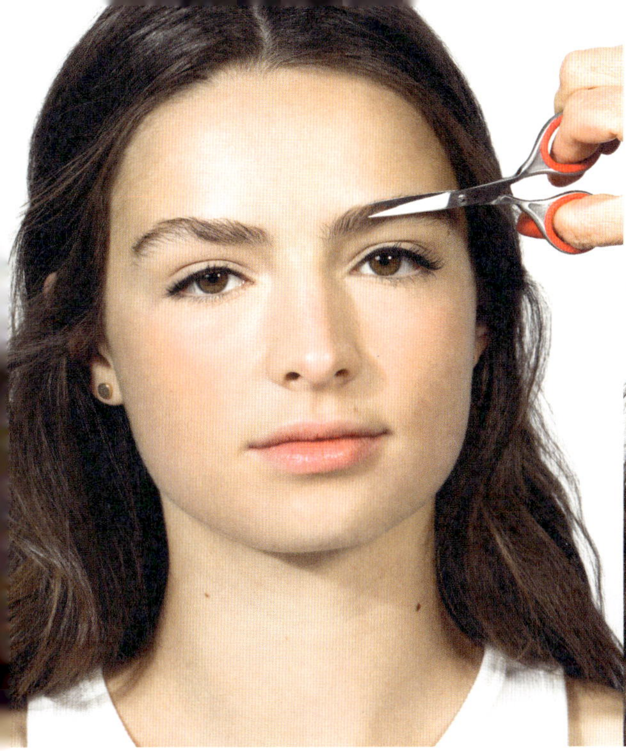

2. Schneiden

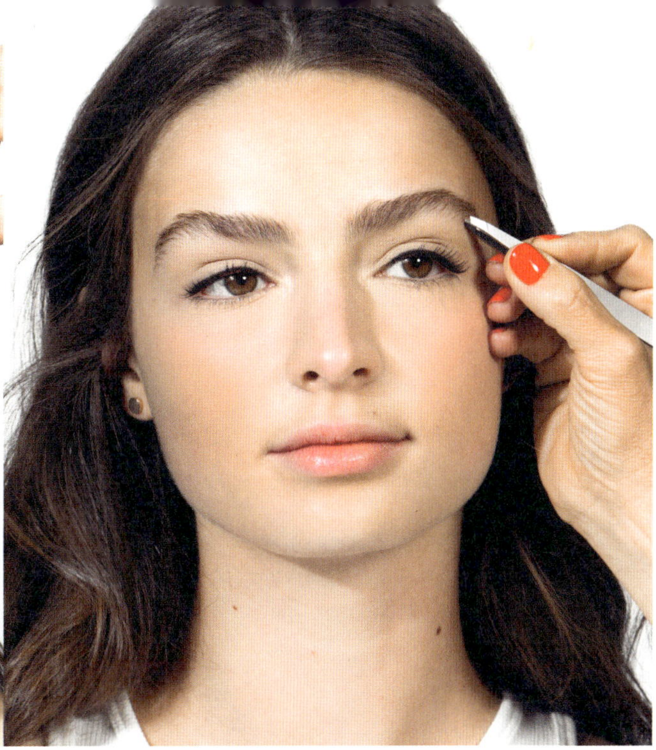

3. Zupfen

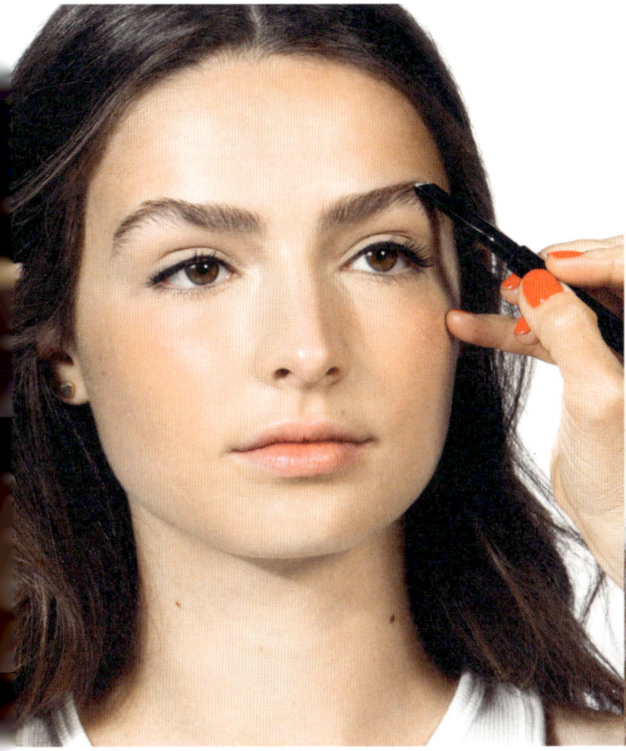

5. Betonen der Brauenbögen

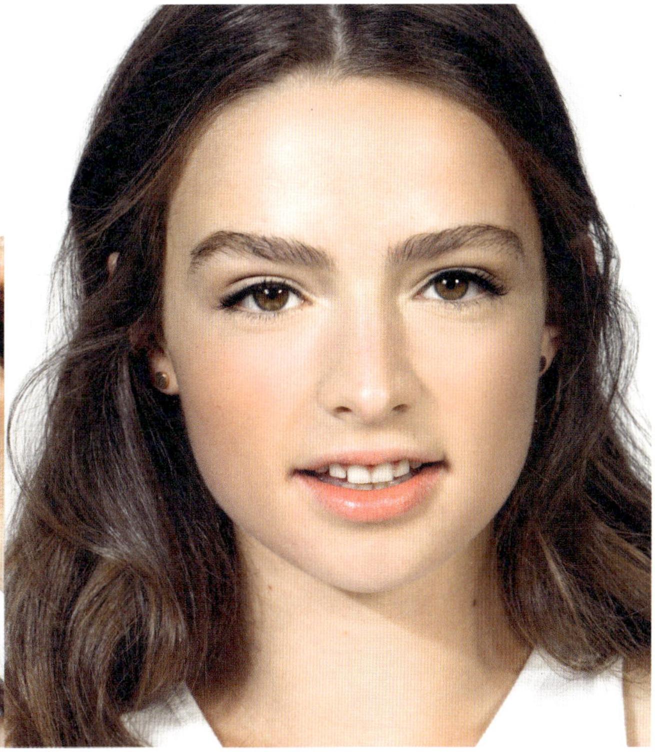

6. Fertig!

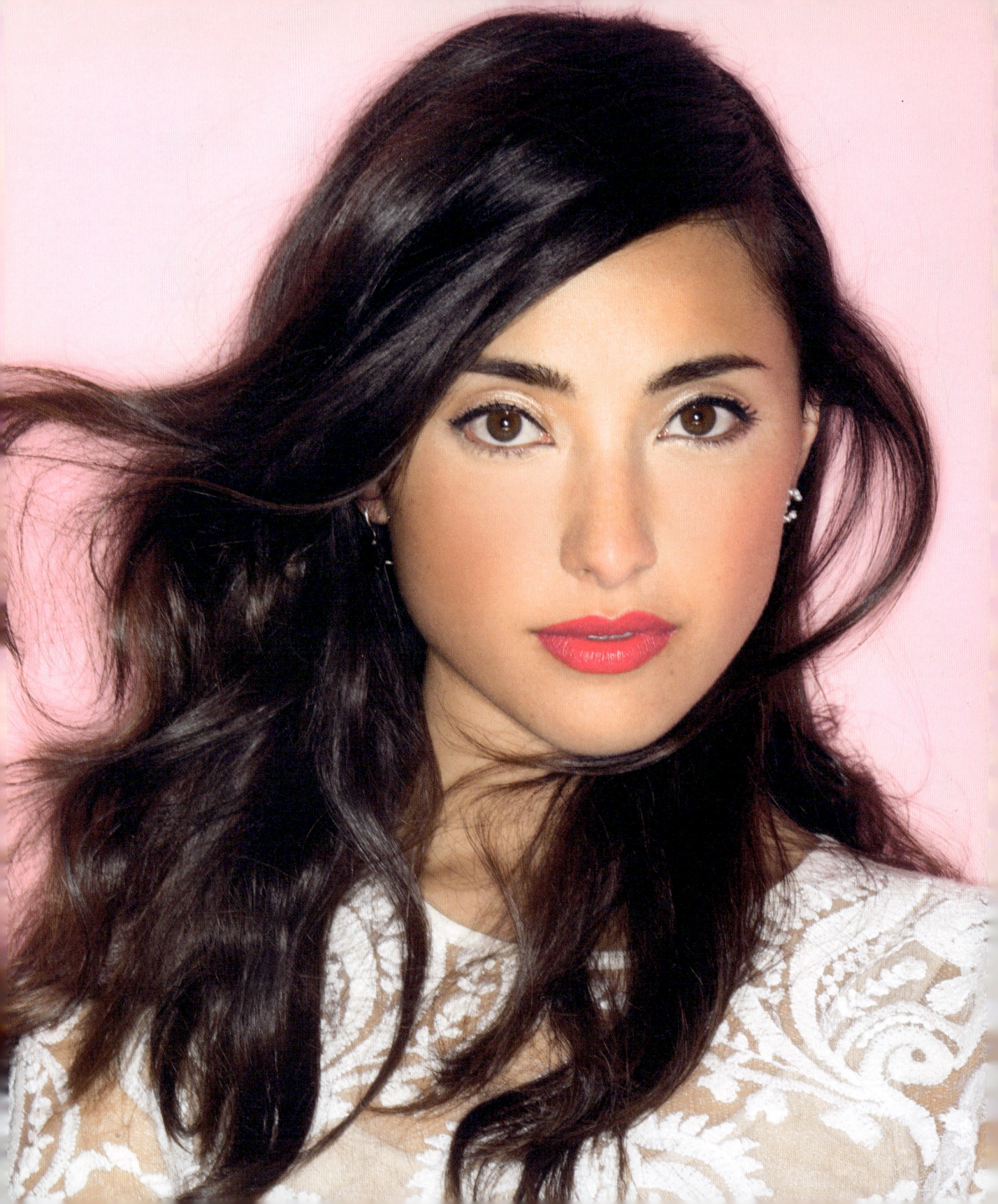

ERFINDEN SIE SICH NEU!

Wenn Sie die Basics einmal draufhaben, wird es Zeit, die Regeln zu brechen! Es gibt so viele tolle Techniken, Texturen und Farben, da wäre es schade, jeden Tag das gleiche Makeup zu tragen. Sie haben tolle Haut? Dann lassen Sie doch einmal die Foundation weg. Oder testen Sie einen neuen, einfachen Look für Ihre Lippen: Geben Sie einen schimmernden Rouge Stick auf ihre Wangen und Ihre Lippen. Stäuben Sie etwas Highlighter auf Ihre Wangenknochen und Ihre Augenlider und tragen Sie Mascara auf. Seien Sie offen für Neues und lassen Sie sich von den modernen und leicht umsetzbaren Looks inspirieren.

Coole Looks

Krempeln Sie Ihren Look um! Klar, mit Ihrem gewohnten Look sind Sie auf der sicheren Seite, aber doch nicht jeden Tag! Alle paar Monate ist es Zeit, mit neuen Farben und Techniken zu experimentieren. Schon eine neue Farbe oder ein anderes Finish haben einen riesigen Effekt.

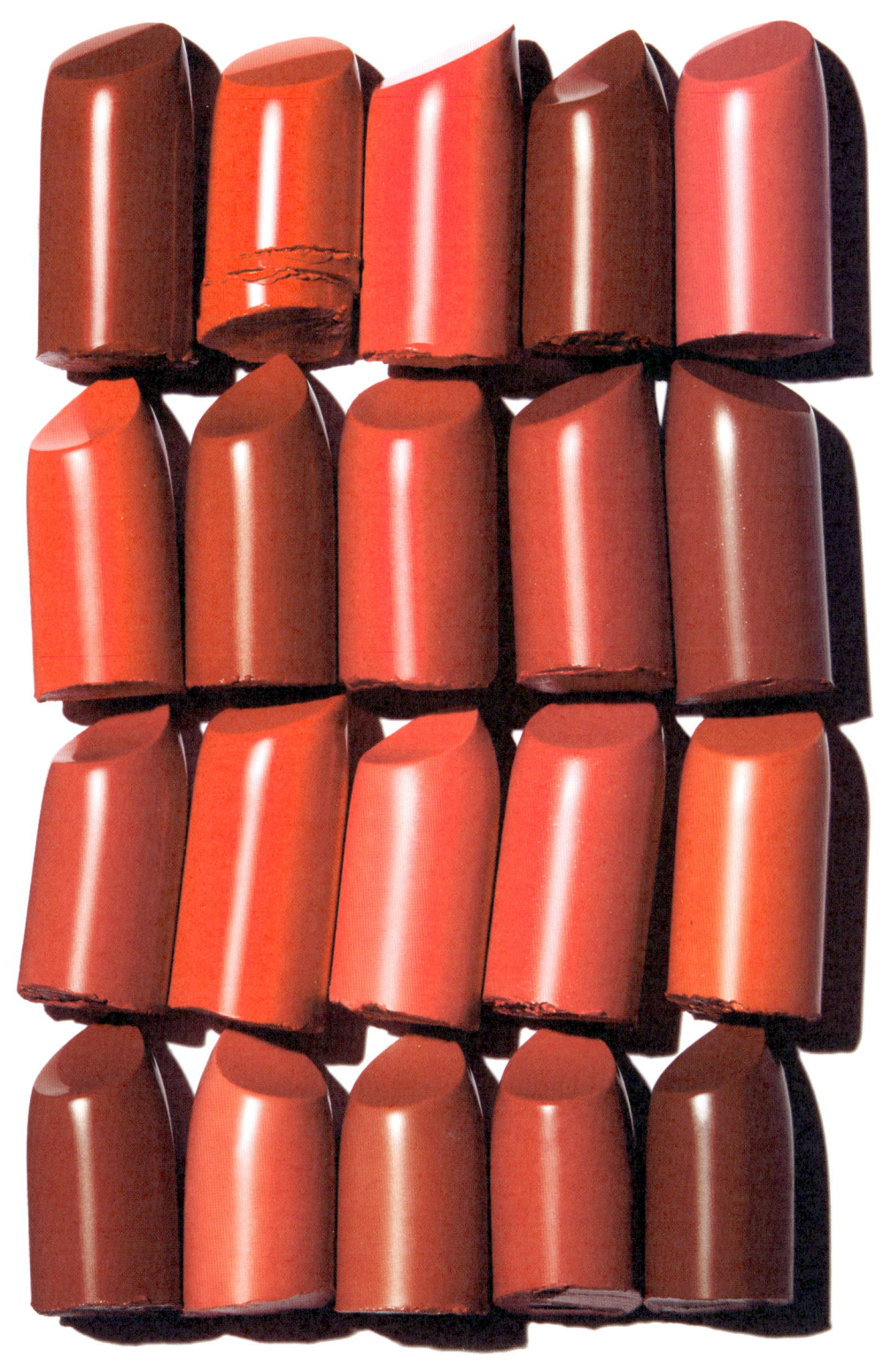

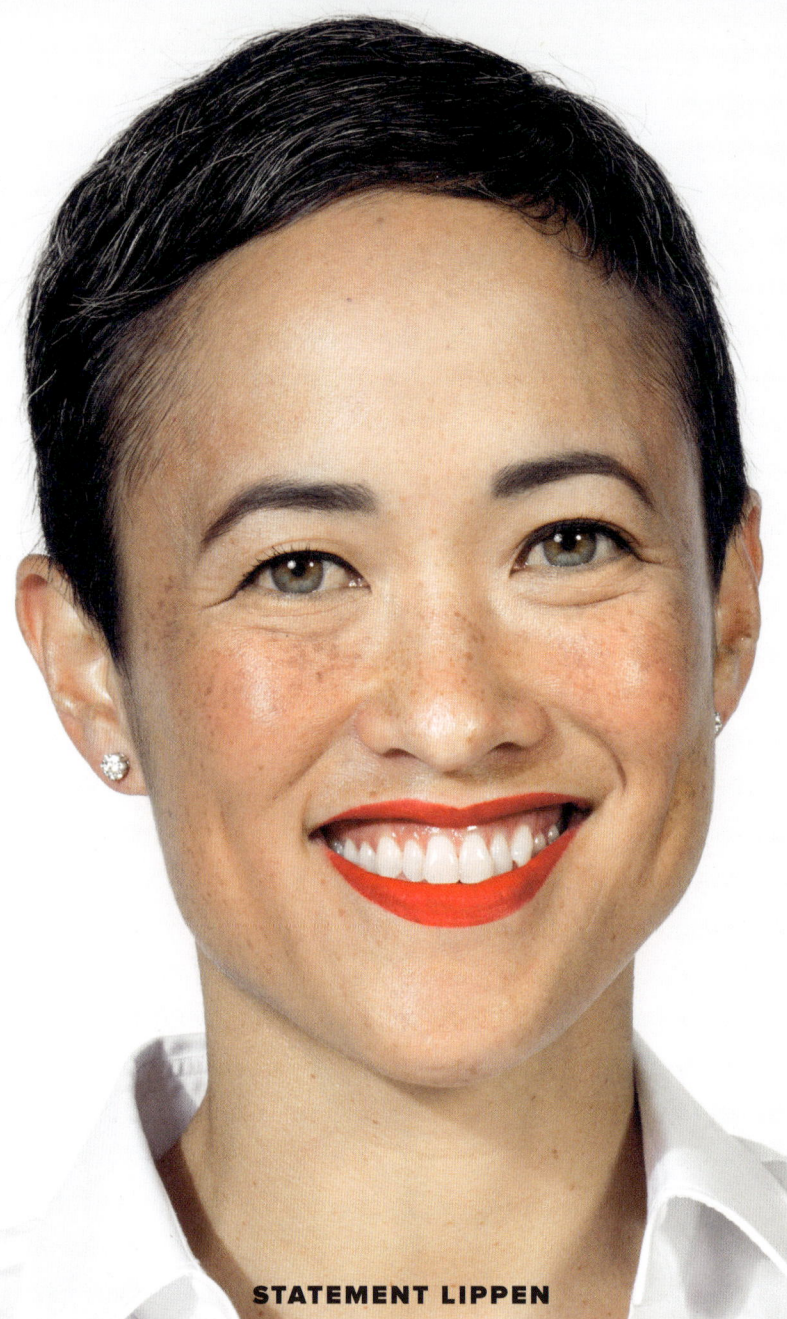

STATEMENT LIPPEN

Ich liebe die Kombination aus einem weißen T-Shirt, wenig Makeup und knallig-roten Lippen. Getönte Feuchtigkeits- creme und ein wenig Concealer lassen die Haut frisch und ebenmäßig aussehen. Rosa Cremerouge, das auf dem höchs- ten Punkt der Wangenknochen verblendet wird, setzt einen dezenten Farbakzent. Bräunlicher Gel-Eyeliner, möglichst nahe am Wimpernsaum aufgetragen, und schwarze Mascara betonen die Augen. Das Highlight sind die roten Lippen.

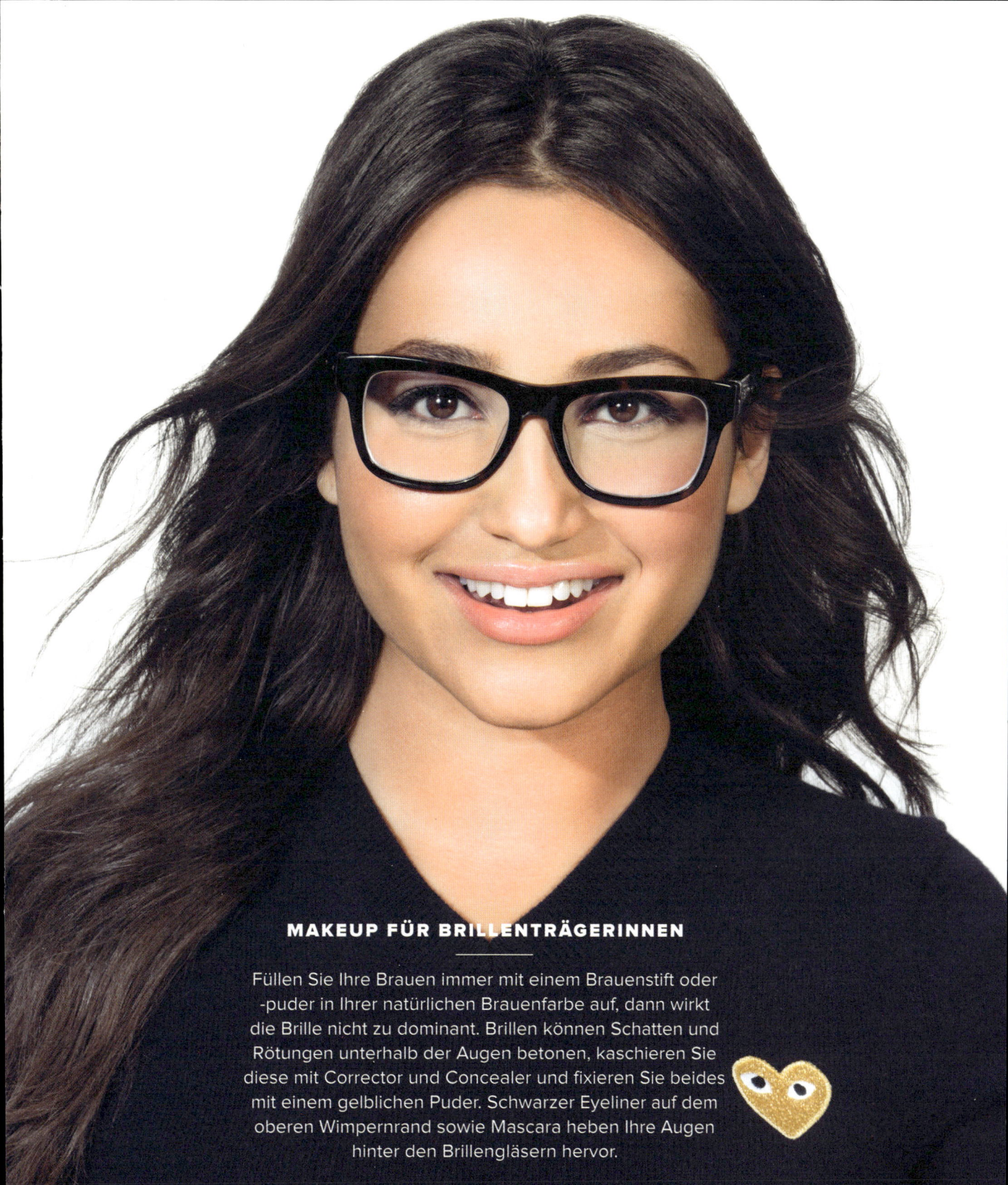

MAKEUP FÜR BRILLENTRÄGERINNEN

Füllen Sie Ihre Brauen immer mit einem Brauenstift oder -puder in Ihrer natürlichen Brauenfarbe auf, dann wirkt die Brille nicht zu dominant. Brillen können Schatten und Rötungen unterhalb der Augen betonen, kaschieren Sie diese mit Corrector und Concealer und fixieren Sie beides mit einem gelblichen Puder. Schwarzer Eyeliner auf dem oberen Wimpernrand sowie Mascara heben Ihre Augen hinter den Brillengläsern hervor.

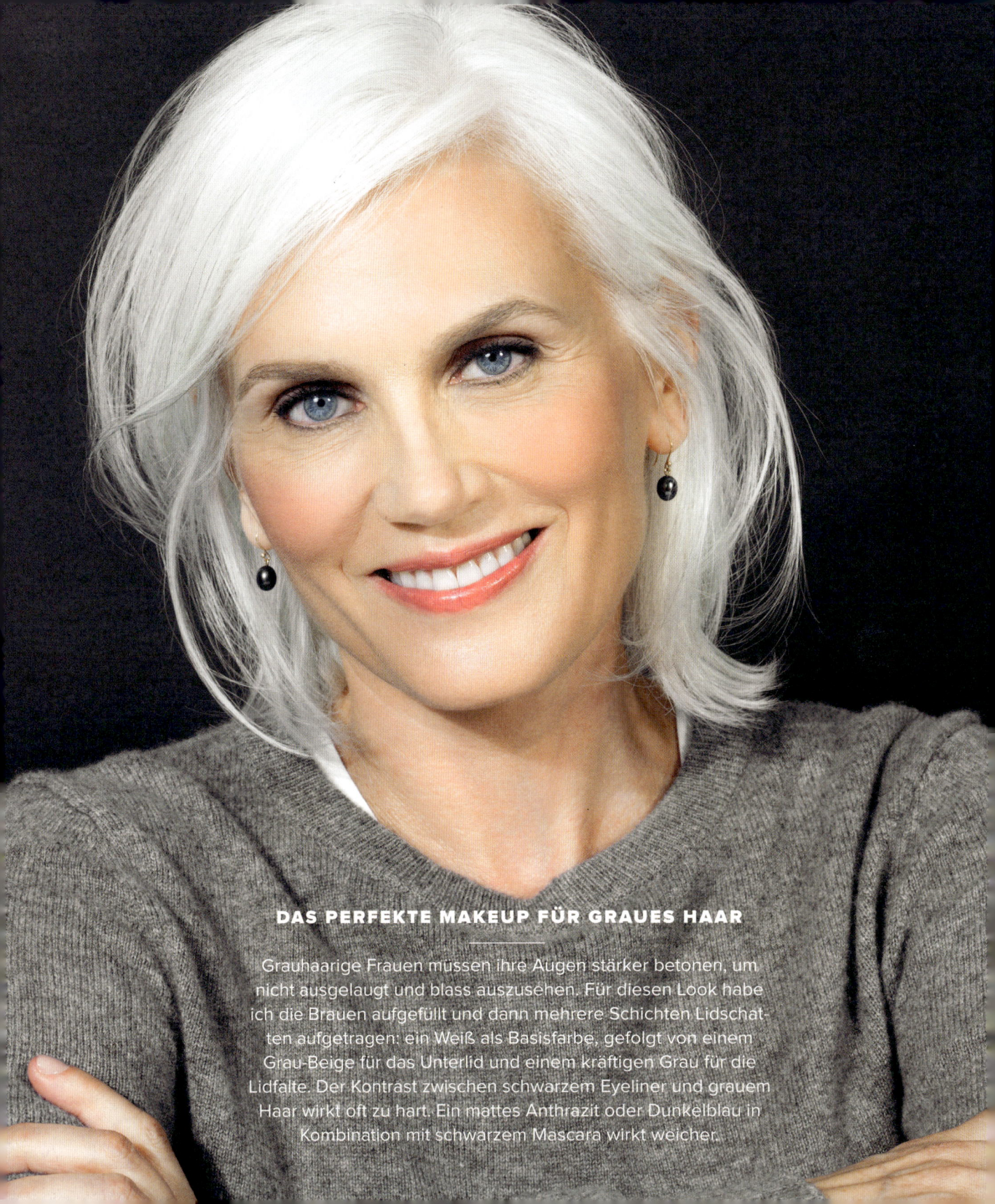

DAS PERFEKTE MAKEUP FÜR GRAUES HAAR

Grauhaarige Frauen müssen ihre Augen stärker betonen, um nicht ausgelaugt und blass auszusehen. Für diesen Look habe ich die Brauen aufgefüllt und dann mehrere Schichten Lidschatten aufgetragen: ein Weiß als Basisfarbe, gefolgt von einem Grau-Beige für das Unterlid und einem kräftigen Grau für die Lidfalte. Der Kontrast zwischen schwarzem Eyeliner und grauem Haar wirkt oft zu hart. Ein mattes Anthrazit oder Dunkelblau in Kombination mit schwarzem Mascara wirkt weicher.

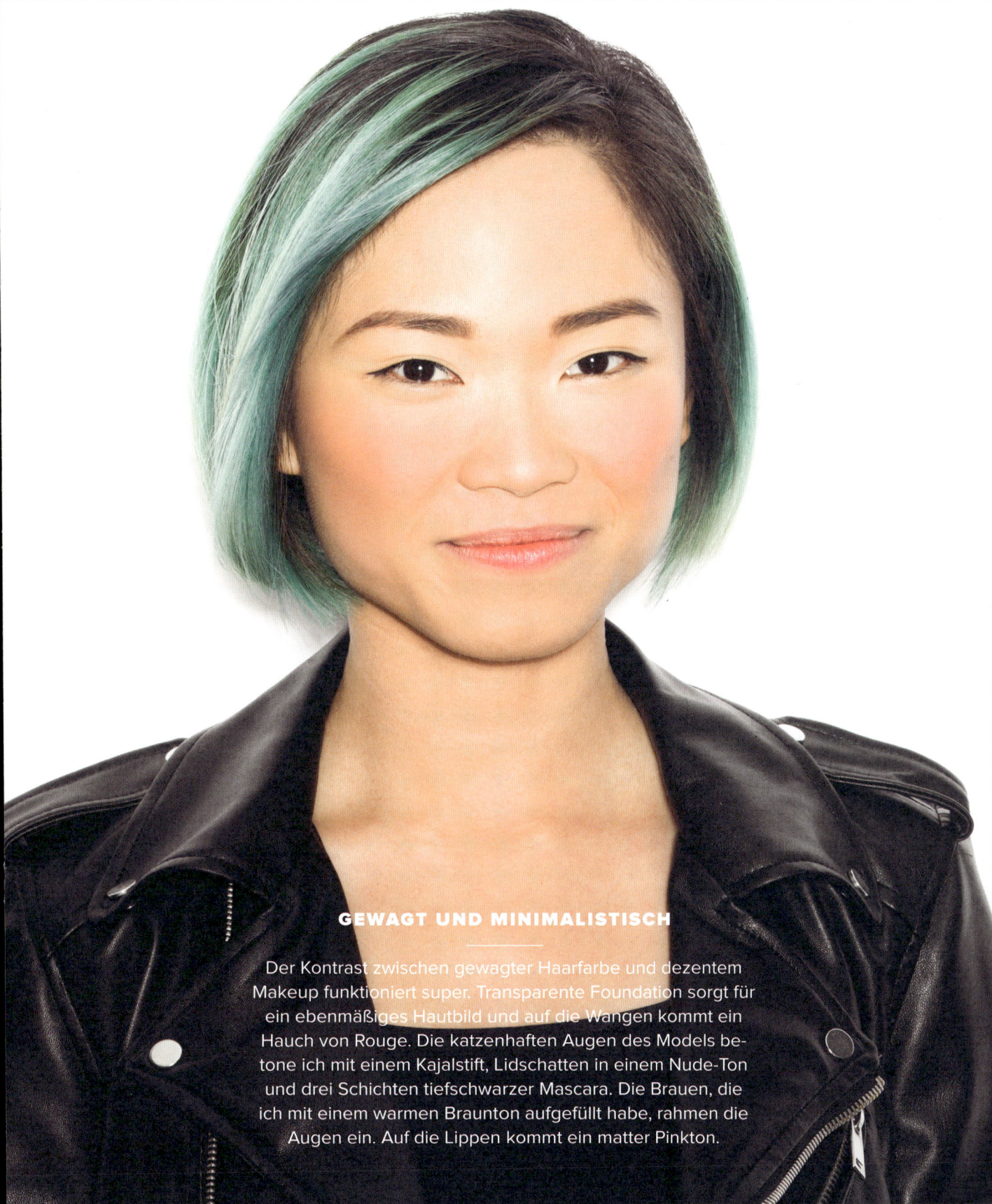

GEWAGT UND MINIMALISTISCH

Der Kontrast zwischen gewagter Haarfarbe und dezentem Makeup funktioniert super. Transparente Foundation sorgt für ein ebenmäßiges Hautbild und auf die Wangen kommt ein Hauch von Rouge. Die katzenhaften Augen des Models betone ich mit einem Kajalstift, Lidschatten in einem Nude-Ton und drei Schichten tiefschwarzer Mascara. Die Brauen, die ich mit einem warmen Braunton aufgefüllt habe, rahmen die Augen ein. Auf die Lippen kommt ein matter Pinkton.

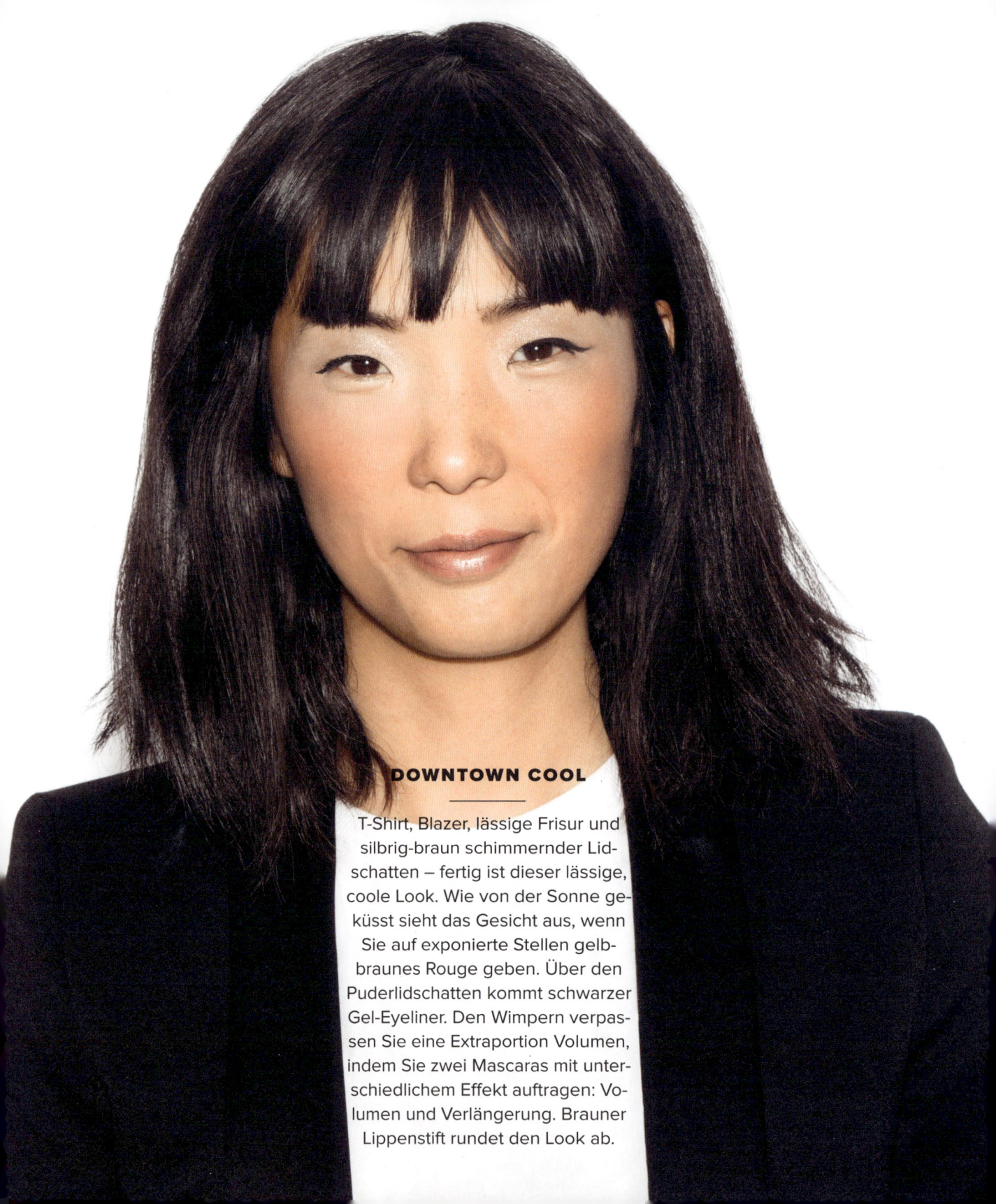

DOWNTOWN COOL

T-Shirt, Blazer, lässige Frisur und silbrig-braun schimmernder Lidschatten – fertig ist dieser lässige, coole Look. Wie von der Sonne geküsst sieht das Gesicht aus, wenn Sie auf exponierte Stellen gelbbraunes Rouge geben. Über den Puderlidschatten kommt schwarzer Gel-Eyeliner. Den Wimpern verpassen Sie eine Extraportion Volumen, indem Sie zwei Mascaras mit unterschiedlichem Effekt auftragen: Volumen und Verlängerung. Brauner Lippenstift rundet den Look ab.

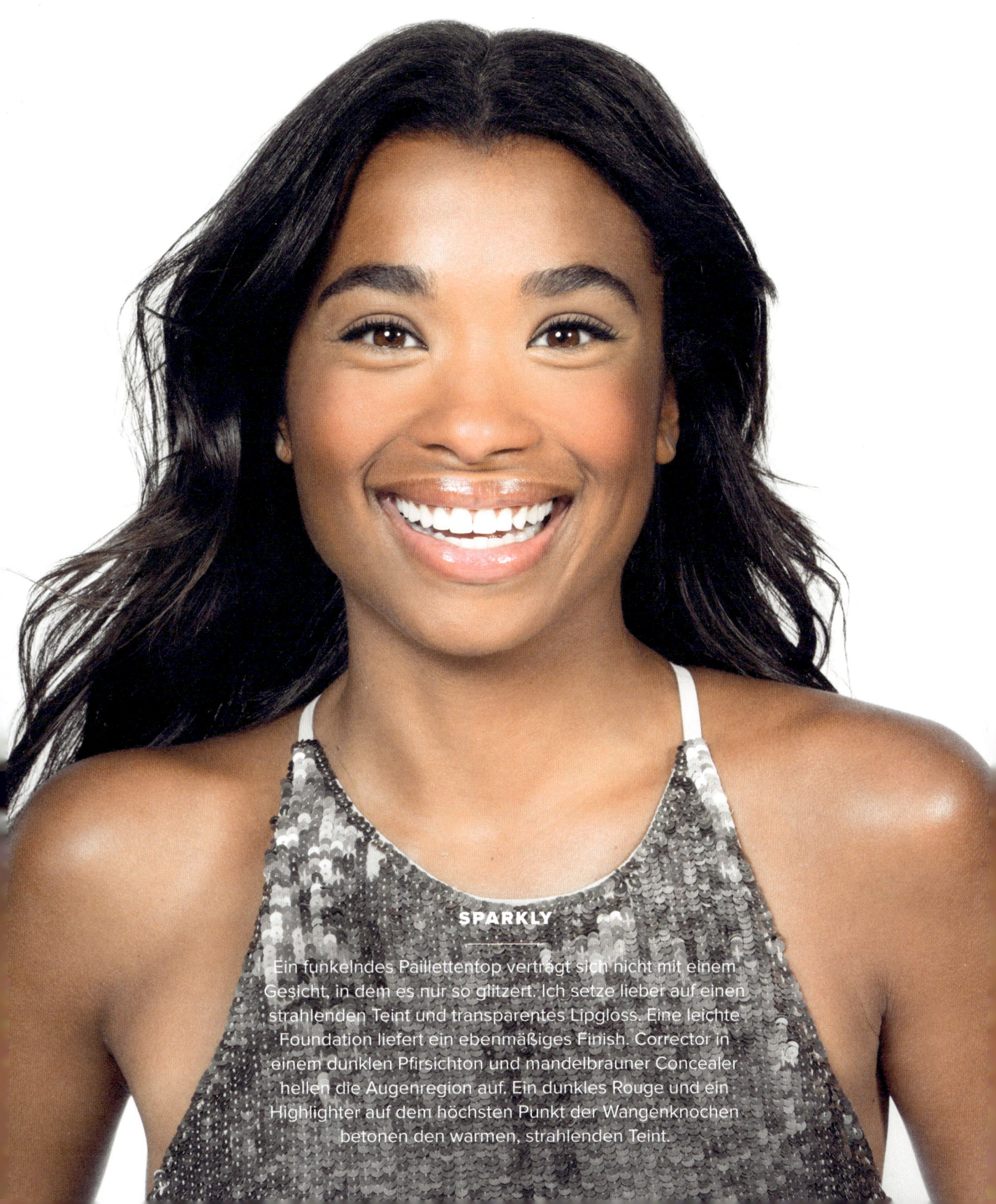

SPARKLY

Ein funkelndes Paillettentop verträgt sich nicht mit einem Gesicht, in dem es nur so glitzert. Ich setze lieber auf einen strahlenden Teint und transparentes Lipgloss. Eine leichte Foundation liefert ein ebenmäßiges Finish. Corrector in einem dunklen Pfirsichton und mandelbrauner Concealer hellen die Augenregion auf. Ein dunkles Rouge und ein Highlighter auf dem höchsten Punkt der Wangenknochen betonen den warmen, strahlenden Teint.

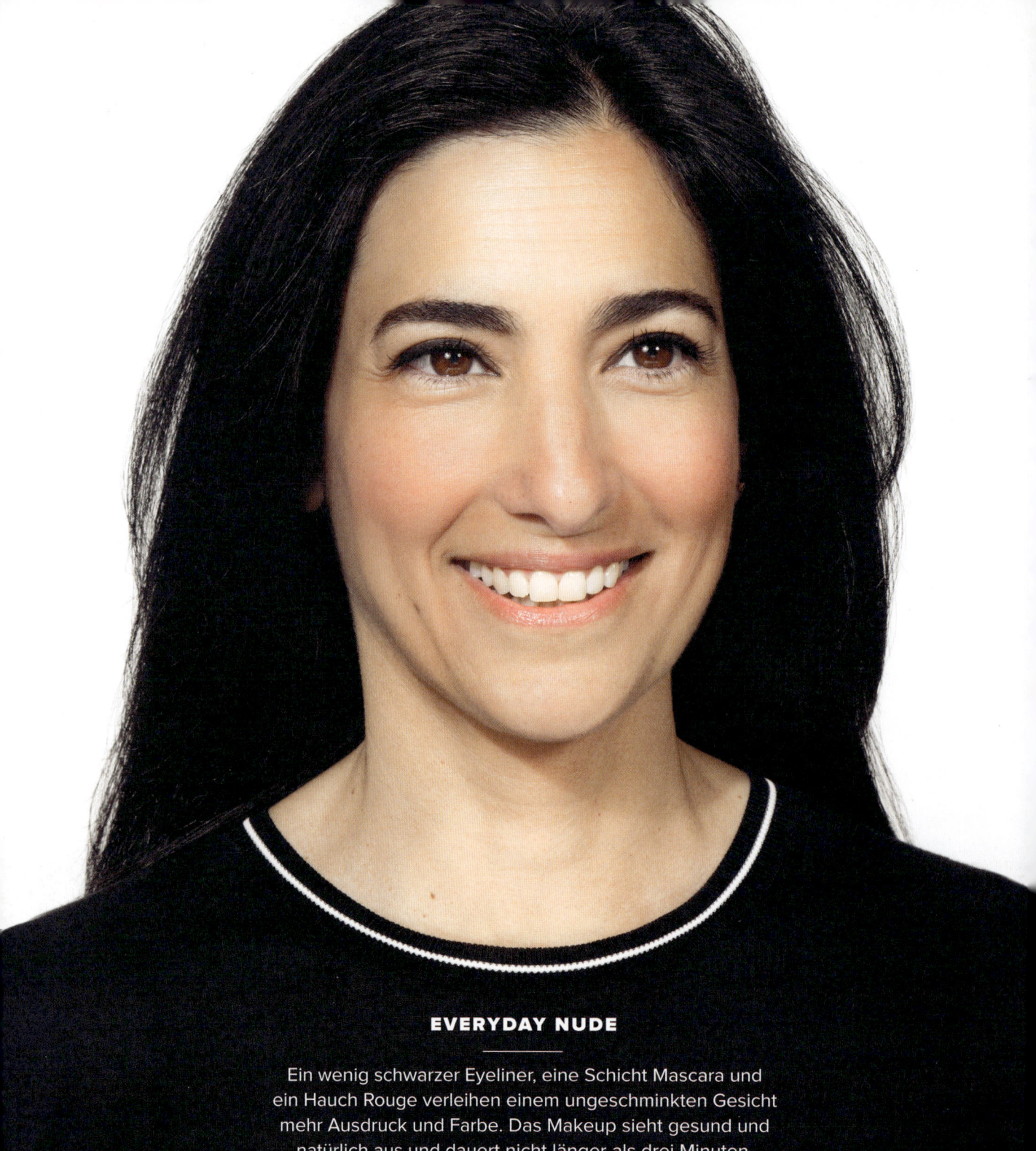

EVERYDAY NUDE

Ein wenig schwarzer Eyeliner, eine Schicht Mascara und
ein Hauch Rouge verleihen einem ungeschminkten Gesicht
mehr Ausdruck und Farbe. Das Makeup sieht gesund und
natürlich aus und dauert nicht länger als drei Minuten.

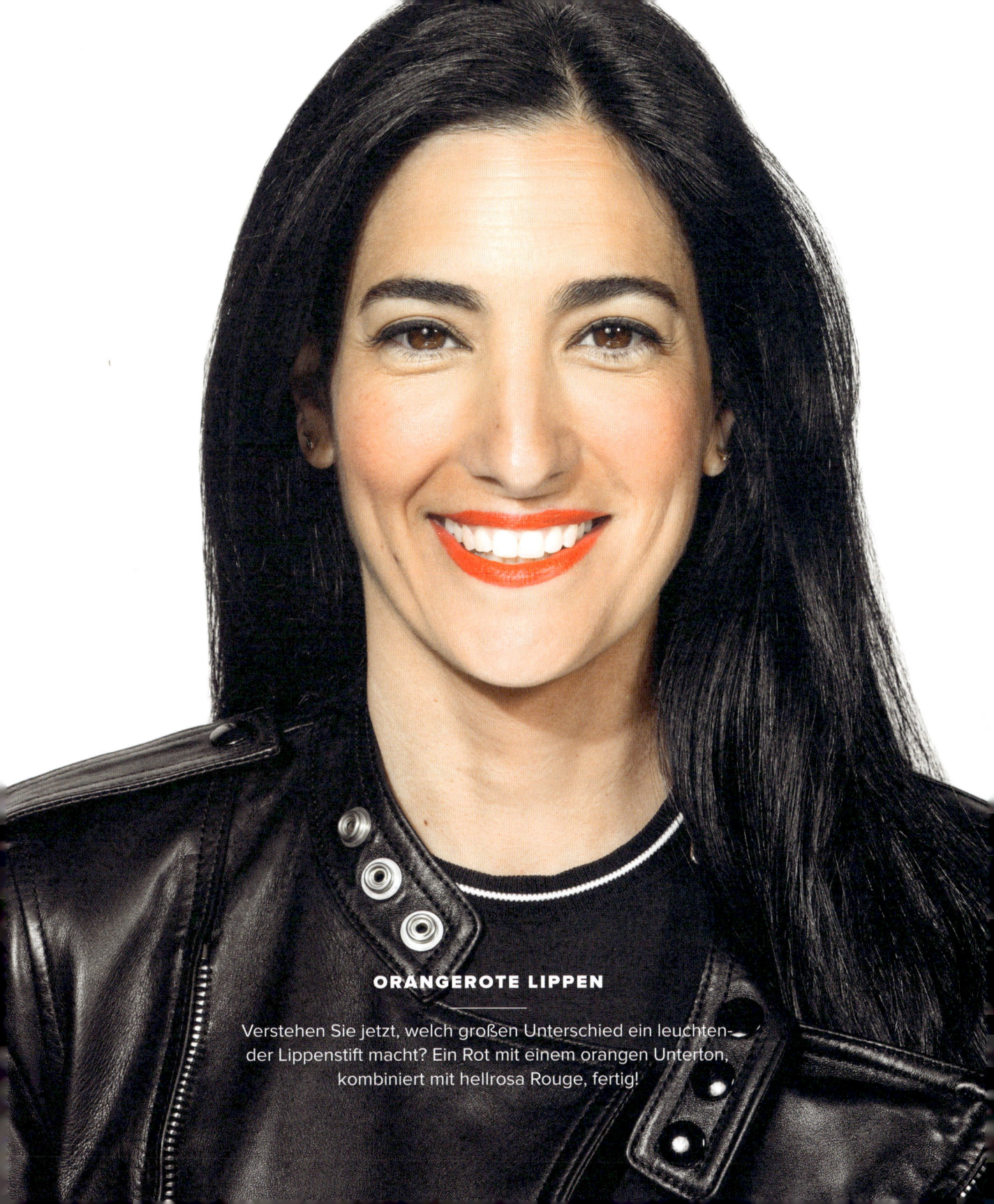

ORANGEROTE LIPPEN

Verstehen Sie jetzt, welch großen Unterschied ein leuchtender Lippenstift macht? Ein Rot mit einem orangen Unterton, kombiniert mit hellrosa Rouge, fertig!

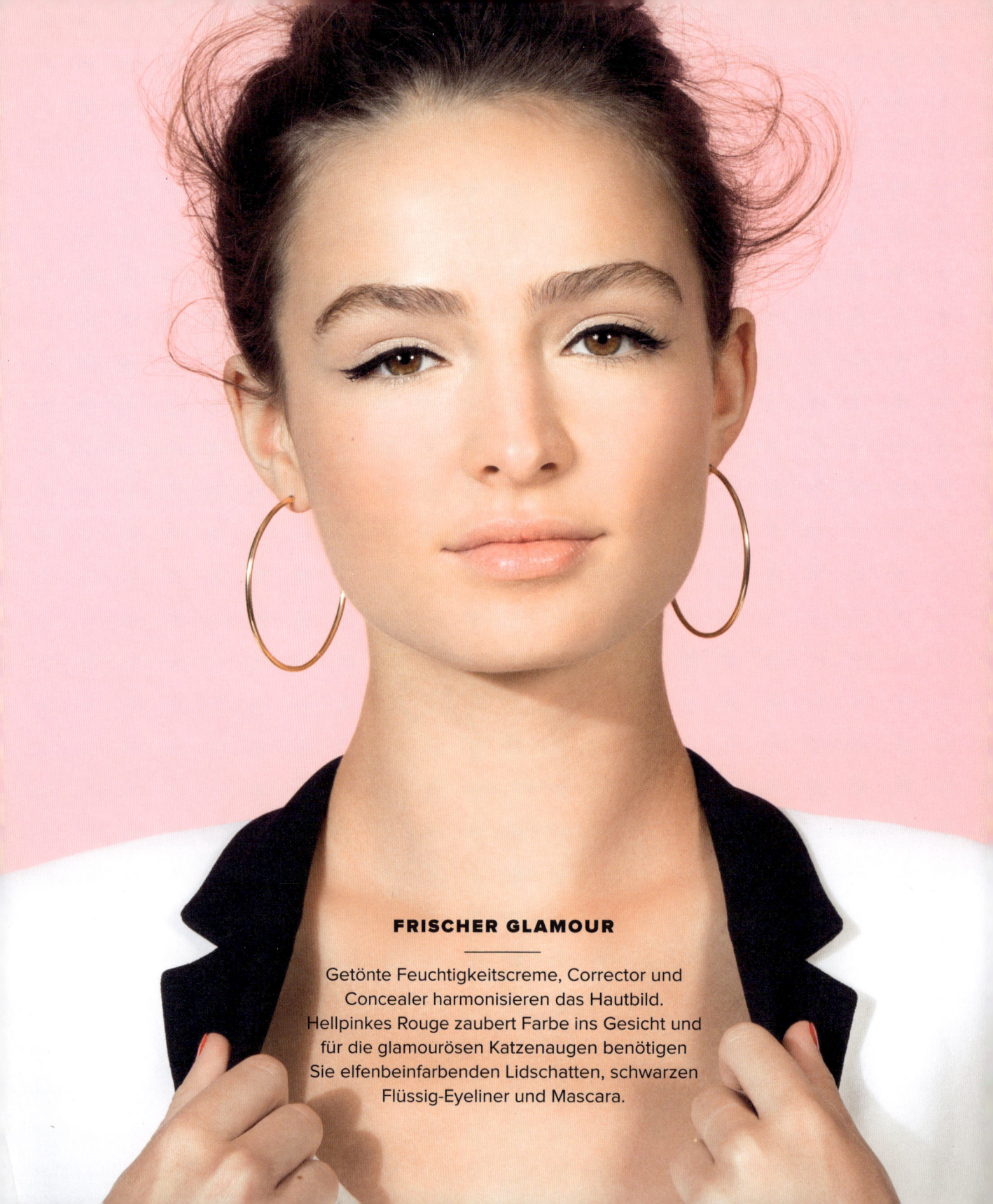

FRISCHER GLAMOUR

Getönte Feuchtigkeitscreme, Corrector und
Concealer harmonisieren das Hautbild.
Hellpinkes Rouge zaubert Farbe ins Gesicht und
für die glamourösen Katzenaugen benötigen
Sie elfenbeinfarbenden Lidschatten, schwarzen
Flüssig-Eyeliner und Mascara.

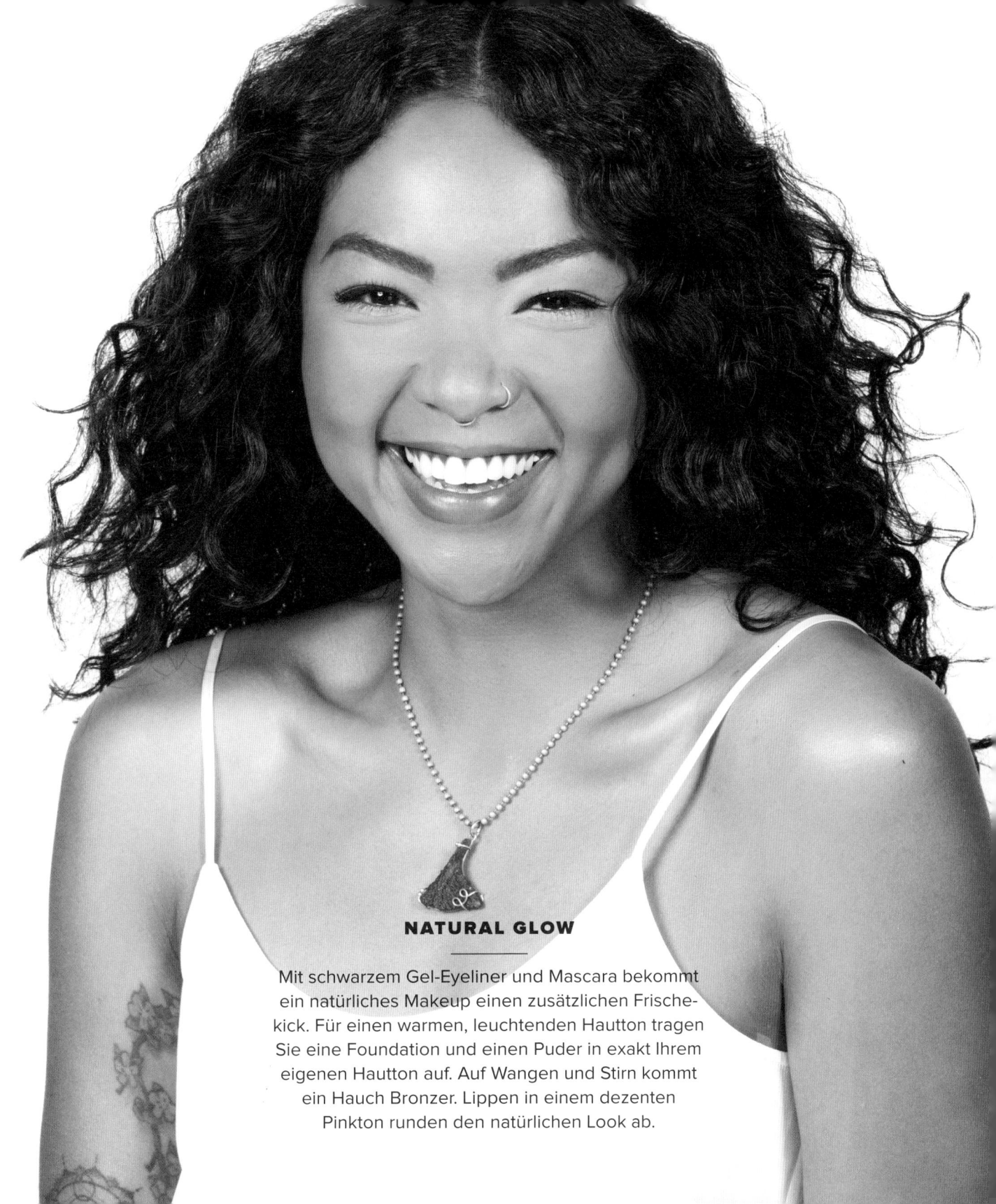

NATURAL GLOW

Mit schwarzem Gel-Eyeliner und Mascara bekommt
ein natürliches Makeup einen zusätzlichen Frische-
kick. Für einen warmen, leuchtenden Hautton tragen
Sie eine Foundation und einen Puder in exakt Ihrem
eigenen Hautton auf. Auf Wangen und Stirn kommt
ein Hauch Bronzer. Lippen in einem dezenten
Pinkton runden den natürlichen Look ab.

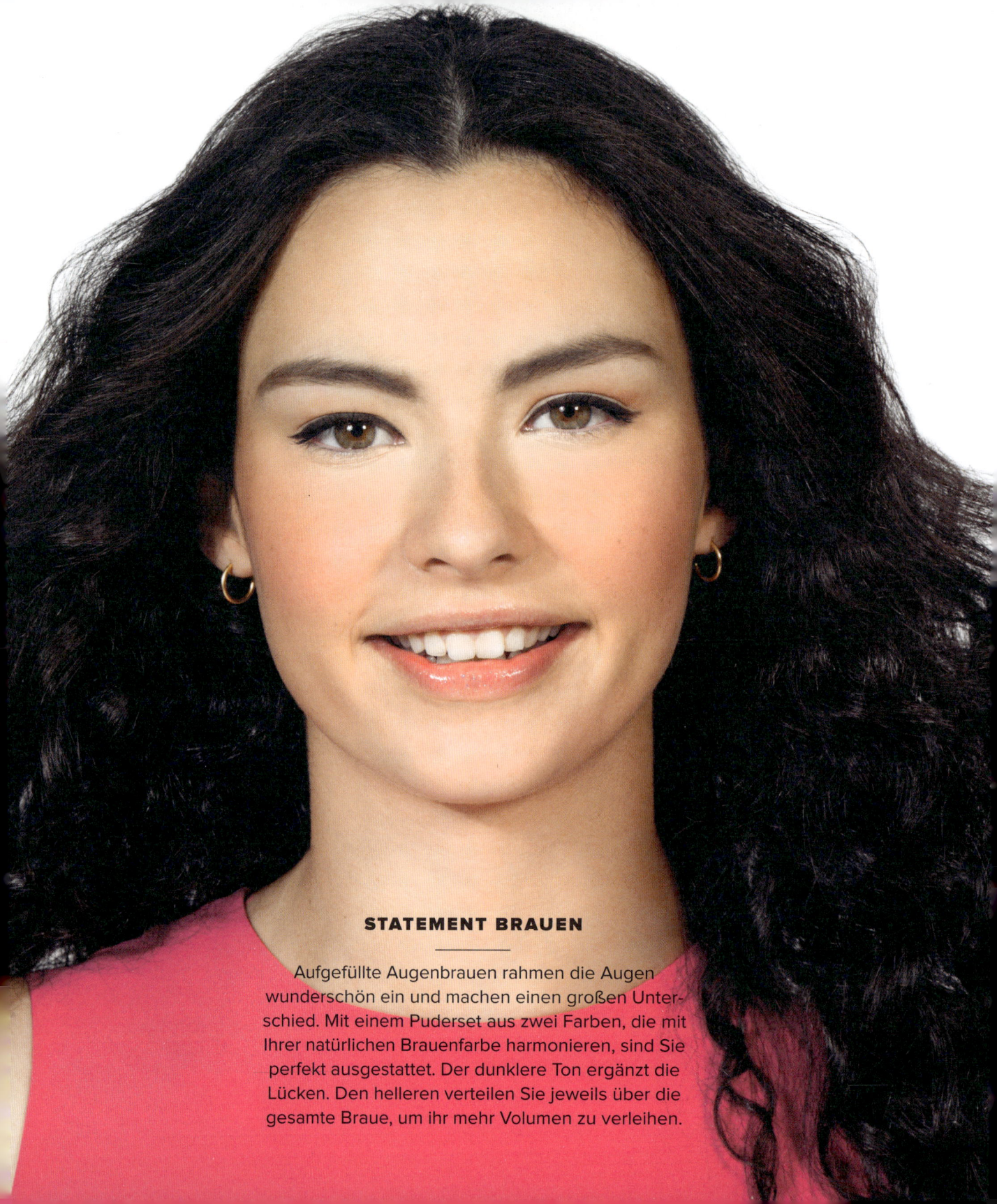

STATEMENT BRAUEN

Aufgefüllte Augenbrauen rahmen die Augen
wunderschön ein und machen einen großen Unterschied. Mit einem Puderset aus zwei Farben, die mit
Ihrer natürlichen Brauenfarbe harmonieren, sind Sie
perfekt ausgestattet. Der dunklere Ton ergänzt die
Lücken. Den helleren verteilen Sie jeweils über die
gesamte Braue, um ihr mehr Volumen zu verleihen.

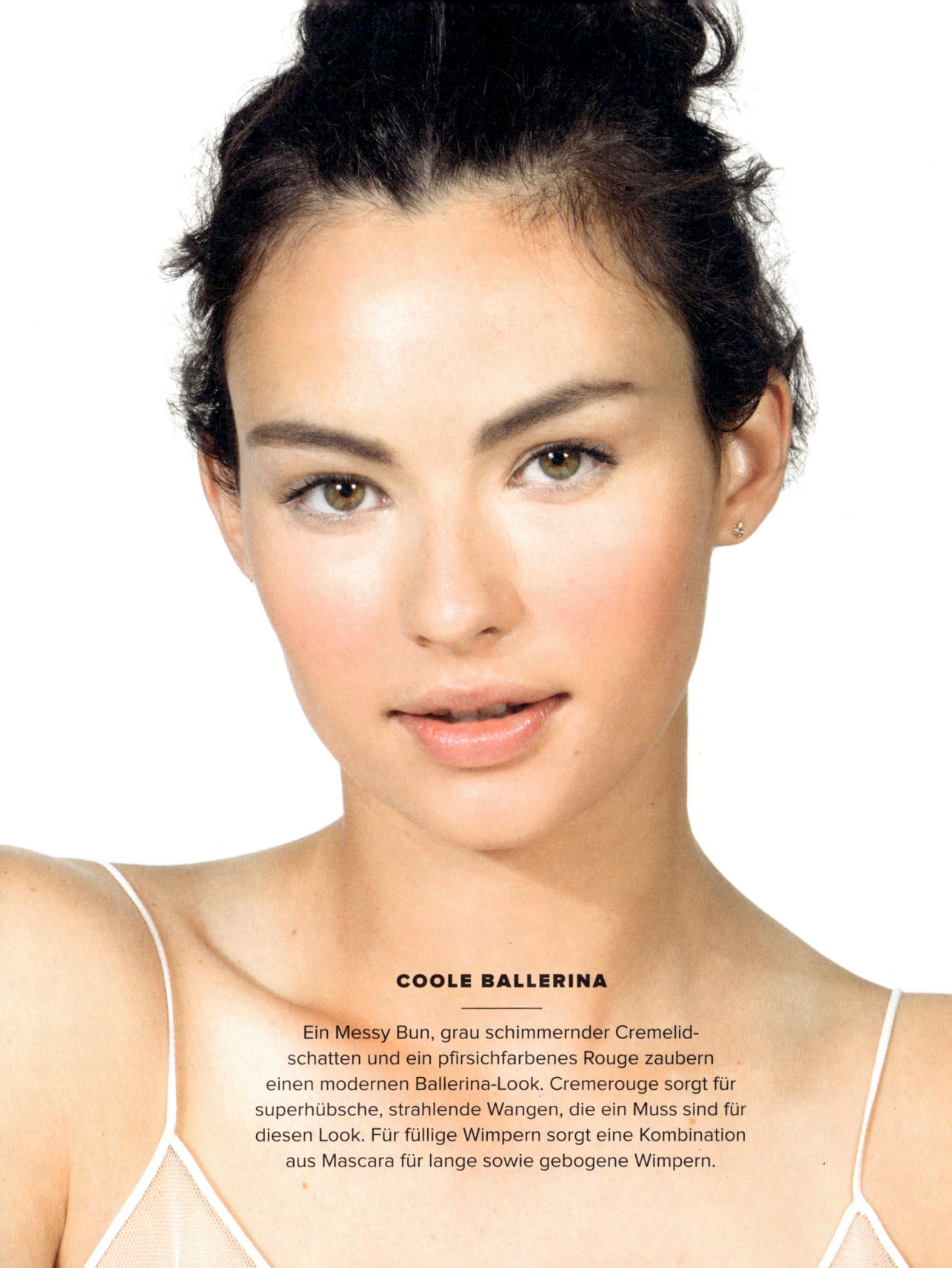

COOLE BALLERINA

Ein Messy Bun, grau schimmernder Cremelidschatten und ein pfirsichfarbenes Rouge zaubern
einen modernen Ballerina-Look. Cremerouge sorgt für
superhübsche, strahlende Wangen, die ein Muss sind für
diesen Look. Für füllige Wimpern sorgt eine Kombination
aus Mascara für lange sowie gebogene Wimpern.

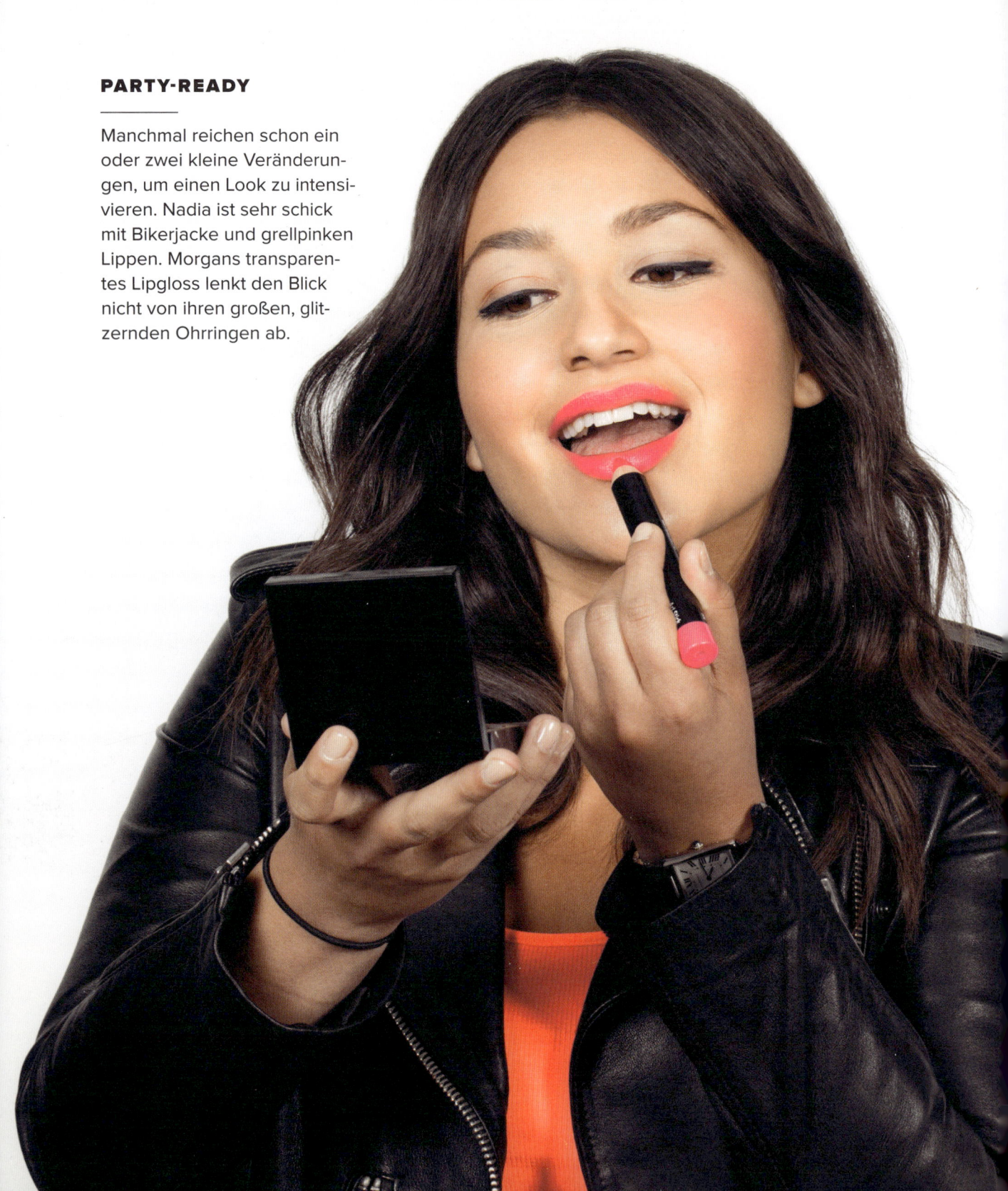

PARTY-READY

Manchmal reichen schon ein oder zwei kleine Veränderungen, um einen Look zu intensivieren. Nadia ist sehr schick mit Bikerjacke und grellpinken Lippen. Morgans transparentes Lipgloss lenkt den Blick nicht von ihren großen, glitzernden Ohrringen ab.

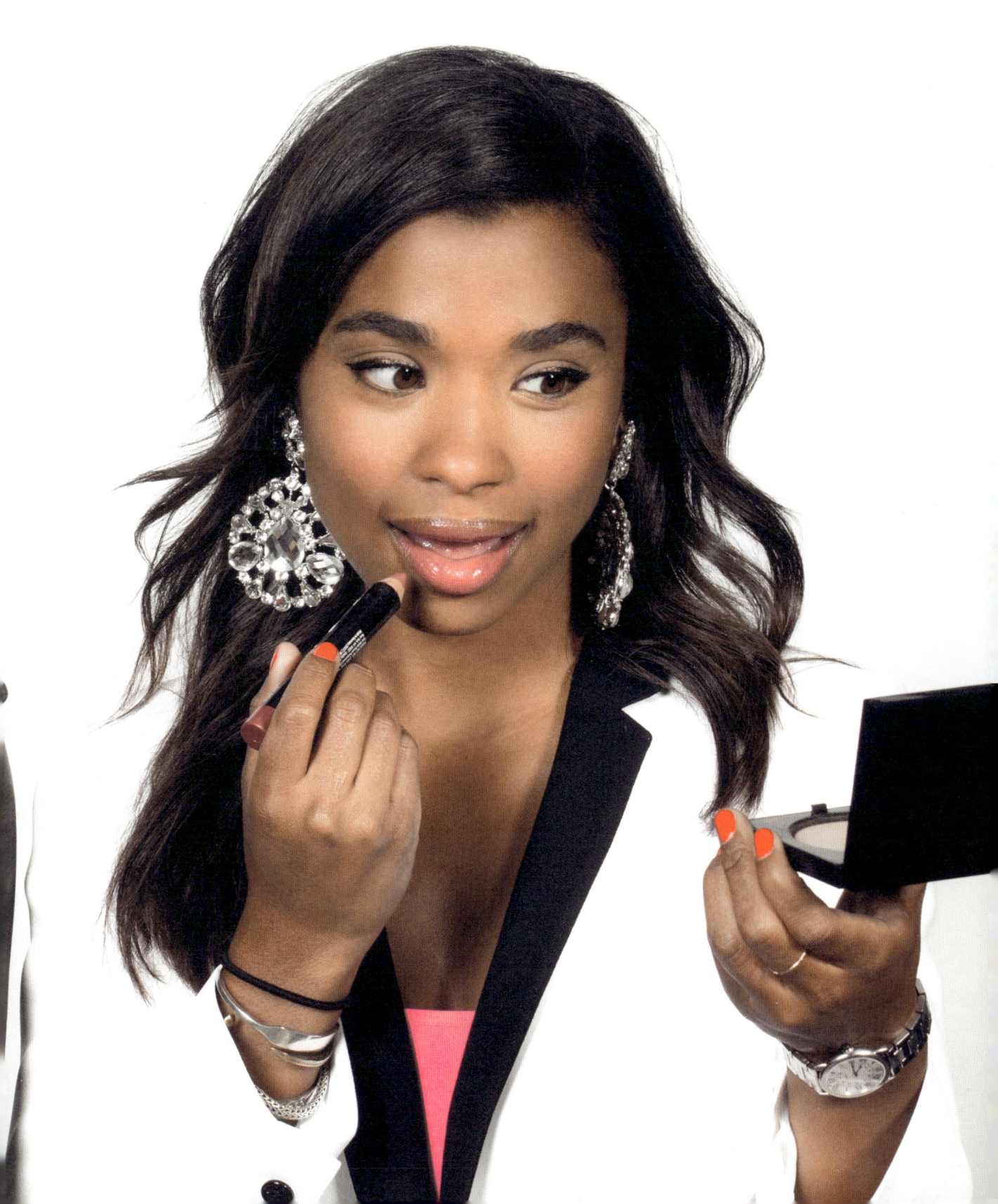

Makeovers

Frauen sind mit und ohne Makeup schön. Mit neuartigen Produkten, Schminktechniken und Farben können Sie Ihr Aussehen aber einer subtilen oder völligen Verwandlung unterziehen. Lassen Sie sich von den Looks inspirieren.

VERONICA

Für einen ebenmäßigen und natürlich wirkenden Teint ist ein Foundation Stick wunderbar. Einzelne gerötete Stellen können Sie punktuell abdecken. Bei Veronica wurden Stellen am Mund und auf der Stirn kaschiert. Veronicas natürliche, buschige Brauen habe ich herausgearbeitet, indem ich sie mit einem passenden Brauenstift und Puder aufgefüllt habe. Rouge und Lippenstift in einem kräftigen Beerenton runden ihren Look ab.

KATHERINE

Kleine Veränderungen können einen völlig neuen Look kreieren. Glätten Sie ihre Haare strähnchenweise mit dem Glätteisen und geben Sie einigen Strähnen einen leichten Schwung. Für einen makellosen Teint wie bei Katherine fixieren Sie Corrector und Concealer mit gelblichem Puder und Ihre Foundation mit einem Puder, der exakt Ihrem natürlichen Hautton entspricht. Bürsten Sie Ihre Brauen, tragen Sie passenden Puder auf die Lücken auf und fixieren Sie ihn mit Brauengel. Für das Augen-Makeup verwenden Sie Cremelidschatten und schwarze Mascara. Den tiefroten Lippenstift malen Sie akkurat mit einem Pinsel auf.

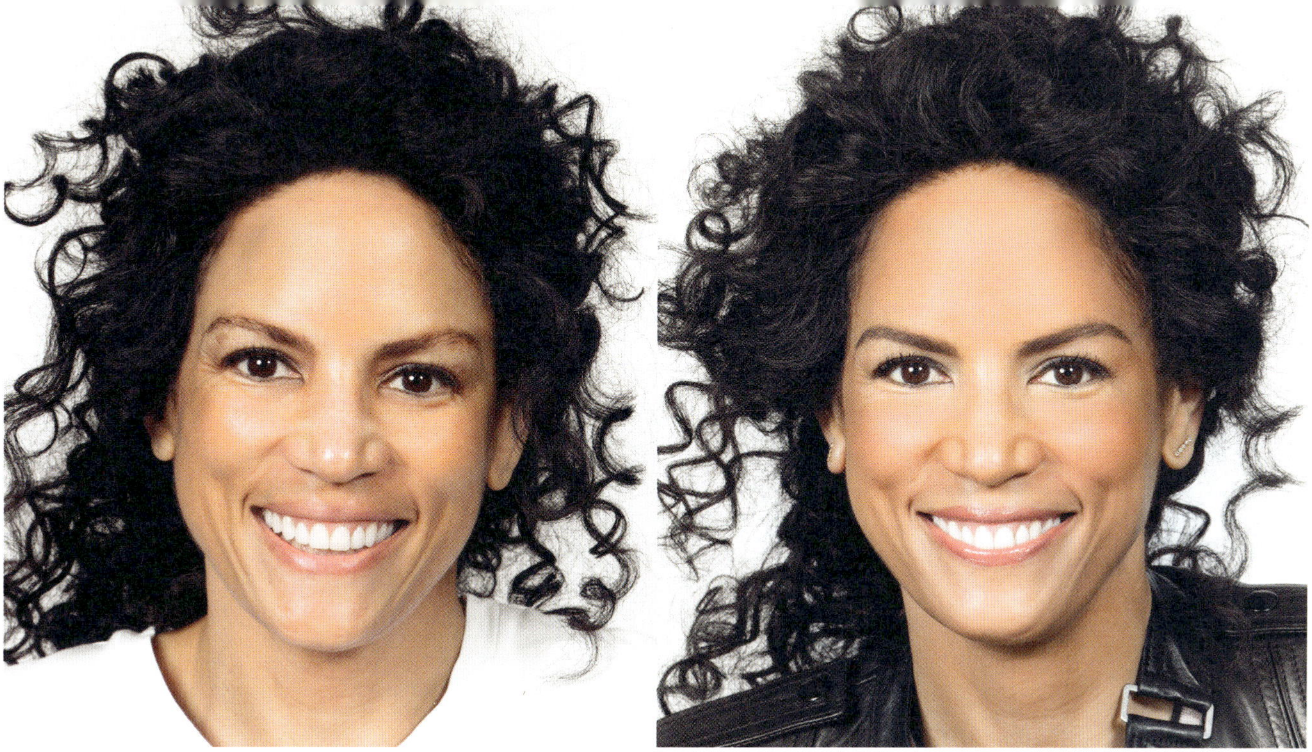

Veronica

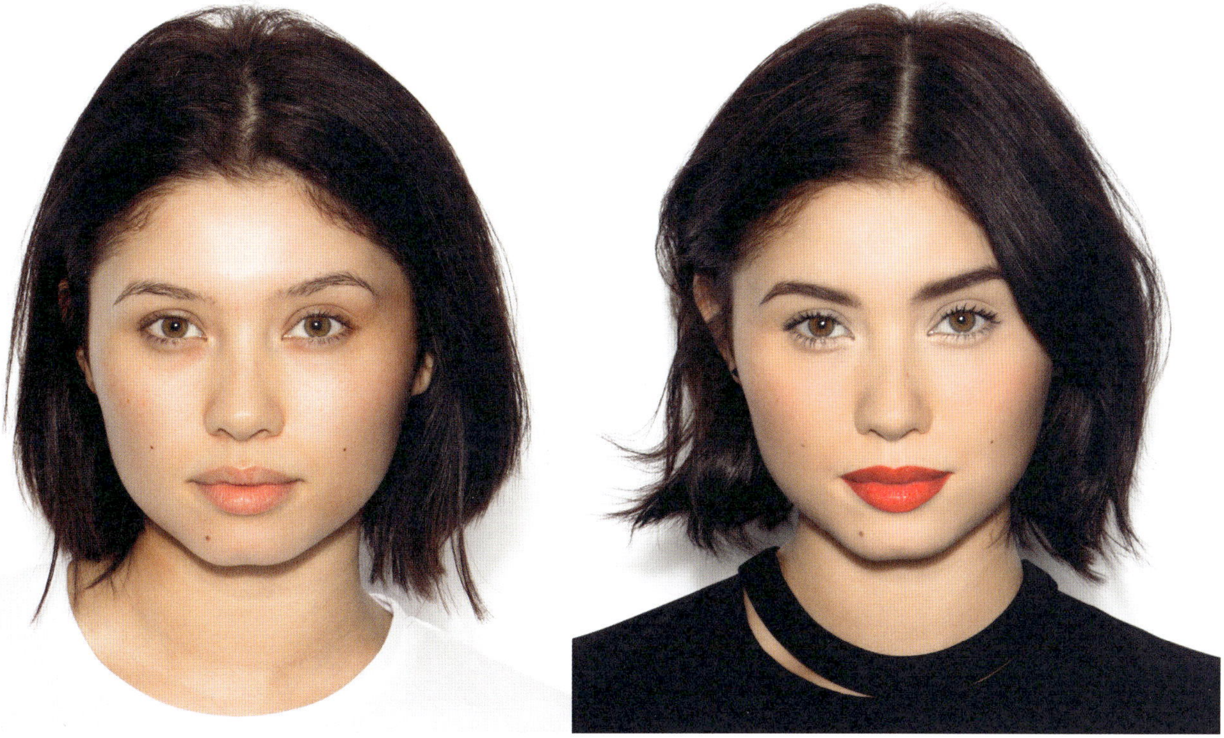

Katherine

DIANE

Da die Brille dank ihrer Form und Farbe ziemlich markant ist, spielt
das Makeup nur die zweite Geige. Aber gerade bei auffälligen Brillen ist
das Augen-Makeup von großer Bedeutung. Für den dünnen, präzisen
Lidstrich habe ich Gel-Eyeliner mit einem Bürstchen direkt am Wimpernrand aufgetragen. Er bringt Dianes Augenform zur Geltung und lässt
ihre Augen nicht hinter der Brille verschwinden.

ANIA

Eine getönte, leicht gelbliche Feuchtigkeitscreme deckt Rötungen ab.
Ein Foundation Stick sorgt zusätzlich für ein ebenmäßiges und frisches
Hautbild. Anias Makeup habe ich mit einem ausgleichenden losen Puder
fixiert, das Makeup langhaltend macht und Rötungen kaschiert.
Ihre Augen habe ich mit einem dunkelblauem Lidstrich und grau-taupe-
farbenem Lidschatten definiert und die Brauen entsprechend aufgefüllt.
Farbe bekommt Anias Gesicht mit rosa-pinkem Lippenstift und passen-
dem Rouge. Eine moderner Blow Out-Look rahmt das Gesicht perfekt ein.

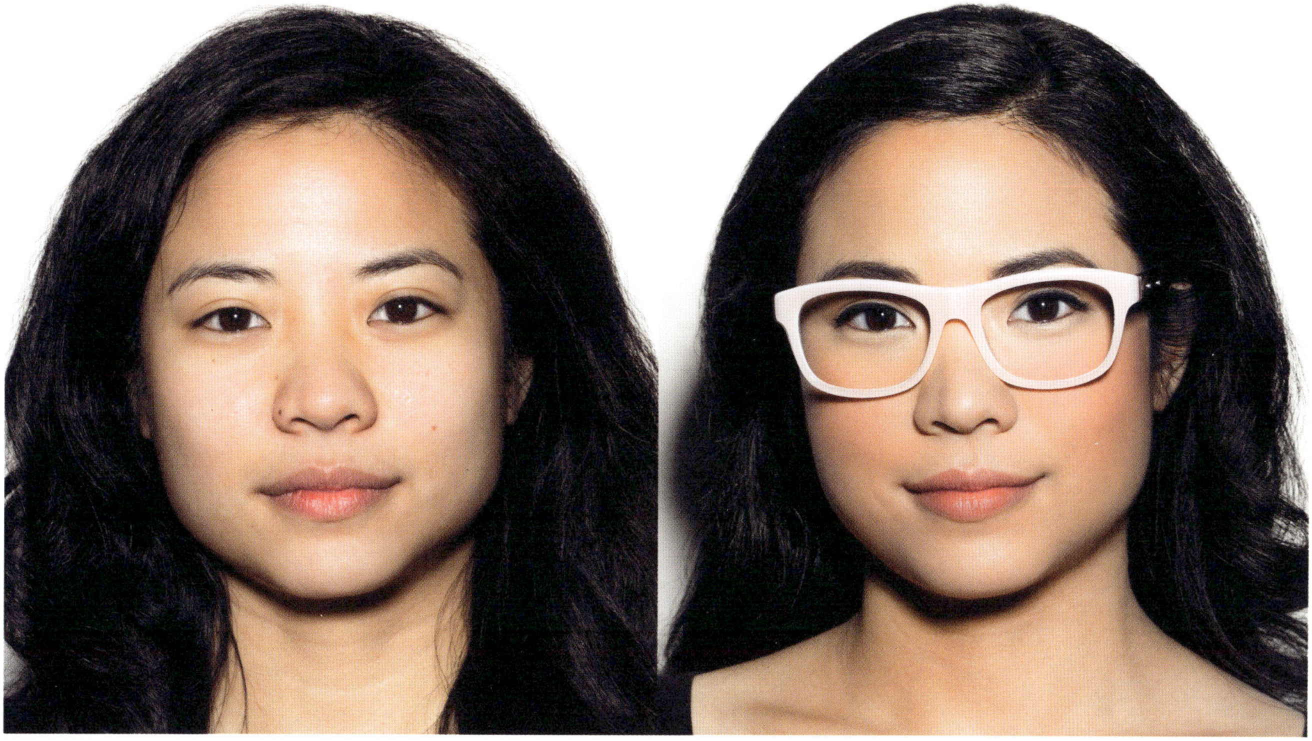

Diane

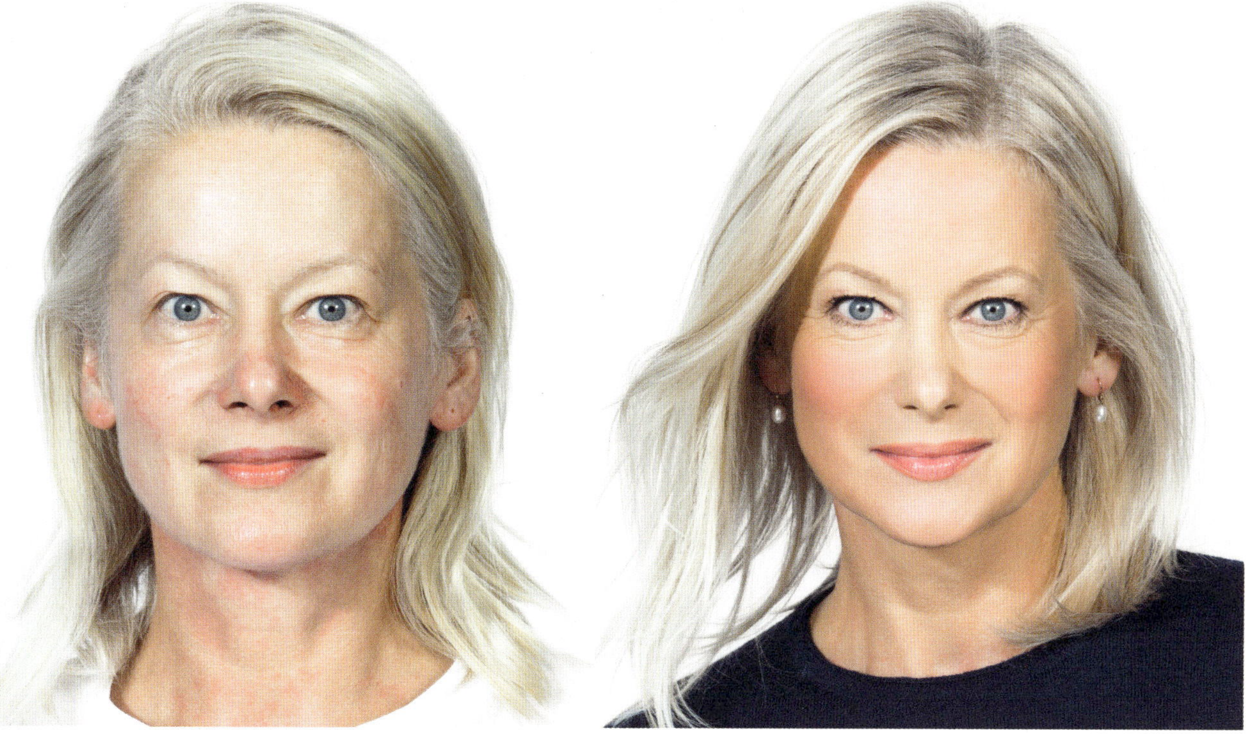

Ania

Jessica

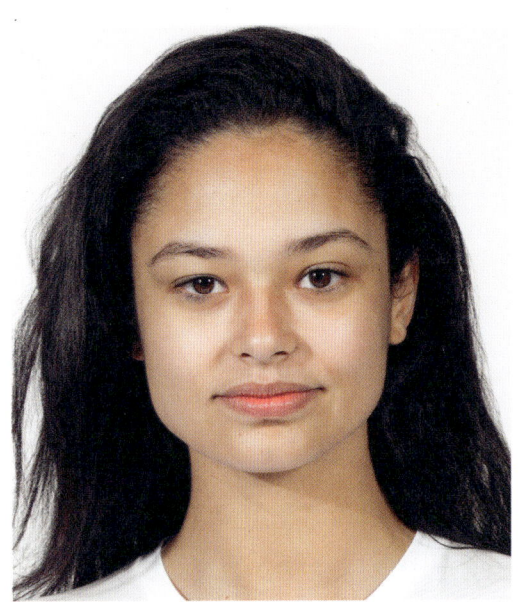

KNALLIGE LIPPEN

Ich liebe die Kombination aus signalfarbenen Lippen, getönter Feuchtigkeitscreme, pinkem Rouge, Mascara und schimmerndem Lidschatten. Helle Hauttypen wählen leuchtendes Pink oder Rotblau, mittlere Hauttypen Orangerot. Zu dunkler Haut passt Rotbraun. Damit die Farbe möglichst lange hält, greifen Sie am besten zu einer cremigen, halbmatten oder matten Textur. Wichtig ist, dass die Lippen nicht austrocknen. Tragen Sie den Lippenstift mit einem Pinsel auf und tupfen Sie ihn mit einem Kosmetiktuch ab für ein präzises, ebenes Finish.

MARKANTER EYELINER

Wenn Sie Ihre Augen besonders stark definieren wollen, umrahmen Sie das ganze Auge mit einem Kajal. Die Linie sollte in Richtung äußerem Augenwinkel breiter werden. Ein softer Teint und pinkes Rouge runden das Ganze ab.

MIT BRILLE

So setzen Sie Augen hinter Brillengläsern in Szene: Smoky Eyes in Braun- oder Bronzetönen passen toll zu Brillen in Schildplatt-Optik.

KATZENAUGEN

Ihre Augen erscheinen größer, wenn Sie mit einem Pinsel über Ihren normalen Lidstrich eine etwas dickere Linie aus Gel-Eyeliner geben. Lassen Sie den Strich am äußeren Augenwinkel sanft nach oben auslaufen. Katzenaugen mit dezent geschminkten Lippen und wenig Rouge ergeben einen modernen Look.

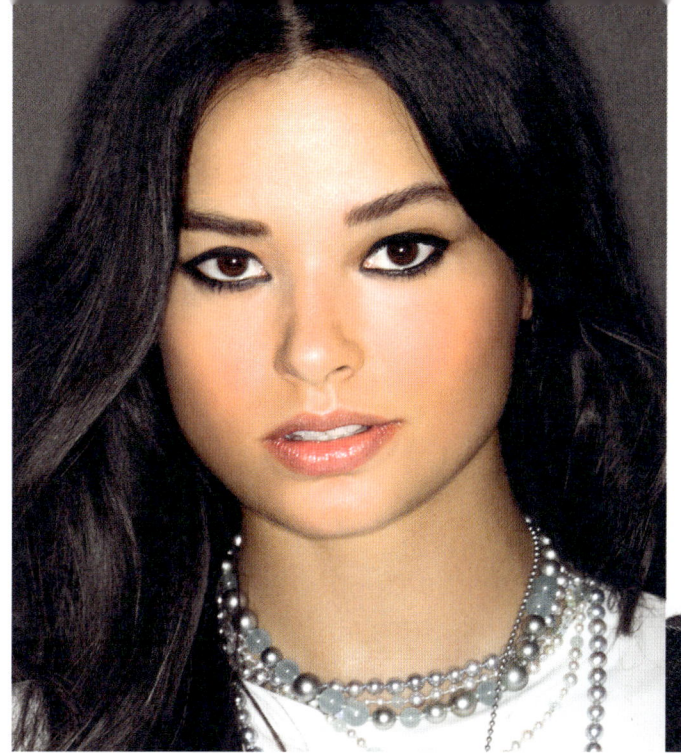

markanter Eyeliner

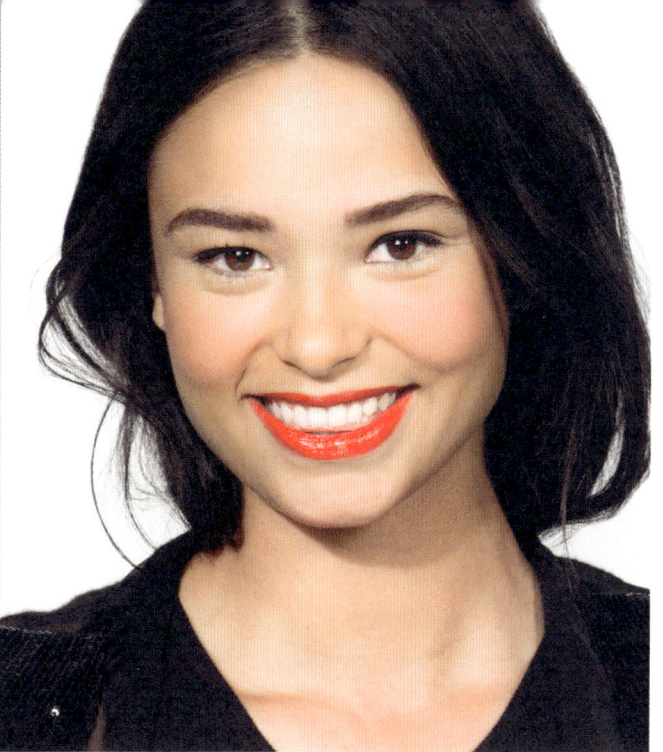

knallige Lippen

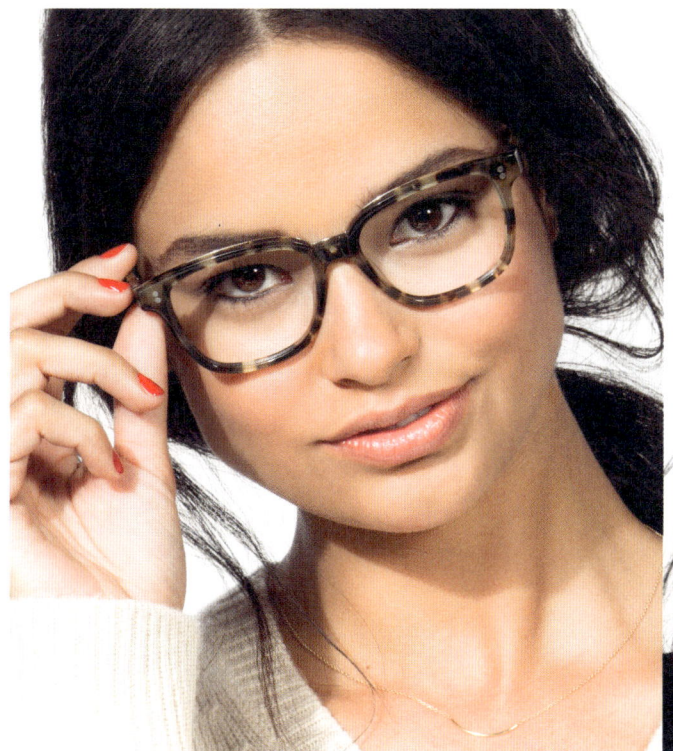

mit Brille

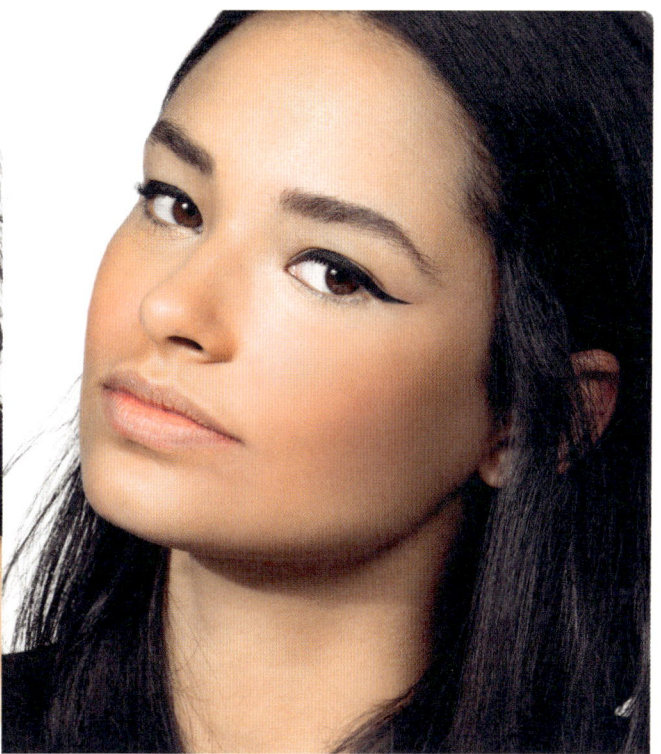

Katzenaugen

Anna

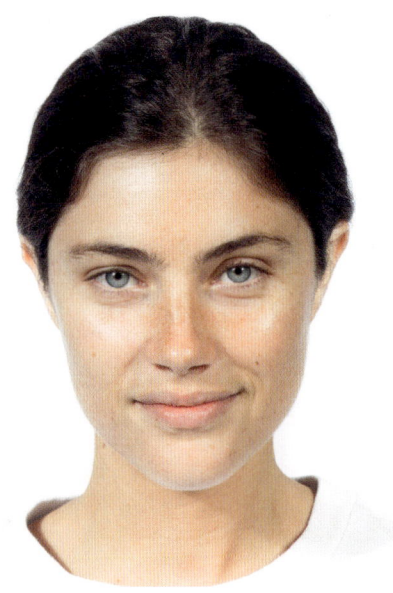

PRETTY IN PINK

Zu der ungewöhnlichen Kombination aus bedrucktem Sweatshirt und einer Statement-Perlenkette passt der lässige, seitlich getragene Pony perfekt. Ein leuchtender Teint sowie Rouge und Lippenstift in einem Pfirsichton runden den Look ab.

GLOW

Ihr Makeup sollte immer zu Ihrem Stil passen. Dieser Look ist eine tolle Kombination aus sportlich und cool. Cremerouge und Highlighter auf dem höchsten Punkt der Wangenknochen sowie der Stirn aufgetragen sorgen dafür, dass die Haut strahlt. Diese Highlighting-Technik wird Strobing

genannt. Dazu passt ein dezentes Augen-Makeup mit Eyeliner und Mascara und natürlich wirkender Lippenstift, wie etwa der Roséton von Anna.

SMOKY EYES – LEICHT GEMACHT

Sie suchen nach einer einfachen Technik für Smoky Eyes? Versuchen Sie es mit Cremelidschatten. Dieser ist leichter aufzutragen und zu verblenden. Für den Look geben Sie einen elfenbeinfarbenen Ton auf das gesamte Lid. Die Lidfalte zeichnen Sie mit einem dunklen Grauviolett nach, den äußeren Augenwinkel mit einem Schieferton. Mit einem Eye Smudge-Pinsel ziehen Sie eine dünne, grau-beige Linie entlang des Unterlids. Das Oberlid betonen Sie mit einem dunklen Gel-Eyeliner und verwenden schwarze Volumenmascara. Eine natürliche Lippenfarbe und dezentes, pinkes Rouge lenken den Blick nicht von den Augen ab. Die Frisur mit Mittelscheitel ist leicht zerzaust und betont lässig.

KLASSISCH

Es gibt Dinge, die funktionieren immer. Eine schlichte, weiße Bluse und unkompliziertes Makeup gehören dazu. Lidschatten in einem weichen Grauton, schwarze Mascara und nachgezeichnete Augenbrauen ergänzen sich perfekt. Der dezente Pinkton auf Lippen und Wangen wirkt elegant. Aufgelockert wird der Look durch das offen getragene, wellige Haar.

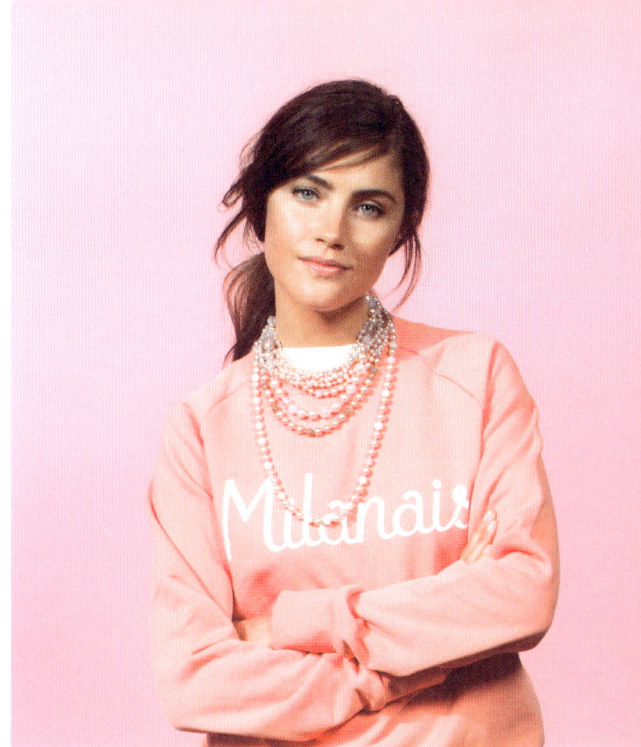

Pretty in Pink

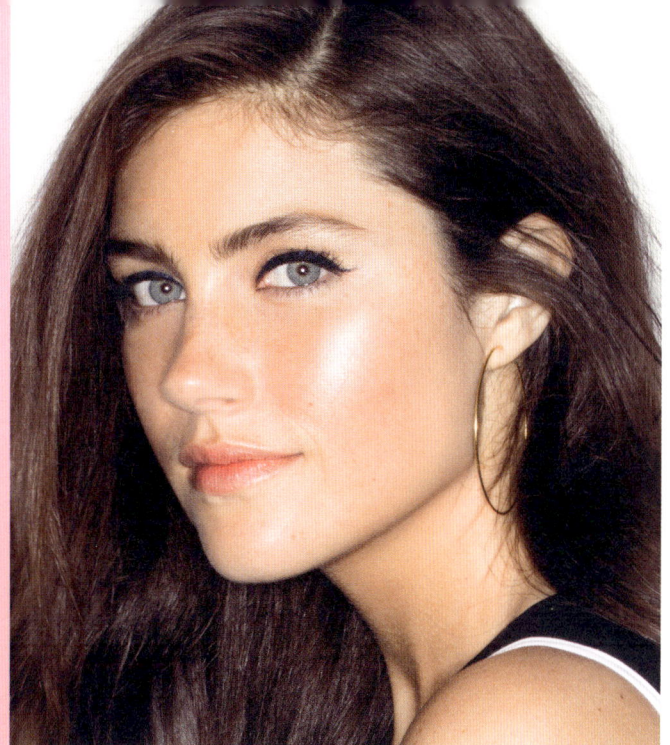

Glow

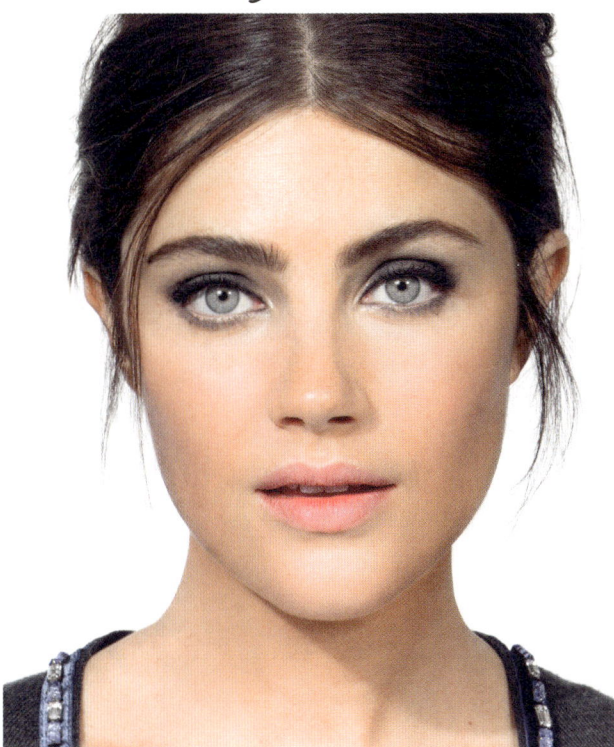

Smoky Eyes

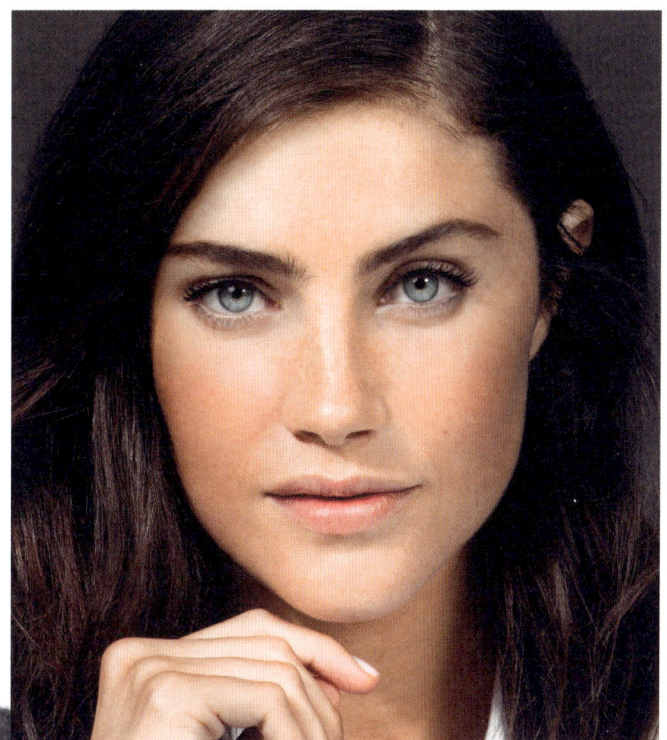

Klassisch

Mollye

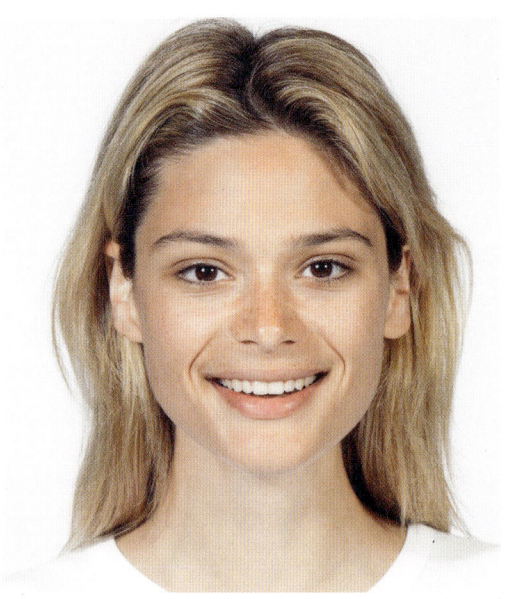

MOD-LOOK

Für den Look der Mods aus den 1960er-Jahren brauchen Sie einen Foundation Stick und beigen Lippenstift. Die sehr helle Lippenfarbe sieht gut aus, weil sie nicht zu weißlich, sondern leicht pink ist. Definierte Augen und ein strahlendes Pink auf den Wangen lassen Mollye cool statt blass erscheinen. Die Haarsträhnen rahmen ihr Gesicht schön ein.

HIGH GLOSS

Eyegloss wurde ursprünglich für Laufstegmodels entwickelt, sieht aber auch im Alltag cool aus. Ebenmäßige Haut ist die Basis dieses Looks: Decken Sie Rötungen mit Corrector, Concealer und Foundation Stick ab. Auf die oberen Augenlider kommt roséfarbener Lidschatten und ein sanft verwischter, schokoladenbrauner Lidstrich. Das Eyegloss streichen Sie mit den Fingern auf die Lider und tragen ergänzend transparentes Lipgloss auf.

KLASSISCH

Weißer, grauer und schieferfarbener Lidschatten und cremiges, pinkes Lipgloss ergeben einen sehr schicken, klassischen Look. Bürsten Sie Ihre Augenbrauen und geben Sie mit einem Brauenpinsel Lidschatten in Ihrer Brauenfarbe auf die Lücken. Fixieren Sie das Ganze mit Brauengel. Eine einfache Frisur bei welligem, langem Haar: Ziehen Sie einen Mittelscheitel und nehmen Sie einzelne Strähnen, die Sie am Hinterkopf zusammenbinden.

SLEEK

Rote Lippen und ein glatt auf die Seite gescheitelter Pony wirken sophisticated und modern. Glätten Sie Ihr Haar, ziehen Sie einen tief angesetzten Seitenscheitel und binden Sie Ihre Haare zu einem tiefen Pferdeschwanz zusammen.

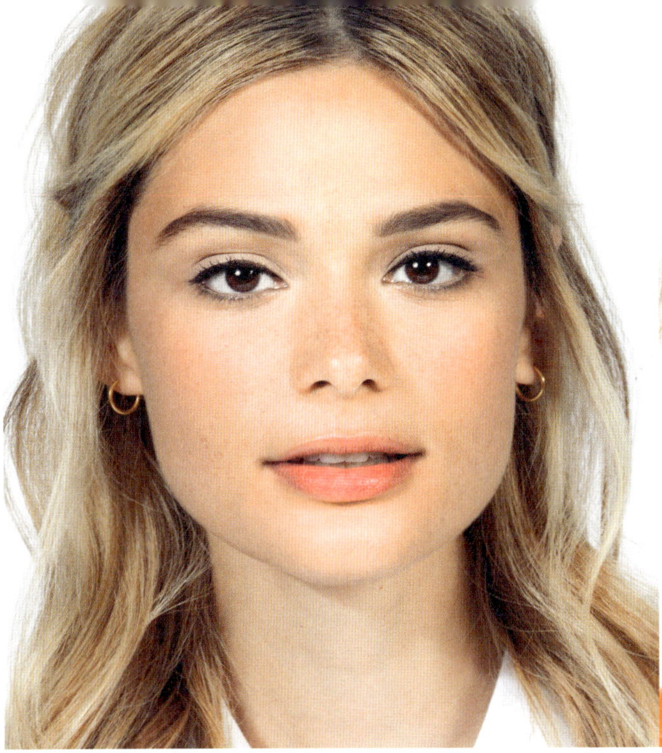

Klassich

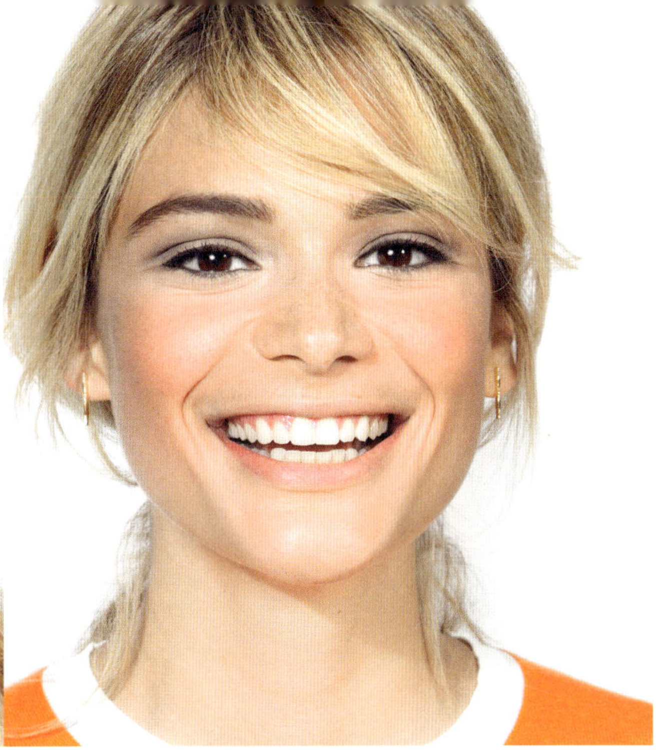

Mod-Look

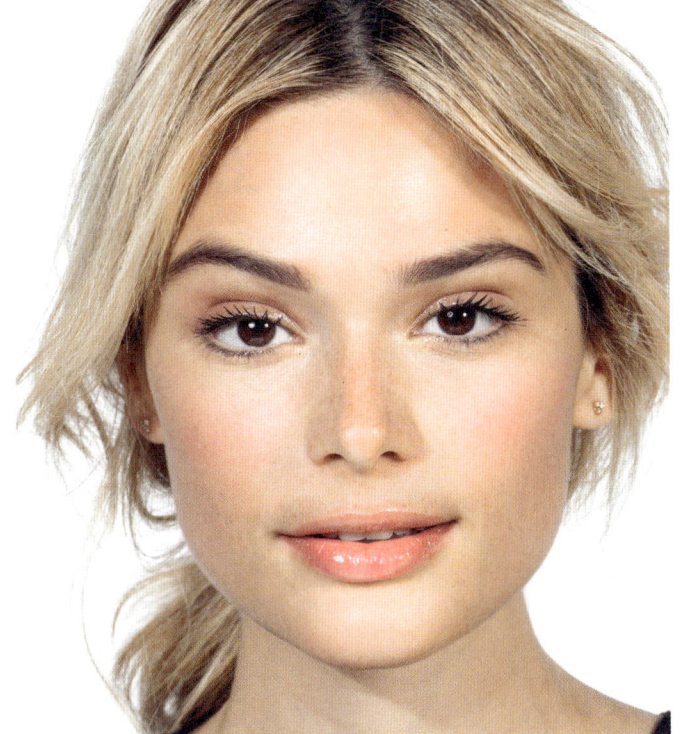

High Gloss

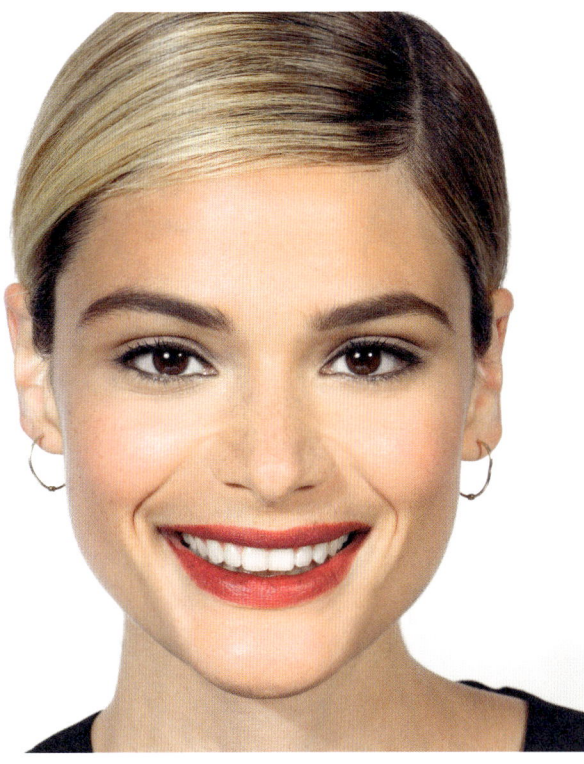

Sleek

Sarmishta

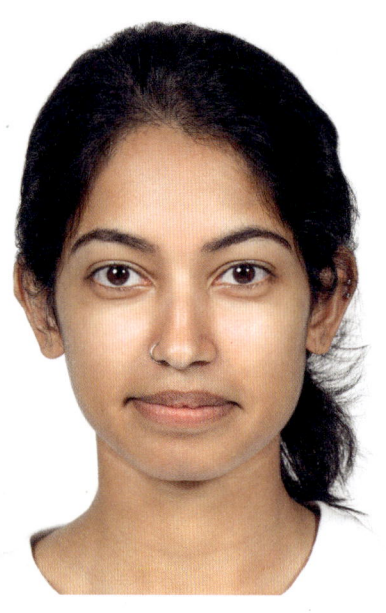

MODERN LOVE STORY

Die Frisur ist eine Hommage an den Look von Ali McGraw in *Love Story:* Glattes, langes Haar zu einem Mittelscheitel frisiert. Dezentes Makeup lenkt nicht von der tollen Frisur ab.

FÜNF-MINUTEN-MAKEUP

Getönte Feuchtigkeitscreme spendet Feuchtigkeit, schützt vor UV-Strahlung und verfeinert das Hautbild. Augencreme, Corrector, Concealer und Mascara hellen die Augenpartie auf und öffnen das Auge. Rouge in einem Beerenton zaubert einen frischen Teint.

DEZENTES STRAHLEN

Diesen Look zaubern Sie in fünf Minuten: Eyeliner, Mascara, cremiger Lippenstift in einer natürlichen Farbe und Highlighter auf dem höchsten Punkt der Wangenknochen

KNALLIGE LIPPEN

Stark geschminkte Lippen sind perfekt für eine Partynacht. Mit einer dunklen Farbe, wie etwa diesem tiefroten Burgunderton, intensivieren Sie Ihren Look. Wenn Sie mit einem Konturen- statt einem Lippenstift arbeiten, wird die Farbe den ganzen Abend halten.

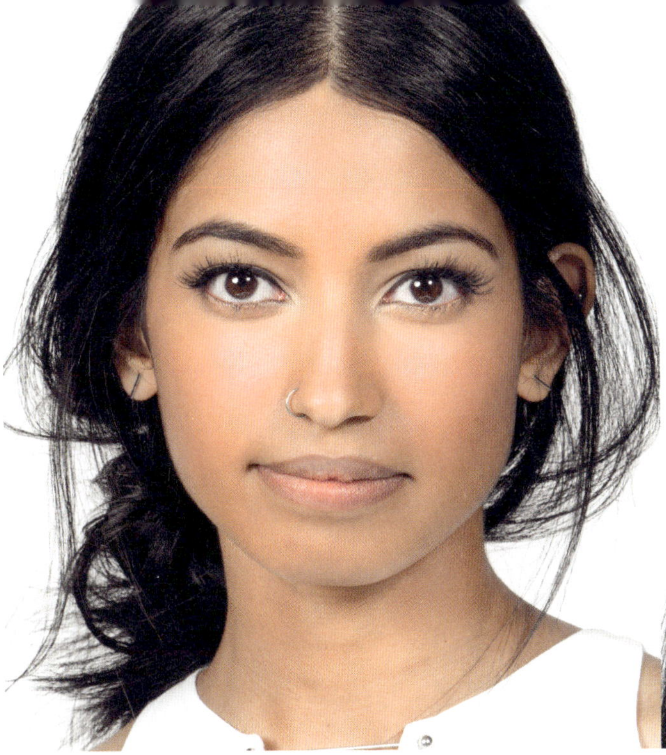

Dezentes Strahlen

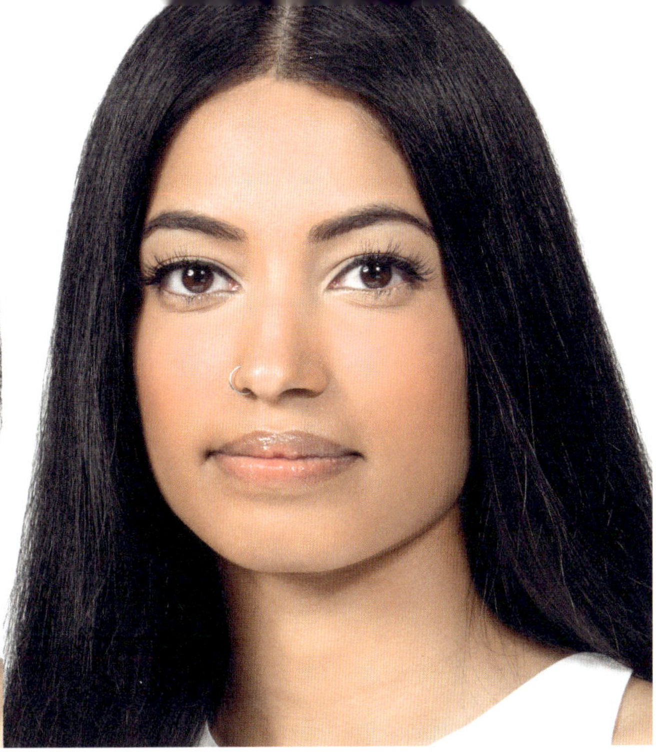

Modern Love Story
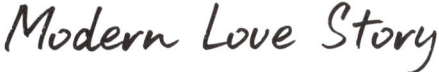

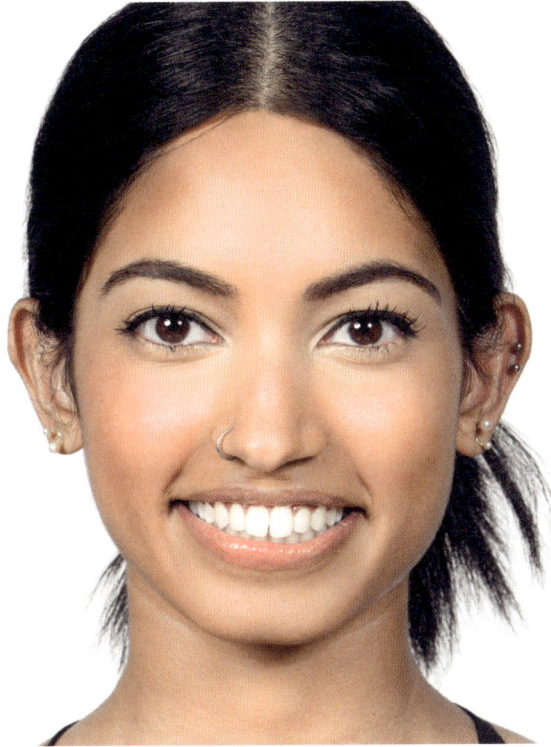
Fünf-Minuten-Makeup

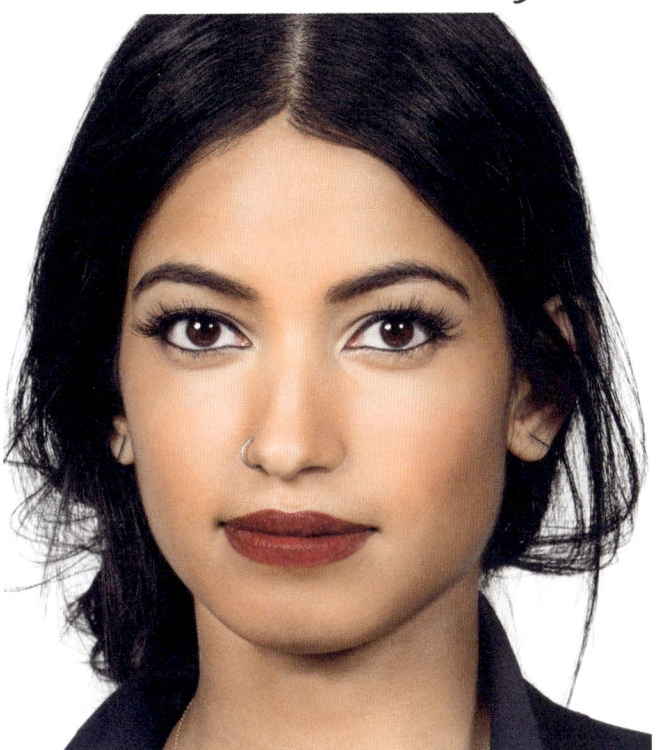
knallige Lippen

Ein großes Dankeschön an:

Mein größter Dank gilt meinem Mann und meinen Söhnen, die mich unterstützen und stets auf Trab halten.

Team Bobbi
Steven Plofker
Sara Bliss
Tara Tersigni
Roza Israel
John Eaton
Kim Soane
Cassandra Garcia
Yuby Leoce
Hannah Martin
Mallory McLoughlin
Alexis Rodriguez
Alex Perron
Lila Claghorn
Hervé Claude Bernard
Amerinda Callahan
Derek Brahney
Studio 042
Lauren Larco
Jill Velez
Lily Becker
Julie Borowsky
Sloane Schmitt

Die Fotografen
Ben Ritter
Jon Paterson
Sarah Elliott

Die Fotoassistenten
Natalia Mantini
Alex Jiang

Chronicle Books
Christine Carswell
Pamela Geismar
Laura Lee Mattingly
Sara Waitt
Yolanda Cazares
Alexandra Brown

Die Experten
Dr. Charles Passler
Summer Ashley Singletary
Sarah Kate Benjamin
Daryl Gioffre
Mila Moursi
Dr. Frank Lipman
Tracie Martyn
Dr. Shirley Madhere
Dr. Sejal Shah
Charlie Knoles
Kelly Stackhouse
Lily Kunin
Dr. Robin Berzin
Harley Pasternak
David Kirsch
Ashley Wilking
Shom Chowdhury
Jen Kluczkowski
Dr. Jeff Lally, D.C.
Amy Galper
Dr. Macrene Alexiades
Dr. Amy Shah
Dr. Ken Davis
Lauren Slayton
Dr. Rosemarie Ingleton
Tricia Williams
Cody Plofker

Die Models
Hannah Bronfman
Gabby Reece

Laila Ali
Maye Musk
Cassandra Grey
Elle Macpherson
Olivia Munn
Veronica Webb
Sarmishta Mahendra
Anna Speckhart
Mollye Rogel
Jessica Pott
Alyssa Reeder
Kristen Weavers
Sam Gold
Kelly Stackhouse
Ania Morehand
Kim Santacruz
Marie Claire Katigbak
Nadia Morehand
Morgan Booker
Mai Kato
Giang Vo
Katherine Ross
Glynnis Harvey
Diane Duong

Das Casting
Christian Meshesha
Steven Williams

Die Studios
18 Label Studios
Liz Sardinsky

Das Catering
Falafel Hut
Jane Yagoda

Der Transportservice
Starlane Car & Limousine
  Service

220

INDEX

STOP OBSESSING ABOUT YOUR FLAWS

FOCUS ON WHAT YOU DO LIKE

WEAR BLUSH

MOVE YOUR BODY EVERY DAY

BE NICE

HELP SOMEONE

HIGHLIGHT THE POSITIVE

TRY A NEW FOOD

PUT CUCUMBER IN YOUR WATER

PUT A LITTLE COCONUT OIL IN YOUR HAIR

MASTER THE SMOKY EYE